創 薬 化 学
― メディシナルケミストへの道 ―

長野哲雄 編

池田陽介・河野友昭・北村吏司
坂入将夫・鈴木正則・須藤直樹 著

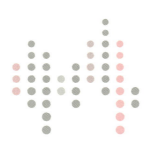

東京化学同人

まえがき

　画期的な基礎研究および膨大な生体情報データなどの最近の生命科学研究の急速な進展に伴って，生命科学の基礎研究と医療の臨床現場との距離がかなり近づいてきている．基礎研究で新たに見いだされた生命の仕組みあるいはiPS細胞やゲノム編集技術などの研究成果に基づいて，それを創薬に応用する研究が活発化している．このような状況下で，大学などにおいても創薬に関する講義が学部レベルでも行われるようになってきたが，残念なことに創薬に関する本格的教科書はほとんど見当たらないのが現状である．今回，新たに学部後期課程の学生ならびに大学院前期課程の大学院生を対象とした本格的創薬の教科書として本書を企画した．

　本書には大きな特徴が二点ある．

　第一の特徴として，執筆者のいずれもが現在，製薬企業の第一線で研究に携わっている創薬研究者である点があげられる．過去にアカデミアの先生方に一部企業研究者が加わって刊行された成書はあったが，全員が日頃から創薬に取組んでいる企業研究者による教科書は初めてであろう．そのうえ，いずれの執筆者も2年前から日本医療研究開発機構（AMED）の創薬プロジェクト"創薬等ライフサイエンス研究支援基盤事業"で大学に出向しており，アカデミアの先生方へ創薬のアドバイスを行った経験を有している．すなわち，企業の実践的な創薬手法に精通していると同時に，大学における創薬研究の課題も十分に理解している人材である．このような希有な経験を有する研究者により執筆された本書は，国内外を含め従来の創薬本とは一線を画するものといえる．当然のことではあるが，製薬企業などの創薬研究者は企業論理に基づいて創薬研究を行っており，創薬研究を行ううえでのアカデミアが抱える問題点を十分に把握しているわけではない．本書には，このアカデミアにおける創薬研究に留意しながら，そのうえで本物の創薬研究の考え方，手法などについて余すところなく記述されている．企業が行う本格的な創薬研究を経験している先生方は大学にはきわめて少ない．自らが実践的創薬研究全般を網羅的に講義することに大きな困難を伴っていたと思われるが，本書によりそれが容易に可能となるであろう．

第二の特徴として，本書は低分子化合物に基づく創薬研究に重点をおいた点があげられる．以下に低分子化合物医薬品の重要性について述べる．

　近年，次世代医療としてバイオ医薬品が注目されており，近い将来，すべての医薬品が細胞治療，核酸治療，遺伝子治療などのバイオ製品になると考えている人がいるかもしれない．しかしながら，その認識は必ずしも正しいとはいえず，すべてがバイオ医薬品にとって代わるわけではない．

　医薬産業政策研究所が作成した"産業レポート No. 5"[*]によれば，医薬品の売上げを形態別にみた場合（低分子化合物，生体・天然物由来，遺伝子組換え，モノクローナル抗体，ワクチンなど），低分子化合物医薬品の世界の市場規模は 2013 年の時点で 3980 億ドルであり，OTC 医薬品も含めた全医薬品市場規模の 52.3％を占めている．低分子化合物が種々の形態の医薬品のなかで主役であることがわかる．また，将来においてもその地位は揺るがないことが予想されている．すなわち，低分子化合物医薬品の 2020 年の市場規模の予測値は 4950 億ドルであり，2013 年から 970 億ドルの売上げ増が見込まれており，この増加はバイオ医薬品に比べて大きい（遺伝子組換えは 210 億ドル増，モノクローナル抗体は 697 億ドル増の予測）．1 製品あたりの売上げに関しては確かにバイオ医薬品は目を見張るものがあり，世界中の製薬企業は利潤の大きいバイオ医薬品に研究開発資源を集中しているが，医薬品全体でみた場合に低分子化合物医薬品が将来消滅することはなく，そのための研究開発は今後ともきわめて重要である．

　別の観点からも低分子医薬品の重要性を理解することができる．バイオ医薬品が超高額であるために，日本の国民医療制度が破綻することが多くの有識者により指摘されている．全国民に分け隔てなく良質の医療を届けると同時に，経済的に健全な医療制度をどのように維持していくかが問われている．この難題に対して，バイオ医薬品に比べ多くが低額の薬価である低分子化合物医薬品は今後とも重要な役割を果たすことになる．

---

[*] 日本製薬工業協会医薬産業政策研究所，"製薬産業を取り巻く現状と課題〜よりよい医薬品を世界へ届けるために〜 第三部：社会環境とビジネス構造"，2015 年 4 月．

本書が，日本におけるアカデミア創薬，特に低分子化合物に基づく創薬研究の発展の一助となり，ひいては国民の健康寿命の延長に役立つことができれば，執筆者一同，望外の喜びである．

　本書の刊行にあっては，東京大学創薬機構の井上淑子様，石井真由美様には取りまとめの事務的作業をしていただいただけでなく，執筆者が研究と実験の合間に時間を見つけ，難しい内容を執筆するに際し，温かい励ましの言葉をかけるなど精神的に支えて下さったことに心から感謝を申し上げたい．

　また本書の完成まで，出版の専門家の立場から用語，体裁，さらに本書の内容まで議論していただいた東京化学同人の井野未央子氏，高橋悠佳氏，住田六連氏には深甚なる謝意を表したい．

　2018年8月

長　野　哲　雄

編　　集

長　野　哲　雄　　東京大学創薬機構 客員教授，東京大学名誉教授，薬学博士

執　　筆

池　田　陽　介　　田辺三菱製薬株式会社 創薬本部 神経科学創薬ユニット
　　　　　　　　　　　　　　　　　　　　　副主任研究員，修士（工学）
河　野　友　昭　　アステラス製薬株式会社 研究本部 モダリティ研究所
　　　　　　　　　　　　　　　　　　　　　主管研究員，博士（薬学）
北　村　吏　司　　アステラス製薬株式会社 研究本部 薬物動態研究所
　　　　　　　　　　　　　　　　　　　　　主任研究員，博士（薬学）
坂　入　将　夫　　株式会社三和化学研究所 医薬研究所 主任研究員，博士（理学）
鈴　木　正　則　　東京大学創薬機構 特任講師，博士（薬学）
須　藤　直　樹　　東京大学創薬機構 特任准教授，博士（農学）
長　野　哲　雄　　東京大学創薬機構 客員教授，東京大学名誉教授，薬学博士

（五十音順）

目　次

第1章　創薬研究の歴史と創薬の新技術　〔坂入将夫〕……1
1・1　創薬研究の歴史 …… 2
  1・1・1　疾病と薬の歴史：古代から中世 …… 2
  1・1・2　疾病と薬の歴史：近代 …… 4
  1・1・3　疾病と薬の歴史：現代 …… 8
1・2　創薬の新技術 …… 13
  1・2・1　オミクスデータの創薬応用とビッグデータの活用 …… 14
  1・2・2　iPS細胞の創薬への応用 …… 17
  1・2・3　構造解析技術の進歩 …… 19

第2章　創薬の研究開発の流れ　〔鈴木正則，長野哲雄〕……21
2・1　創薬研究の開始から上市までの流れ …… 21
2・2　創薬研究段階 …… 22
2・3　開発段階 …… 23
  2・3・1　非臨床試験 …… 24
  2・3・2　臨床試験 …… 24
2・4　承認申請・審査 …… 26

第3章　創薬の標的分子　〔池田陽介〕……27
3・1　酵　素 …… 27
  3・1・1　酵素の構造と性質 …… 28
  3・1・2　酵素の系統的分類と関連薬 …… 29
  3・1・3　酵素反応速度 …… 34
  3・1・4　酵素反応の阻害様式(1)：可逆阻害 …… 35
  3・1・5　酵素反応の阻害様式(2)：不可逆阻害 …… 44

3・2　受容体 ·· 45
　　3・2・1　受容体の分類 ··· 45
　　3・2・2　受容体への作用機序 ·· 50
　3・3　イオンチャネル ·· 58
　　3・3・1　電位依存性イオンチャネル ····································· 59
　　3・3・2　リガンド依存性イオンチャネル ································ 60
　　3・3・3　侵害刺激受容チャネル ·· 61
　3・4　その他の標的分子 ··· 63
　　3・4・1　トランスポーター ·· 63
　　3・4・2　リボソーム RNA ·· 64
　　3・4・3　微小管（チューブリン） ······································· 65
　　3・4・4　タンパク質-タンパク質相互作用（PPI） ····················· 66
　3・5　フェノタイプアッセイと標的の同定 ································· 68
　　3・5・1　フェノタイプアッセイ ·· 68
　　3・5・2　標的分子の同定 ··· 72

第4章　創薬のスクリーニング ·················〔須藤直樹，長野哲雄〕····· 75
　4・1　スクリーニングの概略 ·· 75
　　4・1・1　ヒット化合物取得までのスクリーニング ····················· 76
　　4・1・2　ヒット化合物から開発候補化合物取得までのスクリーニング ····· 77
　4・2　スクリーニングにおけるアッセイ法 ································· 78
　　4・2・1　アッセイ法の分類 ··· 79
　　4・2・2　アッセイ法の設定 ··· 80
　　4・2・3　先端研究としてのアッセイ法 ·································· 81
　4・3　アッセイの評価 ·· 82
　　4・3・1　アッセイの評価指標 ·· 82
　　4・3・2　アッセイ条件の最適化とパイロットスクリーニング ········ 84
　4・4　アッセイにおける材料に対する留意点 ······························ 85
　　4・4・1　検出用試薬 ··· 85
　　4・4・2　人工基質としてのタンパク質の部分構造 ····················· 86
　　4・4・3　遺伝子組換え法などにより発現させた生体高分子 ·········· 87
　　4・4・4　遺伝子導入細胞 ··· 88
　4・5　基本的なアッセイ法(1)：生化学測定法 ····························· 88
　　4・5・1　吸光度法 ··· 88
　　4・5・2　発光法 ·· 91

4・5・3　蛍光法 ………………………………………………… 93
4・5・4　放射性同位元素法 …………………………………… 101
4・5・5　質量分析法 …………………………………………… 103
4・6　基本的なアッセイ法(2)：物理化学測定法 ………………… 105
4・6・1　等温滴定型熱量測定法 ……………………………… 105
4・6・2　光学センサー検出法 ………………………………… 107
4・6・3　核磁気共鳴法 ………………………………………… 108
4・7　スクリーニングを指向したアッセイ法 …………………… 109
4・7・1　ホモジニアスアッセイ法のための技術 …………… 110
4・7・2　CCDイメージング技術 …………………………… 114
4・7・3　ハイコンテントスクリーニング法 ………………… 116
4・7・4　自動パッチクランプ法 ……………………………… 117

第5章　創薬研究段階におけるADMET ……………〔北村吏司〕…… 120
5・1　創薬研究段階におけるADMETの意義 …………………… 120
5・1・1　ADMETの意義 ……………………………………… 120
5・1・2　創薬化学者からみたADMETの活用のポイント … 121
5・1・3　創薬研究段階におけるADMETの活用法 ………… 123
5・1・4　ADMET改善に至るアプローチ …………………… 124
5・2　*in vitro* ADMET評価(1)：血中濃度と組織移行性 ………… 125
5・2・1　総濃度と非結合型濃度 ……………………………… 126
5・2・2　薬理試験時の濃度測定 ……………………………… 126
5・2・3　血中濃度の推移から得られる情報 ………………… 127
5・2・4　組織濃度と組織移行性から得られる情報 ………… 128
5・2・5　*in vitro* のADMEパラメータの活用法 …………… 128
5・2・6　脂溶性 ………………………………………………… 129
5・2・7　溶解度 ………………………………………………… 130
5・2・8　膜透過性 ……………………………………………… 131
5・2・9　代謝安定性 …………………………………………… 132
5・2・10　血中タンパク結合率（血中非結合型分率）……… 134
5・2・11　P-gp基質性 ………………………………………… 136
5・3　*in vitro* ADMET評価(2)：薬物間相互作用 ………………… 137
5・3・1　ソリブジン薬害事件 ………………………………… 137
5・3・2　薬物間相互作用の種類 ……………………………… 138
5・3・3　薬物動態学的な相互作用 …………………………… 139

5・3・4　CYP 阻害能の評価の重要性 ………………………………… 139
5・3・5　CYP 阻害のメカニズム …………………………………… 139
5・3・6　CYP 阻害能の評価法 ……………………………………… 141
5・3・7　CYP 誘導能の評価の重要性 ………………………………… 143
5・3・8　CYP 誘導のメカニズム …………………………………… 144
5・3・9　CYP 誘導能の評価法 ……………………………………… 145
5・4　in vitro ADMET 評価(3)：毒性・安全性 …………………………… 146
5・4・1　医薬品と薬害 ……………………………………………… 147
5・4・2　ICH ガイドラインと創薬研究段階での評価 ……………… 148
5・4・3　心 毒 性 …………………………………………………… 149
5・4・4　遺 伝 毒 性 ………………………………………………… 150
5・4・5　薬物の代謝活性化に基づく毒性 …………………………… 151
5・4・6　安全域と化合物選択 ……………………………………… 153
5・5　in vivo ADME 評価（PK 評価） ……………………………………… 153
5・5・1　PK 評価の目的 …………………………………………… 153
5・5・2　PK パラメータの概説 …………………………………… 154
5・5・3　PK データの解釈の実例 ………………………………… 156
5・5・4　経口投与後の非結合型 AUC ……………………………… 159
5・5・5　PK パラメータの活用の注意点 …………………………… 160

第6章　創薬の実践的手法(1) ヒット化合物取得まで ……〔坂入将夫〕…… 161

6・1　標的分子の"確からしさ" …………………………………………… 162
6・2　ヒット化合物探索に使用する化合物ライブラリー ……………… 163
6・2・1　化合物選抜に使われるクライテリア ……………………… 163
6・2・2　化合物ライブラリー ……………………………………… 164
6・3　1次ヒット化合物の選抜 …………………………………………… 166
6・3・1　化合物ライブラリーを用いた無作為なスクリーニング …… 166
6・3・2　アッセイに供する化合物を絞って行うスクリーニング …… 170
6・3・3　1次ヒット化合物選抜手法の選択 ………………………… 173
6・4　"良質な"ヒット化合物の選抜 ……………………………………… 173
6・4・1　1次ヒット化合物の選択基準 ……………………………… 173
6・4・2　ヒット化合物の選抜の流れ ………………………………… 174
6・4・3　活性の確認 ………………………………………………… 175
6・4・4　構造の確認 ………………………………………………… 178
6・4・5　有望骨格の選択 …………………………………………… 180

第7章　創薬の実践的手法(2) ヒット化合物からの合成展開 …〔河野友昭〕… 182

- 7・1　リード化合物の探索と最適化 ……………………………… 182
  - 7・1・1　創薬サイクル …………………………………………… 182
  - 7・1・2　各段階における合成展開 ……………………………… 183
  - 7・1・3　リード化合物の探索 …………………………………… 183
  - 7・1・4　リード化合物の最適化 ………………………………… 185
- 7・2　基本的な構造変換 …………………………………………… 186
  - 7・2・1　環構造 …………………………………………………… 187
  - 7・2・2　鎖状構造（リンカー） ………………………………… 189
  - 7・2・3　等価体（バイオアイソスター） ……………………… 190
  - 7・2・4　構造の単純化 …………………………………………… 191
- 7・3　低分子創薬における指針と指標 …………………………… 192
  - 7・3・1　ルールオブ5 …………………………………………… 192
  - 7・3・2　リガンド効率 …………………………………………… 193
  - 7・3・3　脂溶性効率 ……………………………………………… 195
  - 7・3・4　芳香環の数 ……………………………………………… 195
  - 7・3・5　sp^3 炭素の割合 ……………………………………… 196
  - 7・3・6　CNS MPO スコア ……………………………………… 198
- 7・4　経口吸収性の改善を目的とした構造変換 ………………… 200
  - 7・4・1　溶解度の改善 …………………………………………… 200
  - 7・4・2　膜透過性の改善 ………………………………………… 202
  - 7・4・3　代謝安定性の改善 ……………………………………… 204
- 7・5　安全性向上への取組み ……………………………………… 206
  - 7・5・1　反応性代謝物の生成（アラート構造とその代謝経路） ………… 206
  - 7・5・2　反応性代謝物への対応 ………………………………… 211
  - 7・5・3　その他の回避すべき部分構造 ………………………… 213
  - 7・5・4　hERG 阻害 ……………………………………………… 214
  - 7・5・5　中枢移行性 ……………………………………………… 215

第8章　創薬研究の活用と権利化 〔坂入将夫, 長野哲雄〕… 216

- 8・1　創薬研究の成果 ……………………………………………… 216
  - 8・1・1　研究の実用化に向けて ………………………………… 216
  - 8・1・2　研究成果(権利)を守る ………………………………… 218
- 8・2　特許取得の流れ ……………………………………………… 220
  - 8・2・1　特許の記載事項 ………………………………………… 220

8・2・2	特許の種類	221
8・2・3	先行技術調査	222
8・2・4	特許出願を意識した研究推進	224
8・2・5	特許出願	226
8・2・6	出願後の流れ	227
8・2・7	特許期間の延長	228
8・2・8	優先権制度	229

索　引 233

◆ コ ラ ム ◆

コラム1	治験の実施体制	25
コラム2	IC_{50}を指標とした酵素阻害能評価の注意点	36
コラム3	プロテインキナーゼを標的分子とする創薬研究	42
コラム4	チャネルと心筋細胞	62
コラム5	迅速・低コストのためのアッセイの高密度マイクロプレート化	82
コラム6	評価指標によるアッセイ法の評価例	83
コラム7	アッセイデータばらつきの原因	86

第 1 章 創薬研究の歴史と創薬の新技術

　近年の日本人の平均寿命は，男性が 80 歳以上，女性が 86 歳以上といずれも世界最高水準である．内閣府から公表されている高齢社会白書"平均寿命の将来推計"では今後も延びると予測され，2065 年には男性は 84.95 歳に，女性は 91.35 歳になると予測されている．一方で，戦後間もない 1947 年時点の平均寿命は男性が 50.06 歳，女性が 53.96 歳であり，現在と 30 歳以上の差がある．さらに 50 年ほど遡った 19 世紀末では男性 42.8 歳，女性 44.3 歳であり，数年程度の差であった．戦後に大きく平均寿命が延びているのがわかる（図 1・1）．

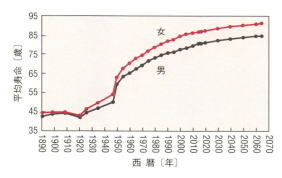

図 1・1　平均寿命の推移　2020 年以降は予測値［出典：厚生労働省による人口動態統計に基づいて作成］

　この要因は，戦後における生活様式の変化，公衆衛生の改善や各種インフラの整備もあるが，医療技術の進歩によるところが大きい．科学技術の進歩は，画期的な医療機器や医薬品の開発を実現した．なかでも，人々が健康な生活を送るうえで医薬品の寄与は非常に大きく，さまざまな疾患や症状を改善する医薬品が開発され，医療現場で使用されるだけではなく，みずから薬局などで購入することができるようにもなっている．

　多くの人がかかる風邪や生活習慣病をはじめ，がんや希少疾患にもそれぞれ原因があり，そのために生体内の恒常性が崩れ，症状が表れている．その原因を解明し，生体内の異常な状態を正常に近づけるための方法が日々研究されており，その一つが医薬品開発である．このように疾病の原因が明らかになり，理論的，科学

的に医薬品が開発され始めたのは戦後のことであり、まだその歴史は浅い．それ以前には、経験に基づいた、あるいは伝承で語り継がれた生薬などが主役であった．先人たちの歩みから現代の創薬の考えへと導かれた過程を知ることは、次世代の創薬に携わる者にとって有用である．この章では、薬の歴史を振り返り、古代の生薬に関すること、近代における現代の医薬品の原点、そして現在の創薬にいたるまでを紹介していく．また、創薬技術の日々の進歩は目覚ましいので、次世代を担う創薬化学者が知っておくべき将来発展が望まれる技術や概念についても紹介する．

1・1 創薬研究の歴史

1・1・1 疾病と薬の歴史: 古代から中世

　古代では、身近で手に入る植物や動物を食べて生活を営んできた．そのなかで、腐敗したものは食べられないことを知り、毒となる食べ物に出会い、解熱や鎮痛などの特別な作用があるものにも巡り会ってきた．その知識は子孫に伝わり、やがて農耕がさかんになり集落が形成されると、多くの知識が共有され、世界で文明が開化し始めた紀元前3000年頃には、植物や動物、鉱物などの天然由来の薬である**生薬**が体系化された．

　メソポタミア文明の遺跡では、250種以上の植物由来、180種以上の動物由来、120種以上の鉱物由来の薬の記録が刻まれた粘土板が出土している．やがて、これらの情報はエジプトにも伝わり、紀元前1552年に書かれたとされる"エーベルスパピルス"には各種疾患の症状とそれらの治療法だけでなく、薬の処方、調製法や使用法についても記載されている．傷や皮膚病の薬、下剤や吐剤などの約700種の生薬であり、当時は呪術や占星術とともに薬が使われることが多く、病魔を追い出すために、吐剤や下剤、浣腸の処方が多かった．

　その後も、各地で生薬の知識が統合されていき、西洋ではDioscorides（ディオスコリデス）が記した"マテリア・メディカ"で用法、用量についても言及された．中国では"エーベルスパピルス"とは違い、薬の毒性の強さを指標にまとめた"神農本草経"（しんのうほんぞうきょう）が著され、薬が毒にもなりうることが記載されていた．

　Hippocrates（ヒポクラテス）（図1・2）は紀元前5〜4世紀を代表する医師であり、現在の医療に通ずる思想は高く評価されている．医学界に入り込んでいた非科学的な迷信、呪術や占いなどの概念を排除し、臨床での観察を重視した科学的なものへと発展させていった．疾患には原因があり、薬をもって人間に備わる自然治癒力を助けることが重要であるとして、休息、安静を重要視し、薬の使用は最小限に留めた．

Hippocrates 亡きあと，薬物療法が再びさかんになり，さまざまな医学が提唱されることとなる．この頃の薬は現代でも使用されている生薬もあるが，薬効があるとはいえないものも多く，効いたとしてもプラセボ効果*であることも多かったと考えられている．そのため，再び医学は混沌とした状態が続いたが，2世紀にGalenus（図 1・2）が現れ，収束へと向かっていく．Galenus は Hippocrates の自然治癒力の概念を引き継ぎ，医学や薬学にさまざまな功績を残した．その功績ゆえに，中世を通して"Galenus の医学書"が絶対的な権威をもち，医学に大きな発展のない時代が続くこととなる．

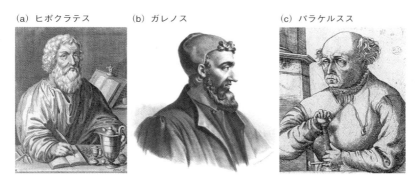

(a) ヒポクラテス　　(b) ガレノス　　(c) パラケルスス

図 1・2　古代から中世の医学に影響を与えた人物

中世になると錬金術師が現れ，非金属から金属への変換や不老不死の薬をつくろうとさまざまな実験を行った．目的は達成されなかったが，これらの実験結果は化学物質の取扱いに関する技術の発展につながった．錬金術師のなかから，薬づくりを考えるものも現れ始めた．その一人 Paracelsus（図 1・2）は医療化学者の父ともよばれ，19世紀初めの近代科学の黎明期まで影響を与えた．医学を学んだ Paracelsus は医療活動を続けるなかで，時を経て間違った方向へと進んでしまった Galenus の医学にも疑いの目を向け，医学には臨床観察と経験が重要であることを再度提唱した．そのなかで，毒物は最も薬効のあるものであるという概念にいたったのである．"マテリア・メディカ"の言葉を引用し，"すべての物質は毒であり，毒でないものなど存在しない．その物質が毒か薬になるかは，その服用量により決まるのだ．"と唱えている．この言葉は薬の安全域の重要性を示しており，これは創薬を志す者が忘れてはならない点の一つである．表 1・1 に古代で使われていた薬と現代の薬の薬効，用量と致死量を示した．古代の薬は毒性が強いほど薬効も強

＊　薬と思い込んで服用することにより，症状の改善がみられる現象．

いと考えられており，用量や回数を制限して使われていた．現代の薬でも過剰使用すれば毒になりうるのは明白であり，適正に使用しなければならないのは，今も昔も変わらない．

表1・1　古代と現代の薬の最大投与量と致死量

	医薬品（主成分）	薬効	最大投与量	致死量
古代	トリカブト（アコニチン）	強心薬 鎮痛薬		0.3 mg/kg（ヒト）
	ヒヨス（アトロピン）	麻酔薬		10～20 mg（小児，アトロピンとして）
現代	モルヒネ	鎮痛薬	15 mg/日	LD_{50}： 1190 mg/kg（ラット）
	アセトアミノフェン	解熱鎮痛薬	4 g/日	13～25 g（ヒト）
	アスピリン	消炎鎮痛薬 抗血小板薬	4.5 g/日	LD_{50}： 1360 mg/kg（ラット）
	ワルファリン	抗凝固薬	5 mg/日	LD_{50}： 58 mg/kg（ラット）
	アリセプト	抗認知症薬	10 mg/日	LD_{50}： 36.9 mg/kg（ラット）
	タミフル	抗インフルエンザ薬	150 mg/日	LD_{50}： >2000 mg/kg（ラット）

1・1・2　疾病と薬の歴史：近代

• **有効成分の単離と合成**　19世紀初頭に薬学にとって大きな二つの変化が起こった．一つ目は1803年にSertürner（ゼルチュルネル）がアヘンから**モルヒネ**の単離に成功したことである．この報告により，それまで薬として使用されていた生薬から，ヒトに作用する成分を化合物として単離できることが示され，生薬の作用は何らかの化学物質によるものであると科学的に解釈できるようになったのである．もう一つは，

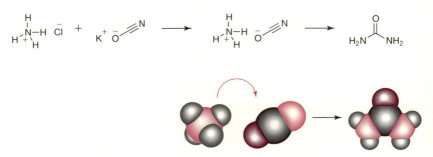

図1・3　尿素合成の反応式　アンモニウム塩とシアン酸塩からシアン酸アンモニウムが発生し，アンモニア分子の求核付加反応により尿素が生成する．

1・1 創薬研究の歴史

有機化合物の初めての化学合成である.有機化合物は植物や動物などの生命現象でしかつくられないと考えられていたが,1828年にWöhlerは無機化合物どうしの反応から尿素の化学合成に成功し,有機化合物が化学合成できることを示した(図1・3).この二つの発見は生薬の有効成分の多くは有機化合物であり,その成分が化学合成できる可能性を示したことになり,創薬化学の大きな一歩となった.

　これらの報告ののち,数々の生薬から有効成分の単離が試みられ,サリチル酸,キニーネ,カフェイン,コカインやエフェドリンなどがつぎつぎと見いだされた.これらの成分には現在でも医薬品として使われているものもある.表1・2には,19世紀に単離され,現在も日本薬局方に掲載されている有効成分を記した.

表1・2　日本薬局方に記載されている19世紀に単離された有効成分

発見年	有効成分	原料生薬	効　能	発見者
1803	モルヒネ	アヘン	麻薬性鎮痛薬	F. Sertürner
1820	キニーネ	キナ	抗マラリア薬	P. J. Pelletier, J. B. Caventou
1820	コルヒチン	サフラン	抗痛風薬	P. J. Pelletier, J. B. Caventou
1821	カフェイン	茶	非麻薬性鎮痛薬	F. F. Runge
1832	コデイン	アヘン	麻薬性鎮痛・鎮咳・止瀉薬	P. J. Robiquet
1833	アトロピン	ロートコン	鎮痙薬・散瞳薬・解毒薬	P. L. Geigel, H. Hess
1842	パパベリン	アヘン	内臓平滑筋の鎮痙薬	P. L. Geigel
1855	コカイン	コカの木	局所麻酔薬	F. Gaedeke
1869	ジギトキシン	ジギタリス	強心薬	C. A. Nativelle
1874	ピロカルピン	ヤボランジ	縮瞳薬・緑内障治療薬	E. Hardy, A. W. Gerrard
1881	スコポラミン	ベラドンナコン	抗パーキンソン病薬	A. Landenburg
1885	エフェドリン	麻黄	鎮咳薬	長井長義

　これらの単離と時を同じくして,その成分の合成研究も進められた.セイヨウシロヤナギから単離される成分から加水分解により誘導できる**サリチル酸**が,Piria(ピリア)により1838年に得られた.その約10年後の1850年代にはGerland(ガーランド)やKolbe(コルベ)によってサリチル酸の化学合成法が早くも報告されている.また,半合成とよばれる,モルヒネなどの天然物をもとに合成を行う手法も行われ,初めての構造活性相関が報告されるなど,19世紀半ばから医薬品合成研究がさかんに行われた.そして,19世紀の終わりには,解熱鎮痛作用をもつアセトアミノフェンやアセチルサリチル酸などが人工合成医薬品として発売され,同じ時期にモルヒネのアセチル化体であるヘロインも発売されるなど,合成医薬品の発売が続いた(図1・4).

アスピリン（アセチルサリチル酸）　アセトアミノフェン　ヘロイン

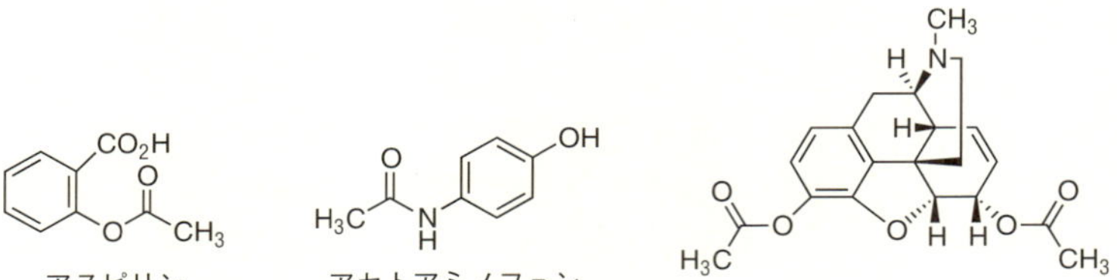

図1・4　1900年前後に発売された合成医薬品

• 選択毒性*の概念　この頃に販売されていたのは，解熱鎮痛剤や疼痛薬などの症状を緩和する薬剤ばかりであり，病気をメカニズムから考えて治療するという概念はほとんど浸透していなかった．一方で，同じく19世紀には体に害をなす数々の病原菌が発見され，抗血清やワクチンで治療できない病原菌の研究も進められていた．Ehrlich（エールリッヒ）は“異物である病原菌だけに反応し生体には影響しない魔法の弾丸を発見するのが実験治療学の目的である”と述べており，抗生物質などの化学療法を予見し，感染症の薬物治療へ進み出していた（図1・5）．

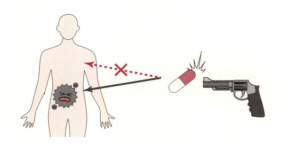

図1・5　Ehrlichのイメージした魔法の弾丸（抗生物質の予見）

20世紀初頭，秦佐八郎はEhrlichとともに病原菌に作用する物質の探索に努め，梅毒の特効薬となるヒ素化合物の**サルバルサン**を発見した（図1・6）．ドイツのDomagk（ドーマク）は**プロントジル**という赤色染料がマラリアや連鎖球菌に対して有効であることを発見した．プロントジルの詳細な研究は，その有効性にはプロントジルの**スルホンアミド**が重要であることを示し，薬効はより強く毒性が弱いスルホンアミド

*　選択毒性：病原体や腫瘍細胞にのみ毒性を示し，宿主であるヒトには毒性を示さないこと．化学療法薬には必須の条件である．

誘導体が見いだされた（図1・6）．*p*-アミノベンゼンスルホンアミドの構造は葉酸合成系の基質である *p*-アミノ安息香酸に類似しており，葉酸代謝の最終物であるプリンやチミジンの供給を抑えることにより静菌的に作用する．この作用機序が明らかになるのはしばらく経ってからであるが，ののち多くのスルホンアミドが合成され，サルファ剤とよばれる化学療法剤の時代が訪れたのである．

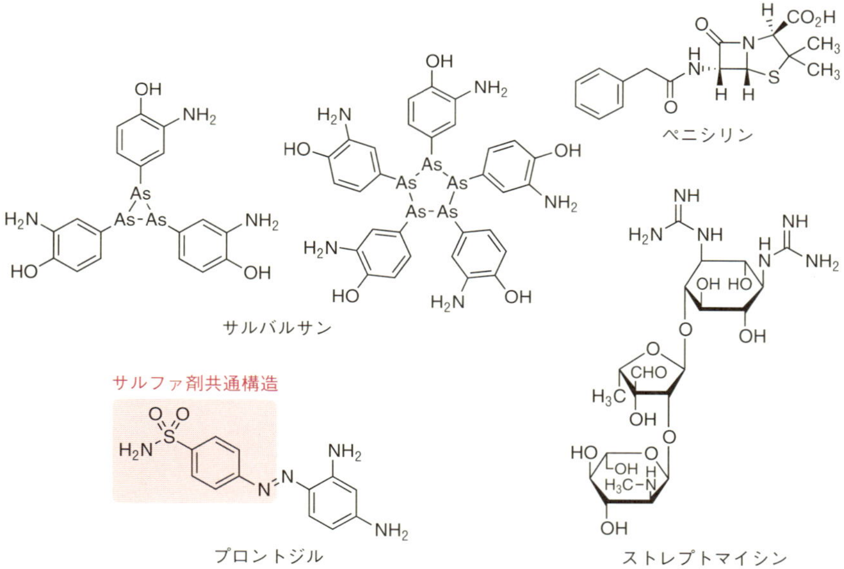

図1・6　20世紀前半に発見された抗生物質および抗菌薬

- **抗生物質の発見**　これと同時期の1928年，Fleming（フレミング）はブドウ球菌の培養中に，混入していたアオカビの周囲に阻止円が発生することに気づき，何らかの物質が関与しているとして，その物質を**ペニシリン**と名付けた（図1・6）．当時のペニシリンはまだ混合物であり，単離精製，大量生産により臨床研究に移ったのは10年後のことである．ペニシリンは微生物由来の物質でさまざまな感染症に効果を示す初の抗生物質であった．これに対して，サルファ剤などの感染症に効果を示す化学合成された薬物は，抗菌薬とよばれるようになる．サルファ剤やペニシリンの登場は当時の主要死因であった肺炎や胃腸炎などの多くの感染症で苦しむ患者を救い，死亡率を低下させた．しかし感染症の一種である結核の死亡率は改善せず，戦前では死亡率第1位になるほどであった．結核菌は細胞壁に外膜をもつグラム陰性菌であ

り，ペニシリンが菌内に届かないために効果が弱く，人々を苦しめ続けた．ペニシリンの発見からカビや菌類の産生物の抗菌活性のスクリーニング研究がさかんになり，抗生物質の探索が進められた．その結果，Waksman（ワクスマン）が放線菌から**ストレプトマイシン**を見いだし，人類は結核の特効薬も手に入れたのである（図1・6）．放線菌の分泌物からは数多くの医薬品候補化合物が発見されており，2015年にノーベル生理学・医学賞を受賞した大村智の発見した**アベルメクチン**もその一つである．

● **生体分子の単離**　鎮痛剤，抗生物質や化学療法剤を発見し，創薬の幕が開いた近代の医学界で，薬学にとって非常に重要となる内分泌の概念が確立された．ドイツのBerthold（ベルトホールド）は去勢した鶏に睾丸の抽出物を与えることで鶏冠が成長することを確認し，睾丸には何かしらの成長を促す物質が含まれていると推定した．20世紀になると，動物から生体内の物質を抽出する研究がさかんになる．1900年に高峰譲吉は副腎髄質から**アドレナリン**を世界で初めてのホルモンとして単離した．その後も膵臓からのインスリンの発見や，ステロイドホルモン，アセチルコリンやヒスタミンのような神経伝達物質の発見も相次いだ．これらの発見は病因の解明へとつながり，現代の薬理学の基礎となった．創薬にとっても重要な項目であり，これらの積み重ねで今の創薬が成り立っているといえるであろう．

1・1・3　疾病と薬の歴史: 現代

● **抗生物質の普及と耐性菌の出現**　第二次世界大戦中は，戦闘による怪我や食糧難による栄養不足のために発症した感染症に対し，効き目が強く安全性の高いペニシリンが多用された．多くの人々を救ったが，その一方で多用されたことによりペニシリン耐性菌が出現し，新たな戦いが始まることとなった．アオカビをさまざまな成分とともに培養することにより，さまざまな官能基で修飾されたペニシリンを得ることができた．この発酵技術と化学合成技術を組合わせることで，多くのペニシリン誘導体が世に送り出されてきたが，耐性菌を克服することはできず，その後もキノロン系やマクロライド系などの抗生物質や抗菌薬などが開発されることとなる．1960年頃にメチシリン耐性黄色ブドウ球菌（MRSA）が確認されたが，まだこの頃は他の抗生物質により抑え込むことができた．しかし，抗生物質の乱用や院内感染などが原因で，多剤耐性菌が出現してきた．多剤耐性菌の特効薬としてバンコマイシンが使われているが，近年はバンコマイシン耐性の黄色ブドウ球菌や腸球菌も出現し，現在も耐性菌との戦いは終わっていない．

20世紀初頭からのホルモンなどの内分泌の研究とともに薬理学が発展し，疾患のメカニズムに則した創薬研究がさかんになる．ノルアドレナリンやヒスタミンの研究から，アドレナリン受容体やヒスタミン受容体の作用や役割が明らかとなり，各種受容体のサブタイプの存在が明らかとなった．それらの研究から，β遮断薬や

H$_2$拮抗薬の探索研究が行われ，抗狭心症薬，抗アレルギー剤や消化器潰瘍治療剤が開発されていく．1899年に発売されたアスピリンの作用機序解明も進み，アスピリンはアラキドン酸カスケードのシクロオキシゲナーゼ（COX）を阻害することにより，各種のプロスタグランジンの生成を抑制することで，抗炎症，解熱鎮痛作用を示すことが明らかとなった．1960年頃から，COX阻害剤の探索が進み，多くの薬剤が上市され，非ステロイド系抗炎症薬と称されて，抗リウマチ薬や解熱鎮痛剤として現在も使用されている．

● **戦後日本の医薬品開発**　日本に目を向けてみると，戦後の医薬品開発は欧米からの導入や製品の模倣が主であった．当時の日本には物質特許がなく，製法が違えば既存の医薬品を生産できるという背景もあり，さまざまな医薬品が導入されていた．そのため，海外の臨床試験データのみで承認されたケースもあるなど，創薬プロセスの未熟さと安全性への意識がまだ低かったこともあり，さまざまな薬害事件が発生した（表1・3）．

表1・3　戦後から高度成長期にかけて日本国内で起こった薬害事件

時期〔年〕	事　件	医薬品	被害者数	症　状
1948-49	京都・島根ジフテリア予防接種禍事件	ジフテリア予防接種	924人（死者83人）	無毒化不十分によってんかんや知的障害
1953-57	ペニシリンショック	ペニシリン	1276人（死者124人）	アナフィラキシーショック
1953-70	スモン事件	キノホルム	11033人	亜急性脊髄・視神経・末梢神経障害
1958-62	サリドマイド事件	サリドマイド	約1000人	強い催奇性
1959-75	クロロキン網膜症	クロロキン	＞3000人	視覚・視野障害
1964	アンプル入りかぜ薬	ピリン系薬剤	＞700人（死者11人）	血中濃度の急激上昇によるショック死
1965-70	コラルジル事件	コラルジル	＞1000人（死者＞20人）	泡状細胞症候群リン脂質脂肪肝
1970-75	筋固縮症	筋肉注射	約10000人	注射部位筋肉固縮

　100人を超える死者を出したペニシリンショックや，胎児に奇形を生じさせたサリドマイド事件，治療法のない視覚，視野障害を生じたクロロキン網膜症など，多くの犠牲者を出した．同時期に発生していた公害などの影響もあり，人々の安全性への関心が高まり，医薬品の研究開発，臨床試験，承認申請体制が見直された．さらに，1976年に日本でも物質特許制度が導入され，医薬品開発は導入中心から新薬探索型へとシフトしていった．1979年の薬事法の改正で医薬品の有効性と安全性に関する内容も盛り込まれたことで，現在の医薬品開発プロセスへと近づき，効率的な新薬創出のための技術が開発されていくのである．

● **生活習慣病治療薬の開発**　日本は戦後から高度成長期にかけて，食文化の欧米化，公害をはじめとする大気汚染などの環境の悪化，ストレスの増加，そして医療技術や抗生物質などの医薬品の発達による高齢化が進んだ．それに伴い糖尿病や高血圧，脂質異常症などの**生活習慣病**に罹患する人が増え，その治療法開発が注目された．

戦前に単離されていたインスリンを用いたインスリン製剤の開発が進められ，短時間型から長時間型の製剤の開発過程で遺伝子工学が発達し，1980年代には大腸菌や酵母を用いてヒトのインスリンの生産が可能となった．遺伝子工学の発展はのちの抗体医薬の開発に活きてくることとなる．インスリンは注射剤であり，針を刺すことに抵抗がある患者は多く，開発初期から経口剤の開発が求められていた．血糖降下のメカニズムはまだ詳細には知られていなかったが，当時の研究のセレンディピティと研究者の努力により，経口血糖降下薬が見いだされた．たとえば，サルファ剤による低血糖の副作用から見いだされたスルホニル尿素薬（SU薬），20世紀前半には知られていたグアニジンの血糖降下作用を医薬品開発につなげたビグアナイド系薬（BG薬）である（図1・7）．抗糖尿病薬開発はこの後しばらく停滞期を迎えるが，20世紀末までに糖尿病のメカニズムの研究が進み，医薬品も開発された．SU受容体に結合し，速やかに代謝される速効性インスリン分泌促進剤（グリニド薬），小腸で糖吸収に関与するα-グルコシダーゼを阻害する糖吸収阻害剤（α-GI）や脂肪細胞分化促進による脂肪細胞の糖取込みを改善させるインスリ

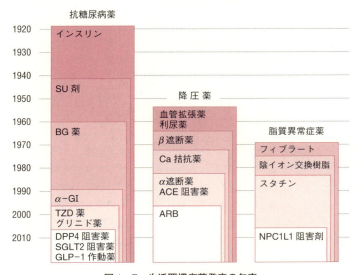

図1・7　生活習慣病薬発売の年表

ン抵抗性改善剤（TZD薬）などがあげられる．

高血圧や脂質異常症に関する研究も数多く進み，さまざまな作用機序により血圧や脂質代謝を制御する薬剤が開発され（図1・7），20世紀末には生活習慣病に対する医薬品の貢献度は非常に高くなった．これらの医薬品は生活習慣病の人々を助け，長い間医薬品売上の上位を占めることとなり，年商1000億円を超えるブロックバスターとよばれる医薬品も数多く登場した（表1・4）．

表1・4　日本発のブロックバスター

医薬品	作用機序	適応	発売
ヘルベッサー	カルシウム拮抗薬	・狭心症 ・高血圧症	1974年
メバロチン	HMG Co-A レダクターゼ阻害剤	・高脂血症 ・高コレステロール血症	1989年
プログラフ	カルシニューリン阻害剤	・拒絶反応抑制 ・重症筋無力症	1993年
ブロプレス	アンギオテンシンⅡ受容体拮抗薬	・高血圧症 ・慢性心不全	1999年
アクトス	PPARγ活性化剤	・2型糖尿病 （インスリン抵抗性）	1999年
リバロ	HMG Co-A レダクターゼ阻害剤	・高コレステロール血症	2003年
アリセプト	アセチルコリンエステラーゼ阻害剤	・アルツハイマー型認知症 ・レビー小体型認知症	2004年
クレストール	HMG Co-A レダクターゼ阻害剤	・高コレステロール血症	2005年

● **創薬研究の効率化**　21世紀開始前後には，これらのブロックバスターに続く商品を開発するために，より効率的な創薬研究を進めるための技術が開発されていく．一つはハイスループットスクリーニング（HTS）と化合物ライブラリーの整備である．HTSは多くの検体を短期間でアッセイする手法であり，創薬研究の初期段階にヒット化合物を得るために用いられる．当初，HTSは革命的な手法と位置づけられ，多くの医薬品が上市されると考えられていた．各企業が導入し，多くのヒット化合物を得ることができたからである．だが，思うようには臨床開発に進む化合物は出てこず，苦戦を強いられることになる．HTSでは各社がもつ化合物ライブラリーが用いられるが，化合物数に重きを置いていたために，一度に多検体を合成できるパラレル合成技術であるコンビナトリアルケミストリーの手法で合成されており，物性やデザインなどは考えられていない状況であった．活性化合物は見つかるが，活性向上とADME*・物性改善の両立が難しく，なかなか開発へ進ま

---

*　**ADME**：生体における薬物の動き．詳細は第5章を参照．

ないことが多かった．今では，化合物ライブラリーは数から質の時代へと移行している．試薬メーカーは，よりドラッグライクな付加価値のある化合物を集め，ライブラリー化合物を販売している．製薬会社では自社内でドラッグライクな化合物をデザイン，合成し，ライブラリーの拡充も行っている．さらには，製薬会社どうしでライブラリーの共有，交換や共同購入なども行い，化合物ライブラリーの改善が日々行われている．

　計算機性能の向上により発展した in silico 技術の創薬応用も 20 世紀末に発展してきた手法である．1964 年に Hansch-藤田法（ハンシュ）による定量的構造活性相関（QSAR）が発表されて以来，Computer-Aided Drug Design（CADD）の研究がさかんに行われた．化合物の物性値や毒性などを構造から予測する合成支援ソフトも開発され，1990 年代からの計算機の指数関数的な性能の向上やパソコンの普及などもあり，現在では個人のパソコンでも解析ができるようになっている．また，in silico スクリーニングも計算機性能の向上により身近な存在となってきた．標的タンパク質の構造や標的リガンド構造をもとに標的に作用する構造を予測し新たな構造を提案すること，すなわち Structure Based Drug Design（SBDD）や Ligand Based Drug Design（LBDD）の登場である．SBDD では標的タンパク質の結晶構造が必要であるが，同時期にタンパク質の結晶化技術や X 線結晶構造解析技術が発達したこともあり，これらの手法が発展し，ヒット化合物探索や合成展開時のサポートとしても活用されている．LBDD は既存の活性化合物の構造情報から新規な活性化合物を予測でき，合成展開時のサポートによく用いられている．さらに，2000 年代には，より小さな化合物を集めたフラグメントライブラリーを使用する Fragment Based Drug Design（FBDD）もさかんに行われるようになっている．

　● **分子標的薬の台頭**　1990 年代後半には，生活習慣病治療薬の市場は飽和しつつあった．そのため，まだ有効な治療方法が確立されていない疾患に対する医療ニーズ（アンメットメディカルニーズ）の創薬研究に期待が集まるようになってきた．

　死亡率が右肩上がりであり（図 1・8），アンメットメディカルニーズの一つであるがんの治療薬開発にも力が注がれ，疾患のメカニズムの解析が進められた．それまでのがん治療薬は DNA や RNA に作用する細胞傷害性のものが多く，副作用も強かった．がん細胞の浸潤・転移・増殖にかかわる因子が明らかとなったことから，その因子の働きを制御する分子標的薬の研究開発が進められた．低分子や抗体での研究が行われ，1997 年にリツキシマブが初めて抗体医薬として，2001 年にイマチニブが低分子薬として承認され，現在では 30 品目以上が臨床使用されている．分子標的薬は，抗がん剤だけでなく自己免疫疾患などでも開発が進み，抗リウマチ薬の売上げが伸びている．

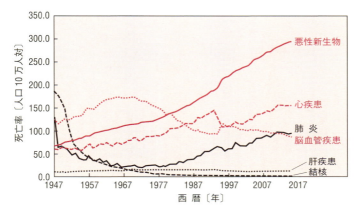

図1・8　主要死因の死亡率推移　[出典：厚生労働省，平成27年人口動態統計のデータより作成]

　21世紀に入り，国内の医薬品市場は一変した．一つにはそれまで上位を占めていた大型医薬品の特許権の存続期間が終わり，後発医薬品に置き換わった．そして抗体医薬の高い選択性と分子標的薬の強い薬効が治療満足度の低い疾患に対する治療薬として合致したため，分子標的薬，特に抗体医薬が売上の上位を占める状況となっている．しかし，抗体医薬は専用の製造施設や高い専門性が要求されるため，コストがかかり薬価も高いのが現状である．抗体での開発が難しいとされる活性化剤や細胞内や核内の受容体など，低分子薬が有効な標的分子はたくさんある．この点から，低分子薬の創製に不可欠な創薬化学の技術のさらなる発展が期待される．

1・2　創薬の新技術

　医薬品の研究開発費は他の業種と比べても高く，2009～2012年にはリーマンショックの影響により一時的に落込みはしたものの，増加の方向へ向かっている（図1・9）．

　近年の医薬品開発にかかる直接的な費用は1件当たり150億から200億円といわれるが，通常同時期にいくつかの開発中止品もあり，一つの医薬品の上市までにかかる全体の費用は数百億円ともいわれている．さらに，新たに承認される医薬品数が増えているわけではなく，開発コストは増加傾向にある（図1・9）．研究にかかる期間，費用や労力を少なくするための技術開発は日々続けられているので，それらを活用し現有の創薬化学の技術を高めることで，より効率的に開発候補化合物を見いだすことができるであろう．

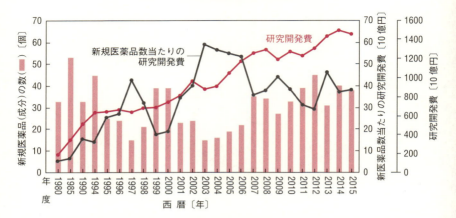

図 1・9 国内製薬企業の医薬品研究開発費と新規医薬品数の関係 ［出典：日本製薬工業協会，"DATA BOOK 2017"より作成］

1・2・1 オミクスデータの創薬応用とビッグデータの活用

20世紀末から進められたヒトゲノム計画では，2000年にヒトゲノムの解読が完了し，2003年にその完成版が公表された．このゲノム情報をもとに，研究対象となる疾患にかかわるタンパク質などが特定されることで，論理的に標的分子を選択でき，合理的な方法で医薬品の探索研究が進められると考えられた．ヒトゲノム計画前には数百種類の創薬標的分子が報告されており，ゲノム情報が解読されれば，その数は飛躍的に増加すると予想されていた．しかし，実際に報告されたのは，28.5億塩基対の染色体上に，25,000種程度のヒトタンパク質がコードされているゲノム情報であった．さらに，創薬標的になりうるタンパク質は3000種程度と解析されており，ゲノム解読は創薬標的分子が思いのほか少ないことを明らかにすることとなった．

この3000種のタンパク質のなかから，疾患にかかわる標的分子をいかに見つけ出すかが重要である．ゲノム創薬は進められていたが，ヒトの遺伝子は全身で同じであり，さまざまな要因で発症する後天的な疾患とのつながりは解析しきれない．そのため，疾患や投薬などによる変化や刺激に注目し，そのときの生体内の分子全体を網羅的に解析するオミクス解析に注目が集まっている．

遺伝子はヒストンタンパク質のようなエピゲノムと結合しており，そのときの生体内の状態によりエピゲノムが修飾され，遺伝子を調節している．その機能を制御する仕組みはエピジェネティクスとよばれている．生体内の状態とエピゲノムの修

飾情報の関連を解析するのがエピゲノミクスである．ほかにも遺伝子関連として，体の各部位や時期で異なる mRNA の発現変化を解析するトランスクリプトミクスの研究も行われている．遺伝子関連だけでなく，さまざまな生命現象でオミクス解析は行われており，タンパク質の発現変化を解析するプロテオミクス，代謝産物の変化を解析するメタボロミクスや脂質に特化したメタボロミクスであるリピドミクスがあげられる．さらに，これらを組合わせたトランスオミクスも確立されてきている（図 1・10）．

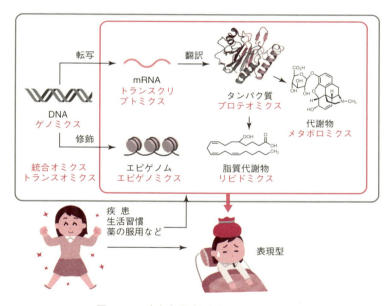

図 1・10　疾患表現型と各種オミクスの関係

これらは，標的分子の探索やバリデーション（妥当性の確認），バイオマーカー研究，投薬時の毒性解析やドラッグリポジショニング*にも応用でき，創薬や医薬品開発に活用されている．

ゲノムやオミクスデータの収集には，健常人や患者の医療・疫学情報の集約が必要である．バイオバンクとよばれるヒトの生体組織や医療情報を集めて保存する施設の構築が行われており，2000 年頃から先進諸国で大規模なものが構築され始めている．日本でもバイオバンクの構築は進められており，集団型バイオバンクと疾

＊　既存薬の新たな薬効を見いだし，それまで適応されていなかった疾患への使用につなげる研究．

患型バイオバンクの二つに分けることができる（図1・11）．
　集団型バイオバンクは健常者の情報が中心で，健常時の血液などの生体内分子や生活習慣などの臨床情報の網羅的な収集と，その後の追跡結果を蓄積することで個別化医療，予防医療や先制医療[*1]へとつながっていく．大規模なものとして，東北メディカルメガバンクでは，宮城県，岩手県の8万人に及ぶ地域住民コホート[*2]，岩手県の7万人の3世代コホートの計15万人の健常人コホート研究を構築している．2013年11月に日本で初めて1070人分の全ゲノム解析が完了し，解析結果から約1300万個の既知の一塩基多型（SNP）を検出し，そのほかに1500万個の新規SNP情報が公開され注目された．2017年10月には5000人超のゲノム解析とメタボロームおよびプロテオーム解析が終了しており，網羅的な関連解析も可能となっている．一方で，疾患型バイオバンクは，患者の網羅的な生体内分子情報を収集し，臨床での表現型や環境などの疫学情報等の関連情報と合わせ，疾患の原因究明，個別化医療へとつながっていく．大規模な疾患型バイオバンクであるバイオ

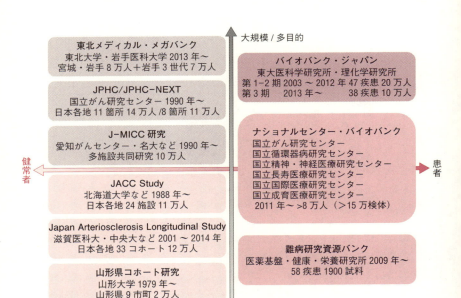

図1・11　国内のバイオバンク（2017年現在）

[*1] 将来かかりうる疾患を予測し，発症を遅らせるような医療を施すこと．
[*2] コホートとは，共通の性質をもつ集団のこと．

バンク・ジャパンやナショナルセンター・バイオバンク・ネットワークなどで収集される患者の血液などの検体情報と，患者のカルテ，疾患の治療，副作用情報や検査結果などのデータであるリアルワールドデータ（実臨床データ）が積み上がることで，難病の病因解明，革新的な治療法開発や臨床試験の費用削減につながることが期待されている．また，大学などで実施されている基礎研究とゲノムや各種オミクス研究を組合わせることにより，創薬研究におけるより効率的かつ論理的な標的分子探索が可能となる．

　これらのバイオバンクのもつ情報や基礎研究情報は有用ではあるが，膨大なデータ量であり，その取扱いができなければ意味がない．データ解析には2012年に完成したスーパーコンピューター"京"も活用されているが，近年のビッグデータの広がりは目を見張るものがあり，さらに高性能なコンピューターが必要とされている．現在，ポスト"京"として100倍の性能をもつスーパーコンピューターの開発も進められており，2020年の運用開始を目指している．そのコンピューターの性能を活かすため，人工知能（AI）の活用も期待されている．最近，2000万件以上のがん研究の論文を学習したAIが，60代がん患者の遺伝子変化のデータから特殊ながんに罹患していることを見抜き，提案した治療法により命を救った例がある．基礎研究情報とバイオバンクにあるオミクス情報や臨床情報から疾患に関する標的分子情報をAIが見いだしてくれる時代が来ようとしている．スーパーコンピューターやAIは創薬にも活用できるはずである．現在，製薬会社やIT企業50社は大学や理化学研究所などと共同して創薬用AIを開発し，新薬の標的分子や薬理活性化合物の効率的な探索の実現を目指しており，近未来ではAI創薬技術が普及している可能性もある．

1・2・2　iPS細胞の創薬への応用

　山中伸弥らのグループがヒト皮膚細胞から人工多能性幹細胞（iPS細胞）を2007年に樹立した．2012年にはノーベル賞を受賞し，この分野の研究は飛躍的に進歩している．心臓や肝臓などの各種臓器の細胞への分化が報告されただけでなく，iPS細胞から作成したエリスロポエチン産生細胞の腎臓病モデルマウスへの移植による腎性貧血の改善や，同じくiPS細胞から作成した膵β細胞の糖尿病マウスへの移植による高血糖の改善などが報告されている．さらに，臨床応用に向けた技術開発も発展してきている．2014年には滲出型加齢黄斑変性を対象疾患として，世界初のヒトiPS細胞を用いた臨床試験が行われ，安全性試験の経過も良好であり，術後2年半後の評価でも腫瘍形成，拒絶反応などはなく，脈絡膜新生血管の再発もみられないと報告されている．他疾患でのiPS細胞による治療が実施される日も近づいている．iPS細胞の再生医療での利用が注目されているなかで，創薬研究への応

用も開始されている（図1・12）．まず，健常人由来のヒトiPS細胞を利用した創薬研究の効率化があげられる．これまでの in vitro 試験では多くの場合ヒトのがん組織を由来とする細胞を使用しているが，iPS細胞技術により各種臓器の正常細胞を安定的に供給でき，ヒトでの薬効強度の予測精度が上がると考えられる．また，医薬品の安全性評価にも応用できる．特に心毒性試験では，動物由来の心筋細胞や受容体を強制発現させた腎由来細胞を使用した試験や実験動物などを用いた種々の試験法により評価が行われてきたため，化合物の心毒性発現予測が困難な場合もあった．iPS細胞技術で作製するヒト心筋細胞を使用することで，より高い精度で薬の心毒性を判定できるようになる．心毒性以外にも肝毒性や神経毒性の研究が進められている．

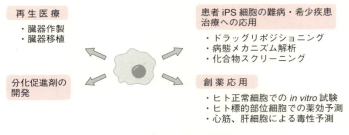

図1・12　iPS細胞の利用例

次に，患者由来のiPS細胞を利用した創薬研究への応用があげられる．難病や希少疾患はメカニズムなど不明な点が多く，創薬研究が遅れている．患者由来の細胞からiPS細胞に分化させることで，その疾患の特徴を有した in vitro 病態モデルを作製することができ，化合物のスクリーニング，病態の表現型によるスクリーニングや病態メカニズム解析なども可能である．メカニズムが解明されることで，疾患に対する新規な標的分子を見いだすこともでき，創薬研究が進むと考えられる．また，病態モデルを使用したドラッグリポジショニング研究もさかんに行われている．進行性骨化性線維異形成症患者の細胞から作製したiPS細胞を利用した化合物スクリーニングが行われ，効果の期待できる既存薬が見いだされ，臨床試験が現在実施されている．

最後に，iPS細胞の再生医療を支援できる分化促進剤のような薬剤の研究も行われている．この研究は生体の再生能力にも関与するとも考えられており，低分子再生医薬研究として注目されている．iPS細胞の活用により，創薬研究はまだまだ速度が上がると考えられ，難病や希少疾患の治療法がつぎつぎ見つかることが期待される．

1・2・3 構造解析技術の進歩

タンパク質の構造解析は創薬研究における大事なツールの一つである。標的タンパク質の大量発現と精製後,結晶化条件のスクリーニングと結晶化を行い,結晶のX線回折測定と解析計算により構造解析が実施される。タンパク質の結晶化技術の向上と2000年前後につぎつぎに放射光施設が設置されたことによって,その構造解析技術は進み,SBDDやFBDDのような創薬技術も進歩してきた。しかし,タンパク質の結晶の質と構造解析法に依存してしまうため,解析しにくい標的が残っている。Gタンパク質共役受容体をはじめとする膜タンパク質の結晶化は非常に難易度が高かったが,近年,脂質キュービック法,HiLiDe法,Bicelle法が開発され,その構造解析手法が進みつつある。一方で,結晶化を必要としない構造解析を可能にしたクライオ電子顕微鏡の技術革新も目を見張るものがある。クライオ電子顕微鏡での構造解析では,非晶質の氷中にあるタンパク質を使用するため,タンパク質の結晶化を行う必要がない。結晶化条件のスクリーニングなどの時間のかかる不確定な実験を減らせるため時間を短縮でき,また,複数のサブユニットからなる大きな分子の構造解析にも応用可能と考えられている。さらに,2013年末に,膜タンパク質であるTRPV1の解析結果が報告されてから,高分解能での構造解析報告が飛躍的に増えており,プロテインデータバンクへの登録数がNMR法の登録数に近づいてきている(図1・13a,b)。

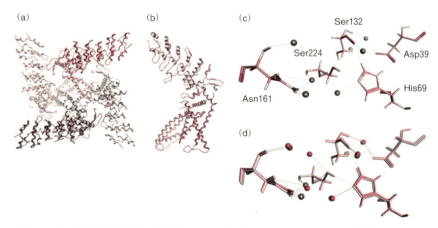

図1・13 最新技術を利用して解析された結晶構造 (a,b) クライオ電子顕微鏡によるTRPV1の結晶構造,aは四量体,bは単量体。(c) プロテイナーゼKの活性部位のSFX法による構造解析結果。(d) SFX法とSRX-cryo法との比較:灰色(SFX:水分子),赤(SRX:水分子)。常温(SFX)と低温(SRX-cryo)で水分子の位置が違い,SFXのほうが生体条件に近いと考えられている。[Protein Bank のデータに基づいて作成]

一方で，1997年に供用を開始されたSPring-8をはじめとする3GeVクラスの第3世代高輝度中型放射光施設では，放射光を用いた結晶構造解析研究が行われ，その技術も日々進化を続けている．2012年にはX線自由電子レーザー光施設SACLAの供用も始まった．X線自由電子レーザーの高ピーク輝度，高出力の利点を活かした連続フェムト秒結晶構造解析（SFX法）が可能となり，数マイクロメートルサイズのタンパク質の微結晶からでも結晶構造を決定でき，必要な試料もこれまでの1/10～1/100の量ですむようになった．また，1回の照射時間がフェムト秒からピコ秒と非常に短くなることで，タンパク質結晶の崩壊を防ぐための低温下での測定が必要なくなり，常温でもタンパク質が壊れる前の微結晶の回折像を検出できる．SACLAでは，1.20 Åの原子分解能での解析にも成功しており，各原子を独立して見分けられ，原子間の距離や窒素や酸素の原子の判別も可能となった（図1・13c）．常温での測定で，より生体内に近い条件での構造解析ができるという利点があり，従来のシンクロトロンX線を放射光として用いた低温条件下での測定（SRX-cryo法）とは異なる結晶中の水分子の配置（図1・13d）やタンパク質側鎖構造の変化も報告されている．常温特有のタンパク質の挙動の解明が創薬研究の確度を上げることになると期待されている．

SPring-8やSACLAはエネルギーが高く透過力の強いX線である硬X線が使用されており，その透過性の高さから構造解析に利用されてきた．一方で，タンパク質の機能解明には高輝度の軟X線が利用できるが，硬X線に比べ軟X線放射施設には高い技術と費用がかかるため，建設が遅れていた．現在，東北7国立大学が中心となって高輝度軟X線放射光施設の建設が進められており，供用開始後にはタンパク質の機能解明が進み，創薬研究を推進することになるであろう．

第 2 章　創薬の研究開発の流れ

医薬品は，研究の開始から 10 年を超える長い研究開発期間を通じ，数多くの工程を経て上市にいたる．その工程には，基礎研究から応用研究まで多くの学問（分子生物学・生化学・薬理学・医学・遺伝子工学・有機化学・情報科学など）がかかわっており，これらが相互に絡み合って，創薬プロセスを支える創薬化学が成り立っている．

第 2 章では，創薬研究の開始から上市にいたるまでの創薬の全体像を俯瞰的に概説する．

2・1　創薬研究の開始から上市までの流れ

新薬の創出にいたるまでの大まかな流れについて説明する（図 2・1）．

創薬のプロセスは創薬研究段階と開発段階の二つに分けることができる．

創薬研究段階とは，ある疾患の病態を改善し，かつ人体に安全であると見込まれる候補化合物を見いだす段階である．具体的には，まず創薬の標的となる生体分子を選び，その生体分子の機能を制御する化合物（**ヒット化合物**という）を探索する．そして選抜されたヒット化合物に基づいて合成された化合物を薬理活性や体内動態などの観点から評価し，その評価結果から明らかになった課題を解決することを目的とした合成展開をさらに行う．この過程を繰返し行うことにより，医薬品となりうる化合物（**リード化合物**という）に絞り込む．さらに一般毒性試験などの安全性評価をして絞り込み，**開発候補化合物**を創出する．

開発段階の非臨床試験では，この開発候補化合物が，実際にヒトに有効であるか，安全であるかについて可能な限り高い確度で予測するために動物実験を行う．

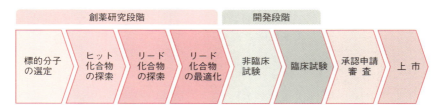

図 2・1　創薬のプロセス

開発段階の**臨床試験**では，ヒトでの有効性，安全性を検証する．

開発候補化合物が非臨床試験・臨床試験を通過したら，医薬品としての**承認申請**を行う．国による審査を経て製造販売の承認が与えられると，上市することができる．

開発した医薬品の利益を確保するために，特許の取得はきわめて重要である．製薬企業は，創薬プロセスのどの時点でどのような特許を取得すべきかという特許戦略を立てながら研究開発を進める．特許戦略については第8章で解説する．

2・2 創薬研究段階

創薬研究段階の目的は，"開発候補化合物の取得"である．この目的を達成するためには，そこにいたる過程とその本質を正しく理解し，着実に各ステップを遂行する必要がある．

創薬研究段階は，① 標的分子の選定，② ヒット化合物の探索，③ リード化合物の探索，④ リード化合物の最適化，の四つのステップから構成される（図2・1）．

① **標的分子の選定**：標的分子（酵素，受容体，イオンチャネルなど創薬の標的となる生体分子）の多くはタンパク質や核酸であり，その種類は多岐にわたる．標的分子の選定は，創薬研究の成否にかかわる重要事項であるため，十分なエビデンスをもって行う必要がある．第3章では現在までに取上げられてきた種々の標的分子について紹介する．

② **ヒット化合物の探索**：標的分子の働きを制御する化合物（ヒット化合物）の取得を目的とした評価系を構築し，化合物評価を実施する．これらは第4章と第6章で説明する．

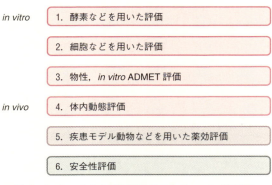

図2・2 ヒット化合物取得後のスクリーニングの流れ

③ リード化合物の探索，④ リード化合物の最適化：ヒット化合物からリード化合物を見いだす合成展開においては，図2・2に示す項目により化合物の評価を行う（図4・1bも参照）．フィードバックされた評価結果をもとに新たな化合物を設計・合成し，再び評価を行う（詳細は第7章にて述べる）．評価と合成展開を繰返してリード化合物を取得する．このサイクルの繰返しにより，開発候補化合物へと磨き上げていく（最適化）．

開発候補化合物を創出するためには，薬理活性を強めるだけではなく，早期より物性や体内動態，安全性に関する取組みを行う必要がある．これらは第5章で詳述する．

創薬研究段階において，標的分子の妥当性の検証も行う．具体的には，"化合物による標的分子の機能制御"と"疾患の治療や症状の改善"とのつながりについて疾患モデル動物などを用いて検証する．

2・3 開発段階

開発段階の目的は，創薬研究段階で取得された開発候補化合物が，ヒトで十分な有効性と安全性を有するかを検証することである．創薬研究段階と開発段階は，化合物の有効性と安全性を検証する観点で本質的に同等であり，臨床試験の成功確率を上げるためには，創薬研究段階から有効性や安全性を適切に評価しながら開発候補化合物を取得する必要がある．

開発段階では，① 非臨床試験，② 臨床試験，の二つのステップを並行して進め（図2・1），開発候補化合物のヒトにおける有効性と安全性を検証する．臨床試験は，第Ⅰ相試験（健康成人での安全性），第Ⅱ相試験（少数の患者での有効性），第Ⅲ相試験（多数の患者での有効性）の順に行われる．臨床試験を実施する際には，開発候補化合物をヒトに投与するため，ヒトにおける安全性を確保しながら試験を進めることが重視される．被験者の安全性を確保できる裏付けとして，適切な非臨床試験（細胞や実験動物を用いた，有効性や安全性の検証試験）を事前に実施する必要がある．下記にその概要をあげる．

1) 臨床試験では，有効性（第Ⅱ相試験）の前に安全性（第Ⅰ相試験）を評価し，ヒトで許容できる最大投与量と最大血中濃度を決めてから，それらを超えない範囲で有効性の評価を行う．有効性，安全性の評価の順番は，創薬研究段階とは逆となる．
2) 一つの臨床試験を実施する際には，ヒトへの投与期間よりも長い期間の投与や，ヒトで想定される血中濃度よりも高い濃度においても安全性を確保できること

を，動物や細胞を用いた"非臨床試験"により実証し，臨床試験を安全に実施できうることの論拠とする．
3) 非臨床試験では GLP (Good Laboratory Practice)，臨床試験では GCP (Good Clinical Practice) と称される，"結果の信頼性を確保するための基準"を遵守する必要がある．

開発段階は，創薬化学者が直接関与しないステップであり，本書では章として説明していないため，本節で非臨床試験と臨床試験について概説する．

2・3・1 非臨床試験

開発段階で実施される**非臨床試験**は，目的に応じて，**薬理学的試験，薬物動態試験，安全性試験**に分類される（表 2・1）．詳細は割愛するが，基本的にはすべて非臨床における有効性と安全性を検証するための試験である．創薬研究段階においても，開発候補化合物を選ぶ過程で類似の試験が実施されるが，開発段階において，臨床試験を安全に実施できる論拠として活用できるのは，GLP の遵守下で実施された"非臨床試験"の結果のみである．

表 2・1 代表的な非臨床試験の種類と目的

分 類	試 験	目 的
薬理学的試験	薬効薬理試験 安全性薬理試験	有効性の検証 安全性の検証
薬物動態試験		有効性・安全性の検証 (血中濃度を基準とした解釈)
安全性試験(毒性試験)		安全性の検証

2・3・2 臨 床 試 験

臨床試験は，目的に応じて第Ⅰ相試験，第Ⅱ相試験，第Ⅲ相試験に分類される（表 2・2）．

表 2・2 臨床試験の種類と目的

	対 象	規 模	目 的
第Ⅰ相試験	健康成人	少人数	安全性の検証
第Ⅱ相試験	患 者	少人数	有効性の検証
第Ⅲ相試験	患 者	大人数	有効性・安全性などの検証 →新薬として上市に値するかの検証

第Ⅰ相試験はヒトでの安全性の評価であり,少人数の健康成人を対象に行う.非臨床試験での薬理学的試験や毒性試験の結果から,ヒトにおいて安全性を確保できる投与量を推定し,有効性を期待できる投与量より低いところから投与量を漸増して所見を観察し,ヒトで許容できる投与量や血中濃度の範囲を設定する.並行して投与量と血中濃度の関係を把握し,ヒトにおける薬物動態の評価を行う.

第Ⅱ相試験は,ヒトでの有効性の評価であり,少人数の患者を対象に行う.第Ⅰ相試験で設定された投与量や血中濃度の範囲で,有効性が認められるかどうかを検証する.臨床試験の成否に大きく影響する重要な試験となる.

第Ⅲ相試験は,大人数の患者で有効性を評価する.すなわち,多様な背景(複数の疾患や多剤の併用など)を有する患者への投与や,長期間投与でも安全性を確保

コラム1

治験の実施体制

医薬品の承認を目指した臨床試験は**治験**とよばれる.ここでは,その実施体制について述べる(図2・3).

治験依頼者(製薬企業)は,治験計画のPMDAへの事前届出,実施者である医療機関への依頼や治験薬の供給,治験がGCPや各種ガイドラインに則り適切に実施されているかの継続的な調査(モニタリング)を行う.

また医療機関は,治験責任医師を定め,独立した**治験審査委員会(IRB)**による患者の人権や安全性が守られるかの事前の審査・承認を経たのち,十分な説明を受け同意が得られた被験者のみを治験に参加させる(インフォームド・コンセント).

近年,治験依頼者に代わり医師自らが治験を実施する"医師主導治験"の数も増加している(§8・1・1参照).

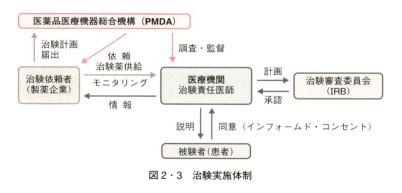

図2・3 治験実施体制

できること,先行して販売されている医薬品と比較して治療効果や治療満足度が優れていることなどを検証する試験であり,開発候補化合物が新薬として上市に値するかどうかを判断するための最終的な試験となる.

2・4 承認申請・審査

必要な非臨床試験と臨床試験を終了し,ヒトにおける開発候補化合物の有効性と安全性が確認されると,医薬品製造販売業者(製薬企業など)は,医薬品としての製造販売の承認申請を行うことができる.日本の場合,**医薬品医療機器総合機構**(**PMDA**, Pharmaceuticals and Medical Devices Agency)が内外の専門家や有識者を交えながら承認審査を実施し,厚生労働大臣が最終承認を行う(図2・4).

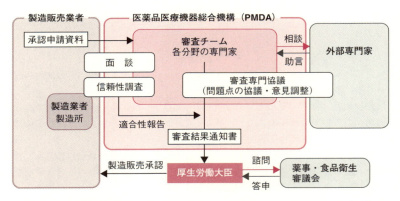

図2・4 新薬承認審査のプロセス [出典: PMDAのホームページより改変]

その後,厚生労働省による薬価の算定が行われ,医薬品として上市・販売され,医療現場へと届けられる.

第3章　創薬の標的分子

　医薬品とは，さまざまな生体内因子の働きを制御することで病態を改善する化合物のことである．しかし，特定の化合物によって病因となる生体内分子を制御できたとしても，それが医薬品として有用であるとは限らない．生体内では一つのタンパク質が複数の機能制御に利用されている場合もあり，そのようなタンパク質に化合物を作用させると思わぬ副作用をまねくことがある．また，複数のタンパク質が一つの機能制御に相補的に働いている場合もあり，タンパク質を制御しても目的とする薬効を得られないこともある．一つの標的分子を制御することで安全に病態を改善することは必ずしも容易ではない．

　ここで創薬研究における"標的分子"を，疾患に関わりのある生体内因子（タンパク質や核酸など）のうち，化合物による制御が可能であり，かつその制御により疾患を治癒もしくは症状を改善しうるものと定義すると，安全性が担保され医薬品として開発しうる化合物の標的分子の種類はそれほど多くない．また，標的分子に作用する化合物を低分子化合物に限るとさらに種類は少なくなる．これまでに上市された低分子医薬品における標的分子の大半は，**酵素，受容体，イオンチャネル，トランスポーター**に分類される．近年では，技術の進歩に伴いタンパク質-タンパク質相互作用（PPI, protein-protein interaction）のような従来低分子化合物では制御することが難しいとされてきた生体内因子も低分子創薬の標的として認識されつつある．

　これらの標的分子は生体内において異なる役割を担っており，構造的な特徴も違う．そのため創薬研究を行うときに考慮すべき点も異なってくる．本章ではそれぞれの標的分子について系統的に特徴を紹介するとともに，創薬化学者の視点で創薬研究を進めるために必要な知識，注意点などについて説明する．

3・1　酵　　素

　酵素は生体内で起こる種々の重要な反応過程に関与する触媒であり，生命活動に欠かすことのできないタンパク質である．酵素活性の制御を作用機序とする医薬品は多数知られている．たとえば，細菌を死滅させる**抗菌薬**として，細菌に特有な酵素を標的分子としたペニシリン系抗生物質などの酵素阻害剤が古くから研究されて

きた。現在でも，プロテインキナーゼの阻害薬が抗がん剤や関節リウマチの治療薬として研究されているほか，さまざまな酵素を標的分子とした創薬研究が行われている．酵素を標的分子とする創薬研究を行うにあたって，酵素の性質（§3・1・1，§3・1・2），反応速度解析（§3・1・3），および反応様式（§3・1・4，§3・1・5）を理解することはきわめて重要である．

3・1・1 酵素の構造と性質

酵素には，酵素単体で活性をもつものもあるが，多くは**補因子**（**補酵素**および**補欠分子族**）が酵素本体（**アポ酵素**）に結合することで酵素活性をもつ．このように，アポ酵素と補因子が結合し活性化した酵素を**ホロ酵素**とよぶ．生体内でホロ酵素の活性中心に特定の**基質**が結合することで反応が進行し，基質は別の物質に変換される．酵素活性を制御する方法としては，化合物による酵素と基質の結合阻害や，アポ酵素と補酵素の結合阻害などがあげられる．

補酵素の代表的なものは**ビタミン類**（ビタミン B_1, B_2, B_{12}, ビタミンCなど）や**NAD^+**（ニコチンアミドアデニンジヌクレオチドの酸化型）などが，補欠分子族としてはシトクロムP450の活性中心にある**ヘム鉄**などがあげられる．図3・1に補酵素 NAD^+ を有するアルコール脱水素酵素（アルコールデヒドロゲナーゼ），およびヘム鉄を補欠分子族とするシトクロムP450の一種であるCYP3A4を示す．

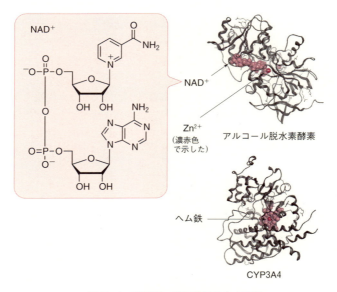

図3・1　補酵素・補欠分子をもつ酵素

また過度の生体内反応を防ぐメカニズムとして，通常は不活性型として存在する酵素前駆体を必要に応じて活性化する機構も存在する．たとえば，タンパク質分解酵素の一つであり，血栓を溶かす作用をもつ**プラスミン**は，酵素前駆体である**プラスミノーゲン**として血液中に存在し，プラスミノーゲン活性化因子によりペプチド結合を切断されると活性化する．脳梗塞は，脳血管が血栓により閉塞されることで血流が途絶え，脳組織が壊死する疾患であり，発症後早期に血栓を溶解する必要がある．そこで超急性期（発症後 4.5 時間以内）ではプラスミノーゲン活性化因子と同様の性質をもつ rt-PA（recombinant tissue-plasminogen activator：組換え組織プラスミノーゲン活性化因子）製剤を投与することで強制的にプラスミンを増加させ，血栓を溶解する治療が施される（図 3・2）．

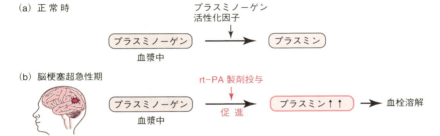

図 3・2　脳梗塞急性期の rt-PA 製剤による血栓溶解療法

3・1・2　酵素の系統的分類と関連薬

酵素は**反応形式**によって 6 群に分類され，さらに**基質特異性**や発見順序をもとに固有の **EC 番号**（enzyme commission numbers）が割り当てられる（表 3・1）．酵素の名称としては系統的分類を示す EC 番号以外にも系統名や常用名などが使用される．たとえば EC1.1.1.1 は，系統名ではアルコール：NAD^+ オキシドレダクターゼ，常用名ではアルコールデヒドロゲナーゼとよばれる．

表 3・1　酵素の分類と代表的な酵素

酵素の分類	酵素番号	代表的な酵素
a. 酸化還元酵素	EC 1.X.X.X	シトクロム P450（CYP），脱水素酵素（デヒドロゲナーゼ）
b. 転移酵素	EC 2.X.X.X	プロテインキナーゼ，アシル基転移酵素
c. 加水分解酵素	EC 3.X.X.X	リパーゼ，アミラーゼ，ペプチダーゼ
d. 付加脱離酵素	EC 4.X.X.X	脱炭酸酵素（デカルボキシラーゼ），アデニル酸シクラーゼ
e. 異性化酵素	EC 5.X.X.X	ラセマーゼ，DNA トポイソメラーゼ
f. リガーゼ	EC 6.X.X.X	DNA リガーゼ，アミノアシル tRNA 合成酵素

a. 酸化還元酵素 酸化還元に関与する酵素であり，アルデヒド脱水素酵素（ALDH）や薬物代謝に関わるシトクロム P450（CYP）がよく知られている．

関連薬 ALDH 阻害薬の**シアナミド**はエタノールの代謝産物であるアセトアルデヒドの酢酸への酸化を抑制し，少量のアルコール摂取により悪心をひき起こす．この作用により，慢性アルコール中毒患者の抗酒薬として用いられている（図 3・3）．CYP については第 5 章で創薬研究における重要性を詳しく説明する．

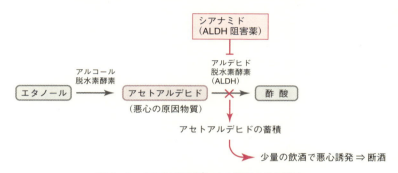

図 3・3　ALDH 阻害薬による断酒の作用機序

b. 転移酵素 トランスフェラーゼともよばれ，基質から別の基質へ転移基を移動させる酵素である．たとえばプロテインキナーゼは ATP からタンパク質のセリン・トレオニンやチロシンにリン酸を転移させる酵素である．リン酸化の有無はタンパク質の活性のオン・オフ機構の一つであり，薬剤でリン酸化を阻害することで活性を制御できる．

プロテインキナーゼの一種である**ヤヌスキナーゼ（JAK）**は，サイトカイン受容体に共役しており，シグナル伝達において JAK の自己リン酸化とひきつづき起こ

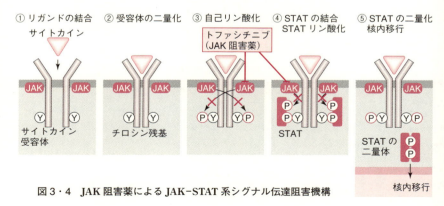

図 3・4　JAK 阻害薬による JAK−STAT 系シグナル伝達阻害機構

る **STAT**（シグナル伝達および転写活性化因子：signal transducer and activator of transcription）のリン酸化に関与している．

関連薬 JAK 阻害薬の**トファシチニブ**はそのリン酸化を抑制することで炎症性サイトカインによる細胞内シグナル伝達を抑制する（図 3・4）．

c. 加水分解酵素　生体内で加水分解を触媒する酵素であり，代表的なものとしては，食物の分解酵素であるリパーゼやアミラーゼ，ペプチダーゼなどがあげられる．

ジペプチジルペプチダーゼ Ⅳ（**DPP-4**）は，インスリンの分泌を促進する消化管ホルモンである活性型インクレチン（GLP-1 および GIP）を分解し不活性型にする作用をもつ．

関連薬 DPP-4 阻害薬の**シタグリプチン**は DPP-4 による加水分解を抑制して活性型 GLP-1 の量を増やすことでインスリンの分泌を増加させ高血糖を是正する（図 3・5）．

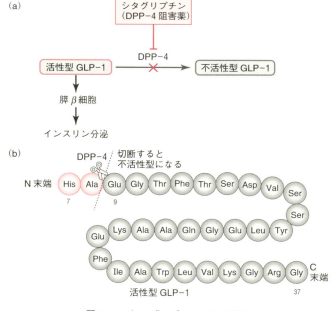

図 3・5　シタグリプチンの作用機序

d. 付加脱離酵素　リアーゼともよぶ．代表的な酵素にはアデニル酸シクラーゼや脱炭酸酵素がある．**アデニル酸シクラーゼ**は ATP を cAMP とピロリン酸

へと変換する酵素であり，GPCR によって活性化される G タンパク質（$G_{\alpha s}$，$G_{\alpha i/o}$）によってその活性が制御されている（§3・2・1 参照）．

[関連薬] 脱炭酸酵素の働きを利用した薬剤の一例として**レボドパ**があげられる（図3・6）．レボドパは脳内のドーパミンが減少することで運動機能障害を起こすパーキンソン病の治療薬である．レボドパはドーパミンの前駆体 L-ドーパであり，ドーパ脱炭酸酵素の働きによりドーパミンへと変換される．しかし，体内には脳以外にもドーパ脱炭酸酵素が存在するため単剤での投与では脳内ドーパミン濃度を十分に上げることができない．そこで脳移行性のない脱炭酸酵素阻害薬であるカルビドパとレボドパの配合剤が治療薬として用いられている．さらなるドーパミン濃度上昇のため，レボドパの代謝経路であるカテコール *O*-メチル基転移酵素（COMT）の阻害薬であるエンタカポンを併用することもある．ドーパミンを直接投与しない

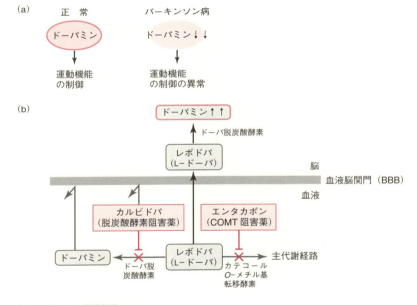

図3・6　付加脱離酵素の制御を利用したパーキンソン病治療薬の作用機構

のは，ドーパミンが血液脳関門（BBB: blood-brain barrier）を通過できないためである（図3・6）．

e. 異性化酵素　アミノ酸などの不斉中心を異性化させるアミノ酸ラセマーゼや，DNAの転写，複製に関わるDNAトポイソメラーゼなどが含まれている．

DNAの複製にはDNAの一時的なねじれ解消や切断，再結合が必要であり，それを**DNAトポイソメラーゼ**が担っている．**DNAジャイレース**は細菌におけるトポイソメラーゼⅡ型の一種であり，ヒトには存在しないことからその阻害によってヒトに影響を与えず選択的に殺菌できる．

関連薬　DNAジャイレース阻害薬であるキノロン系抗菌薬はDNAジャイレースによって切断された二本鎖DNAの切断部位に入り込むことで，DNAの再結合を阻害し複製を阻害する（図3・7）．

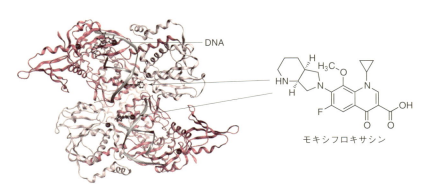

図3・7　DNAジャイレース，DNAとキノロン系抗菌薬（モキシフロキサシン）の複合体

f. リガーゼ　シンテターゼともよばれ，ATPやGTPなどの高エネルギー化合物の加水分解を伴う（つまり活性にATPやGTPを必要とする）合成酵素である．DNAの複製や修復に関与するDNAリガーゼや，ユビキチンリガーゼなどが含まれる．

関連薬　ユビキチン-プロテアソーム系は細胞内で不必要となったタンパク質の分解機構である．複数の酵素の連続反応による基質のユビキチン化とプロテアソームによる分解からなり，ユビキチンリガーゼ（E3）はユビキチン活性化酵素（E1），ユビキチン結合酵素（E2）により活性化されたユビキチンをATP依存的に標的タンパク質に結合させる役割をもつ（図3・8）．ユビキチンリガーゼには，化合物が

作用することによって分解されるタンパク質の種類が変わる性質があり，その性質を利用した抗がん剤の研究が行われている．

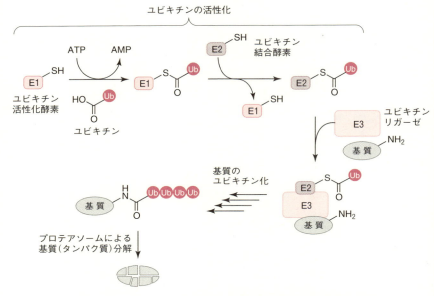

図3・8 ユビキチン-プロテアソーム系によるタンパク質分解機構

3・1・3 酵素反応速度

酵素反応では，**酵素**と**基質**が複合体を形成し，**生成物**が生成する．酵素と基質の結合と解離が瞬時に起こり，生成物の生成速度（酵素反応速度）が酵素-基質複合体の濃度に比例すると仮定すると（図3・9a），酵素反応速度（v）は基質濃度（S）を用いて（3・1）式で記述できる（ミカエリス・メンテン式）．

$$v = \frac{V_{\max} \times S}{K_\mathrm{m} + S} \tag{3・1}$$

K_m は酵素と基質の解離定数（ミカエリス・メンテン定数），すなわち基質の酵素への親和性の指標（K_m が小さいほど親和性が高い）であり，**最大反応速度**（$V_{\max}$）の半分に到達する濃度に等しい．K_m と $V_{\max}$ は，複数点の基質濃度と反応速度をプロットすることで実験的に算出可能な値である（図3・9b）．

また，ミカエリス・メンテン式の逆数をとると，（3・2）式が得られる（**ライン

ウィーバー・バーク式).縦軸を $1/v$,横軸を $1/S$ としてプロットしたグラフは(ラインウィーバー・バークプロット,図 3・9c),阻害様式の異なる阻害剤を加えたときに特徴的に変化し,阻害様式を視覚的に捉えやすいことから汎用されている.

$$\frac{1}{v} = \frac{K_m}{V_{max}} \times \frac{1}{S} + \frac{1}{V_{max}} \tag{3・2}$$

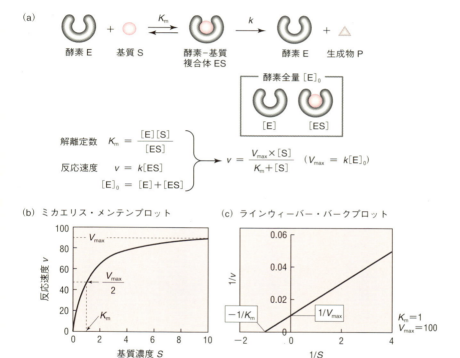

図 3・9 基質濃度と酵素反応速度の関係

3・1・4 酵素反応の阻害様式(1):可逆阻害

酵素阻害は,酵素と阻害剤の結合が平衡状態にある**可逆阻害**と,酵素と阻害剤が共有結合や強い非共有結合を形成して実質的な酵素の失活を伴う**不可逆阻害**に分けられる.

可逆阻害は,阻害剤の結合様式によって**競合阻害**(competitive inhibition),**非競

合阻害 (non-competitive inhibition), **不競合阻害** (uncompetitive inhibition) の三つに分類され，それぞれ特徴的な K_m と V_{max} の変動を示す．阻害剤の酵素への親和性の指標は，酵素と阻害剤の解離定数 (K_i) であるが，酵素反応速度を V_{max} の半分に低下させる濃度 (IC_{50}) とは必ずしも等しくないので注意が必要である．

コラム2

IC_{50} を指標とした酵素阻害能評価の注意点

実際の酵素阻害剤のスクリーニングでは，酵素への親和性 (K_i) ではなく，酵素反応への阻害能 (IC_{50}: 阻害剤が酵素の反応速度を最大反応速度の半分に低下させる濃度) を指標に化合物間の比較を行う．化合物が酵素に結合した結果としての酵素機能の変動が，疾患の治療や症状改善に重要なためである．その際，K_i が等しい阻害剤であっても，酵素阻害様式や基質濃度に依存して IC_{50} が変動することに注意する必要がある．たとえば図3・10 に示すように同じ $K_i = 1\,\mu M$ の阻害剤を比べた場合，*in vitro* スクリーニングで用いる基質濃度が K_m より 100 倍高い場合には，非競合阻害剤や不競合阻害剤では IC_{50} も $1\,\mu M$ となるのに対し，競合阻害剤では IC_{50} が $100\,\mu M$ となり，低活性と判断される可能性がある．

in vitro スクリーニングで算出される IC_{50} は化合物選択の有用な指標であるが，実験上の制約により，K_m と乖離した基質濃度を用いざるを得ない場合がある．実験に使用した基質の K_m や化合物の酵素阻害様式を明らかにしながら化合物選択の妥当性を検証することが必要である．

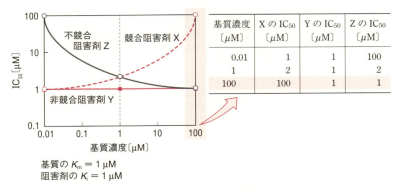

図3・10　IC_{50} と K_i との乖離

a. 競合阻害　阻害剤が基質結合部位に結合することで酵素反応を阻害することを**競合阻害**という．基質 (S) と酵素-基質複合体 (ES), 阻害剤 (I) と酵素-阻害剤複合体 (EI) がそれぞれ平衡状態にあり，阻害剤を添加することにより酵素-阻害剤複合体に平衡がずれて酵素反応速度が低下する（図3・11）．

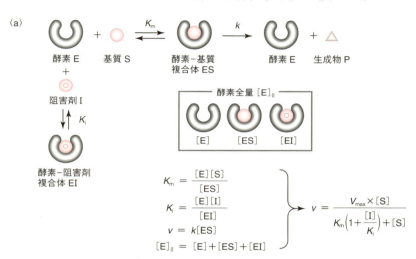

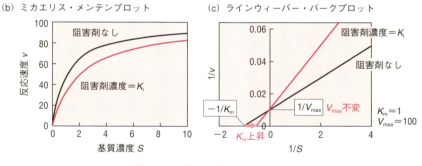

図3・11　競合阻害のメカニズム

酵素反応速度は (3・3) 式で記述でき，阻害剤濃度を [I] とすると，阻害剤非添加時と比較し K_m が $1+\frac{[I]}{K_i}$ 倍増加するように見える．

$$v = \frac{V_{max} \times [S]}{K_m \times \left(1 + \dfrac{[I]}{K_i}\right) + [S]} \tag{3・3}$$

基質濃度が K_m に比べて高いほど阻害されにくく（図3・12），IC_{50} は（3・3）式で $v = \frac{V_{max}}{2}$ を満たすときの [I] であり，（3・4）式で記述できる．

$$IC_{50} = K_i \times \left(1 + \frac{[S]}{K_m}\right) \quad (3\cdot4)$$

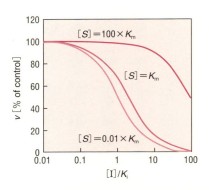

図3・12　酵素阻害に基質濃度が与える影響（競合阻害）

競合阻害の場合，基本的に阻害剤は基質と同じ結合部位に結合するため，基質の構造をもとにした合成展開や酵素のX線結晶構造解析（酵素に阻害剤が入った状態で結晶化する共結晶解析など）を利用した合成展開も多く行われている．また，阻害剤が酵素-基質複合体には結合せず，酵素単体の基質結合部位とは違った位置（アロステリック部位）に結合することで基質と酵素（単体）の結合を阻害する場合においても同様の式が成り立つ．

b. 非競合阻害　阻害剤が酵素単体（E）にも酵素-基質複合体（ES）にも等しい解離定数でアロステリック部位に結合し，基質と阻害剤が互いに酵素との親和力にまったく影響を及ぼさないような阻害様式を非競合阻害という．阻害剤を加えることで，酵素-阻害剤複合体（EI）と酵素-基質-阻害剤複合体（ESI）の濃度が上がるが，酵素-基質-阻害剤複合体から直接酵素反応の生成物（P）が生成しないことで阻害効果が現れる（図3・13）．酵素反応速度は（3・5）式で記述でき，阻害剤濃度を [I] とすると，阻害剤非添加時と比較し V_{max} が $1 + \frac{[I]}{K_i}$ 倍低下するように見える．

$$v = \frac{\left\{V_{max} / \left(1 + \frac{[I]}{K_i}\right)\right\} \times [S]}{K_m \times [S]} \quad (3\cdot5)$$

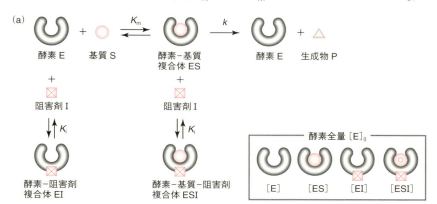

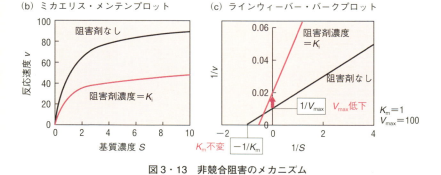

図3・13 非競合阻害のメカニズム

阻害能は基質濃度に影響されず（図3・14），IC_{50} は（3・6）式のとおりつねに K_i に等しい．

$$IC_{50} = K_i \tag{3・6}$$

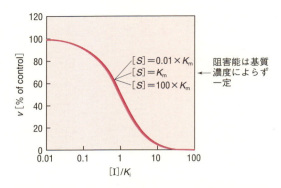

図3・14 酵素阻害に基質濃度が与える影響（非競合阻害）

ただし，非競合阻害では基質と阻害剤が互いに酵素との結合に影響を及ぼさないことを前提として計算式を導いているが，実際は基質や阻害剤が酵素と結合することで酵素本体の構造が変化し，結合解離定数が酵素単体（E）と基質もしくは阻害剤との複合体（ESもしくはEI）に対するものとで変わることがある．このような場合を**混合型阻害**（mixed non-competitive inhibition）とよび，ラインウィーバー・バークプロットでの挙動が変わることもあるため注意が必要である．

c. 不競合阻害 阻害剤が酵素−基質複合体（ES）にのみ結合し，生成物が直接できない基質−酵素−阻害剤複合体を形成することで酵素反応を阻害する場合をいう（図3・15）．酵素−基質複合体にのみ結合するため阻害剤は必ずアロステリック部位に結合する．酵素反応速度は（3・7）式で記述でき，阻害剤濃度を[I]とすると，阻害剤非添加時と比較しK_mもV_{max}も$1+\frac{[I]}{K_i}$倍低下するように見える．

$$v = \frac{\left\{V_{max}/\left(1+\frac{[I]}{K_i}\right)\right\} \times [S]}{\left\{K_m/\left(1+\frac{[I]}{K_i}\right)\right\} + [S]} \tag{3・7}$$

基質濃度がK_mに比べて低いほど阻害されにくく（図3・16），IC_{50}は（3・8）式で記述できる．

$$IC_{50} = K_i \times \left(1+\frac{K_m}{[S]}\right) \tag{3・8}$$

3・1 酵　　素

(a)

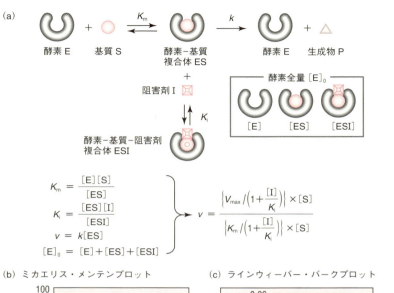

$$K_m = \frac{[E][S]}{[ES]}$$

$$K_i = \frac{[ES][I]}{[ESI]}$$

$$v = k[ES]$$

$$[E]_0 = [E]+[ES]+[ESI]$$

$$v = \frac{\{V_{max}/(1+\frac{[I]}{K_i})\} \times [S]}{\{K_m/(1+\frac{[I]}{K_i})\} \times [S]}$$

(b) ミカエリス・メンテンプロット　　(c) ラインウィーバー・バークプロット

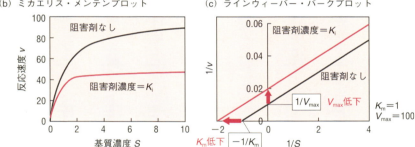

図3・15　不競合阻害のメカニズム

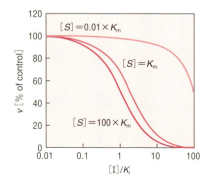

図3・16　酵素阻害に基質濃度が
与える影響（不競合阻害）

コラム3　プロテインキナーゼを標的分子とする創薬研究

リン酸基転移酵素であるプロテインキナーゼ（キナーゼ）はタンパク質のリン酸化を行うことでその機能を制御する働きをもつ酵素である．ヒトにおいてキナーゼは約500種類が知られており，医薬品の標的分子として多くの研究が行われている．たとえば，JAK（Janus kinase，ヤヌスキナーゼ）阻害薬は自己免疫疾患の治療薬として，ALK（anaplastic lymphoma kinase，未分化リンパ腫キナーゼ）阻害薬は抗がん剤としてすでに臨床で用いられている．

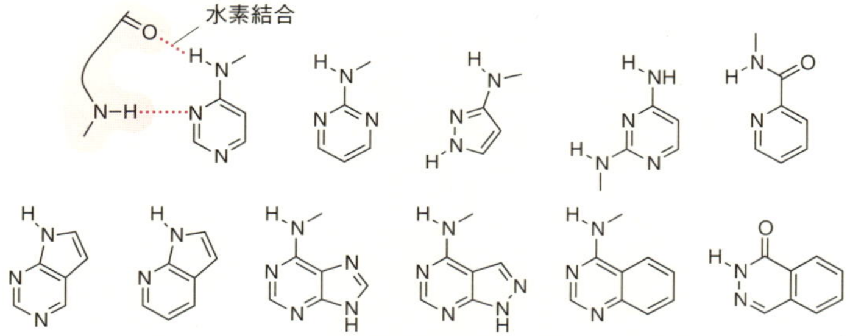

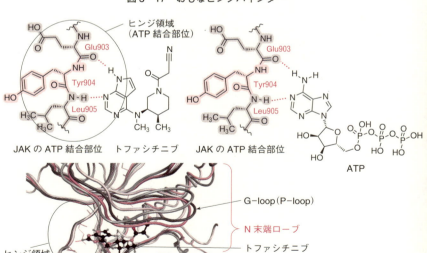

図3・17　おもなヒンジバインダー

図3・18　JAK阻害剤の結合状態とJAK類縁キナーゼの構造的類似性

キナーゼはATPのリン酸を基質へ転移させるという共通の働きがある．それゆえに酵素のキナーゼドメインには共通してATP結合領域とその付近に基質結合領域がある．キナーゼドメインの構造は可動な二つのローブがつながった形であり，その間にあるヒンジ領域にATP結合領域と基質結合領域がある．また，キナーゼドメインには活性構造（ON状態）と不活性構造（OFF状態）があり，そのON，OFFはキナーゼのリン酸化により制御されている．

　キナーゼの阻害剤を得るための戦略としては，① 活性構造において阻害剤がATP結合領域に結合することでATPを競合的に阻害する方法と，② 阻害剤が不活性構造を維持するように結合することでその後のシグナル伝達を抑制する方法が考えられる．キナーゼの基質は共通してATPであるためATP結合領域の構造にも共通点が多く，そこに結合する共通の構造（ヒンジバインダーとよぶ．図3・17）が古くから知られていることから，これまで①の戦略が多くとられてきた．§3・1・2 bで説明したトファシチニブもATP結合領域に結合し阻害する化合物であり，JAK1-3およびTyk2はタンパク質の三次元構造が類似しているため，トファシチニブはいずれのJAKファミリーに対しても阻害活性をもつことが知られている（図3・18）．

　多くのキナーゼが創薬標的になる一方，生命活動に必須のキナーゼ（阻害してはならないキナーゼ）も多く存在する．それゆえキナーゼを標的とする創薬では，他のキナーゼへの選択性が重要な課題となる．JAKにおける創薬戦略のようにATP結合領域のようなキナーゼの共通構造を阻害剤の標的にすると，キナーゼの選択性が課題になり難度が増大することが多い．そのため，近年ではイマチニブ（Bcr-Ablチロシンキナーゼ阻害剤）のようにA-loop（activation loop）を不活性構造にキープする阻害様式で選択性を向上させる例もみられる（図3・19）．②の戦略である．

　また，ヒンジバインダーをもたずアロステリック部位へ結合する阻害剤を探索する創薬戦略をとることで，キナーゼ選択性に関する課題を回避する試みもある．

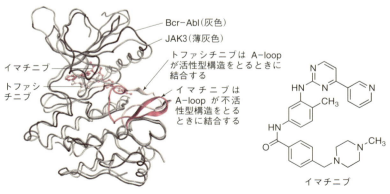

図3・19　イマチニブとトファシチニブの阻害におけるA-loopの構造の違い

3・1・5 酵素反応の阻害様式(2): 不可逆阻害

　阻害剤が基質結合部位やアロステリック部位に共有結合または強い非共有結合を形成することで酵素活性を失活させることを**不可逆阻害**という．不可逆阻害をする薬剤としては，ホスホマイシンや，ペニシリン，セファロスポリンなどの抗菌薬があげられる．いずれも細菌の細胞壁の主要成分であるペプチドグリカンの合成を阻害するもので，ホスホマイシンは MurA ともよばれる UDP-N-アセチルグルコサミンエノールピルビン酸トランスフェラーゼの阻害剤である．ホスホマイシンは基質であるホスホエノールピルビン酸の類縁体であり，基質結合部位付近にあるシステイン残基に共有結合を形成することで阻害する（図 3・20 a）．

　ペニシリン，セファロスポリンなどの β-ラクタム系抗菌薬も同様にペプチドグリカン合成酵素の阻害剤であり，基質である D-Ala-D-Ala に似せた構造である（図 3・20 b）．

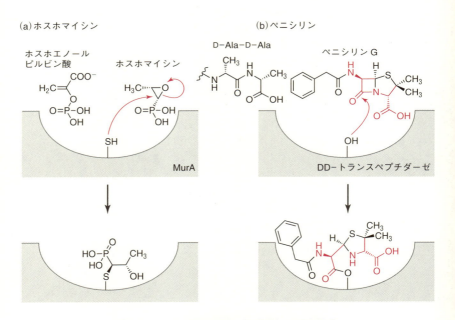

図 3・20　不可逆的阻害剤（抗菌薬）の阻害様式

3・2 受 容 体

受容体とは,特異的な生理活性物質(内因性リガンド)と結合することで各種シグナルを伝達するタンパク質である.多くの病態は何かしらのシグナル伝達の異常を伴っており,その異常を制御することは病態改善のための有用な戦略の一つである.しかし,生体内におけるシグナル伝達は複数のタンパク質を介した複雑な機構で制御されていることが多く,また病態におけるシグナル伝達の異常は増加方向にも減少方向にも起こりうる.そのため,標的とすべき受容体や作用機序(アゴニストかアンタゴニストかなど)を選定する場合は注意が必要である.ここでは受容体の分類と受容体への作用機序について述べる.

3・2・1 受容体の分類

受容体は存在している場所と構造によって以下の4種類に分類できる(表3・2).**細胞膜**はおもに脂質二重層でできており,極性化合物やイオンなどの水溶性物質は透過することができない.細胞膜上にある受容体は,極性の高いリガンドの細胞内への情報伝達や,生命の維持に必要なイオンを透過させ恒常性を保つ役割を担っている.

表3・2 受容体の分類

発現部位	受容体の種類
細胞膜上	a. Gタンパク質共役型受容体 b. イオンチャネル結合型受容体 c. チロシンキナーゼ型受容体
細胞内(核内)	d. 細胞内受容体(核内受容体)

a. Gタンパク質共役型受容体(GPCR)　GPCRは主要な創薬標的の一つであり,2016年の時点で承認を受けた医薬品の約4割に関わっている.7回膜貫通型受容体ともよばれ,7本のαヘリックス構造が膜を貫通し,それらが細胞内ループ,細胞外ループでつながれた特徴的な構造をもっている.GPCRはアミノ酸の配列や特徴に基づいて,ロドプシン様受容体(クラスA),セクレチン様受容体(クラスB),代謝型グルタミン酸受容体(クラスC)などのクラスに分類されている.

GPCRのX線結晶構造解析は,その柔軟な構造や発現量の低さからあまり進んではいないが,最初に解明されたウシロドプシンのタンパク質構造をもとに,同じクラスの受容体の構造を推定し,医薬品開発に利用されている例もある.GPCRのN末端は細胞外に,C末端は細胞内に位置しており,C末端側には三量体Gタンパク質(G_α, G_β, G_γ)が結合している.Gタンパク質は受容体が不活性なとき

には三量体 $G_{\alpha\beta\gamma}$ として存在しており，G_α には GDP が結合している．受容体にリガンドが結合すると G_α は GDP を切り離し GTP と結合するとともに $G_{\beta\gamma}$ と分離し，それぞれシグナル伝達を行う．その後 G_α に結合した GTP は自身の GTP アーゼによって GDP へと変換することで不活性化し，$G_{\beta\gamma}$ と再結合することでもとの受容体が再生する（図3・21）．

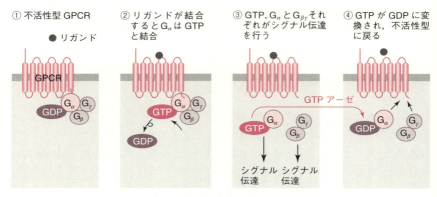

図3・21　GPCRのシグナル伝達の模式図

G_α は機能，特徴により以下のように主要な四つのサブタイプ（$G_{\alpha s}$, $G_{\alpha i/o}$, $G_{\alpha q}$, $G_{\alpha 12/13}$）と，感覚器に特異的に発現する三つのサブタイプに分類できる（表3・3, 図3・22）．

$G_{\beta\gamma}$ は G_α を不活性状態に保つことがおもな役割と考えられるが，$G_{\alpha i/o}$ と共役する受容体においては Ca^{2+} イオンチャネルの開口抑制や K^+ イオンチャネルの開口促進など，重要なシグナル伝達物質として働く場合もある．

表3・3　Gタンパク質の種類

G_α	おもな機能，特徴
$G_{\alpha s}$	アデニル酸シクラーゼを活性化し細胞内の cAMP を増加させる．
$G_{\alpha i/o}$	アデニル酸シクラーゼの活性を抑制し cAMP を減少させる．
$G_{\alpha q}$	ホスホリパーゼCを刺激し，ジアシルグリセロール，イノシトール三リン酸を生成し PKC の活性化と Ca^{2+} 濃度を上昇させる．
$G_{\alpha 12/13}$	細胞骨格や細胞間結合に関する過程を調節する．
$G_{\alpha olf}$	嗅覚受容体と結合． アデニル酸シクラーゼを活性化し細胞内の cAMP を増加させる．
$G_{\alpha t}$	網膜のロドプシンと結合． ホスホジエステラーゼを活性化し，cGMP の濃度を減少させる．
$G_{\alpha gust}$	味覚受容体と結合． ホスホジエステラーゼを活性化する．

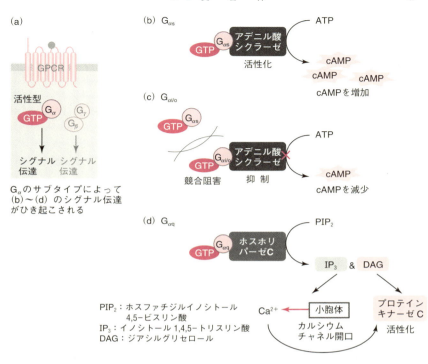

図3・22 Gタンパク質別のシグナル伝達経路

b. イオンチャネル結合型受容体　3〜6回膜貫通領域をもつタンパク質が複数個環状に会合した構造をもち,中央にイオンを透過させるチャネルを形成している.リガンドが結合するとチャネルが開き,特定のイオンを細胞内に流入させる(図3・23)(§3・3・2参照).

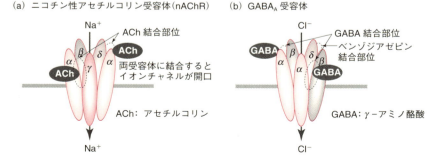

図3・23 イオンチャネル結合型受容体

心筋細胞や神経細胞は静止状態において，おもにK^+漏洩チャネルによるK^+の放出により-70 mV～-90 mV程度の分極状態にあり（図3・24a），そこから陽イオンの流入により脱分極（膜電位がプラス方向に変化）することで発火が起こり，情報伝達を行っている．ニコチン性アセチルコリン受容体やイオンチャネル型グルタミン酸受容体，P2X受容体などによるNa^+やCa^{2+}といった陽イオンの細胞内流入においては脱分極性の興奮作用が，$GABA_A$受容体によるCl^-の細胞内流入においては過分極性の抑制作用が起こる（図3・24b, c）．

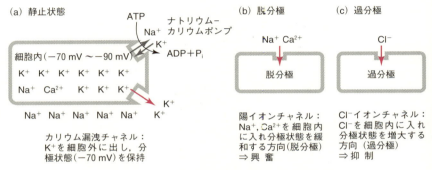

図3・24　イオンチャネル結合型受容体による細胞内外の分極状態の調節

c. チロシンキナーゼ型受容体　1回膜貫通型の受容体であり，細胞膜外にリガンド結合部位をもつ．細胞質側にはチロシンキナーゼドメインを内蔵しているかキナーゼと共役している．受容体にリガンドが結合すると二量化して活性化し，その状態で互いのチロシン残基をリン酸化する．そこに細胞内シグナルタンパク質が結合することでさまざまな応答を起こす．

受容体自体の細胞質領域にキナーゼドメインを内蔵している酵素内蔵型受容体としては，インスリン受容体や上皮成長因子（EGF）受容体，血管内皮細胞増殖因子（VEGF）受容体，肝細胞増殖因子（HGF）受容体などの各種増殖因子受容体がある．受容体自体にはキナーゼドメインをもたず，非受容体型のチロシンキナーゼが共役した酵素共役型受容体としては，インターロイキンなどのサイトカイン受容体（図3・4）が知られている．

d. 細胞内受容体（核内受容体）　前述の**a**〜**c**は細胞膜上に存在しているのに対し，細胞内受容体は細胞内に存在する．細胞質に存在している**細胞質受容体**と核内に存在している**核内受容体**があり，細胞質受容体はリガンドと結合したのちに核内に移動する．いずれの細胞内受容体もリガンドとの複合体が核内でDNAに結合し転写調節因子として働く．

細胞内受容体（核内受容体）の構造には高い相同性がある（図3・25）．N末端からAF-1という転写活性化領域，二つのZnフィンガーをもつDNA結合領域，ヒンジ領域，リガンド結合領域，AF-2とよばれる活性化部位の順に並んでおり，特にDNA結合領域は相同性が高い．受容体が細胞内にあるため，細胞膜を通りやすいホルモンやビタミンのなかでも脂溶性の高い物質がリガンドであることも特徴としてあげられる．

AF-1	DNA結合領域	ヒンジ領域	リガンド結合領域	AF-2
・リガンド非依存的転写活性化領域	・DNAと結合 ・二つのZnフィンガー ・他の核内受容体と高い相同性	・柔軟性があり，構造を規定する	・ホルモンなどのリガンドが結合することで二量体化に寄与 ・AF-2領域を活性化する	・リガンド依存的転写活性化領域 ・リガンド非結合時，AF-1領域の転写活性を抑制

図3・25　核内受容体の共通構造

細胞質にある受容体は通常は別のタンパク質と結合して転写抑制状態にあるが，リガンドと結合するともともと結合していたタンパク質とは解離しホモもしくはヘテロの二量体を形成後，核内に移行して転写因子として働く．たとえば，図3・26に示す肝X受容体（LXR）はリガンドが結合すると，同じく核内受容体のレチノイドX受容体（RXR）とヘテロ二量体を形成しDNAの転写活性化因子として働く．また，甲状腺ホルモン受容体のように初めから核内にある受容体では，リガンド非結合時には共役転写抑制因子（コリプレッサー）が結合しておりリガンドの結合とともにコリプレッサーが解離し代わりに共役転写活性化因子（コアクチベーター）が結合することで転写を促進すると考えられている．

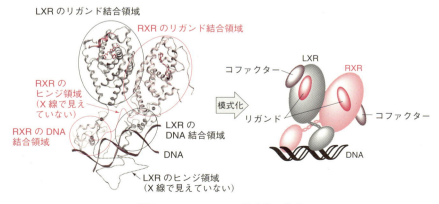

図3・26　LXR-RXR複合体の構造

3・2・2 受容体への作用機序

生体内で受容体にリガンドが作用すると受容体の構造が変化する．その結果，Gタンパク質の活性化や，イオンチャネルの開口をひき起こし，細胞や組織でさまざまな生理学的応答が起こる．受容体を標的とする薬剤とは，受容体に作用することにより，一連のシグナル伝達を促進的または抑制的に制御できる化合物であり，その作用機序によりアンタゴニスト，アゴニストもしくはアロステリックモジュレーターに分類される．

a. アンタゴニスト　受容体と結合し，内因性リガンドの結合を阻害することで生理学的応答を抑制する働きをもつ物質を**アンタゴニスト**という．アンタゴニストには内因性リガンドが結合する部位（オルソステリック部位）に結合し，内因性リガンドと競合的に拮抗する**競合的アンタゴニスト**と，内因性リガンドの結合位置とは異なる部位（アロステリック部位）に結合し受容体の構造を変化させることで内因性リガンドの結合を阻害する**非競合的アンタゴニスト**がある．

受容体における内因性リガンドの用量・反応曲線は，競合的アンタゴニストを加

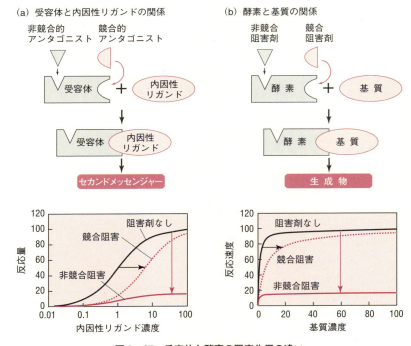

図3・27　受容体と酵素の阻害作用の違い

えると応答の最大は変わらずグラフ全体が右にシフトするが，非競合的アンタゴニストを加えた場合は応答の最大が下がるような挙動をする（図3・27a）．このことは，酵素反応と同様に考えることができる（図3・27b）．酵素反応では酵素に基質が結合し，その複合体から生成物ができることを考えたが，受容体では内因性リガンドと結合し，その複合体からセカンドメッセンジャーが産生されると便宜的に考えるとよくわかる．阻害剤についての考え方も同様で，競合阻害か非競合阻害で受容体と酵素は同様のグラフの動きを見せる．受容体の反応曲線は通常X軸を対数でとるが，酵素反応の基質濃度を対数でとっても同様の関係が成り立つ．

b. アゴニスト　内因性リガンドの結合を阻害するアンタゴニストに対し，受容体に結合することで内因性リガンドがひき起こすのと同じ方向の生理学的応答を起こすものを**アゴニスト**という．アゴニスト活性の強弱は**親和性**（potency, EC_{50} *）と**最大効果**（efficacy, E_{max}）によって決まる．親和性は同じでも最大効果が低いこともある（図3・28②）．場合によっては親和性が高いが最大効果が低い場合（図3・28④）もありうるため，一概に親和性の数値のみで活性の大小を比較することはできない．

アゴニストの最大効果は，生体内リガンドがひき起こす最大反応を1とした**内活性**（固有活性，IA: intrinsic activity）（p.88 参照）で表されることもある．一般的には内活性が1のアゴニスト（図3・28①, ③）を**フルアゴニスト**とよぶが，内因性リガンドが未知のオーファン受容体の場合，代表的なアゴニストの最大反応を1として内活性が表記されていることもある．また，合成展開において内因性リガンドよりも有効性が高い化合物が見つかる場合もあり（図3・28⑤），その場合は内活性が1よりも大きくなる．アゴニストは内活性の大きさや機能により細かく分類されている．

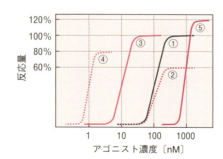

	EC_{50} 〔nM〕	E_{max}	IA
① 内因性リガンド A	100	100%	1
② 化合物 B	100	60%	0.6
③ 化合物 C	10	100%	1
④ 化合物 D	1	80%	0.8
⑤ 化合物 E	1000	120%	1.2

図3・28　アゴニストの反応曲線例

＊ EC_{50} とは，内因性リガンド（基準化合物）が示す最大反応の50%を示す薬物濃度のこと．

i) パーシャルアゴニスト（部分アゴニスト）

内活性が 1 未満のアゴニストをパーシャルアゴニストとよぶ（図3・28 ②, ④）. 内活性が 1 未満で親和性が内因性リガンドと同等である場合を考えると, 薬物を投与していないときと比べ生理学的応答が低くなるため部分的な拮抗作用があるようにも見える.

関連薬 統合失調症治療薬として知られている**アリピプラゾール**はドーパミン D_2 受容体のパーシャルアゴニストである. 統合失調症患者では脳内のドーパミン量が多くなり, この影響で妄想や幻聴などが出るといわれている. そのため, 統合失調症の症状改善にはドーパミン受容体である D_2 受容体の感受性を抑えることが重要とされており, 古くから D_2 受容体アンタゴニストが用いられてきた. しかし D_2 受容体アンタゴニストはドーパミンシグナルを完全に抑えてしまうため, 副作用としてパーキンソン症候群（ドーパミン量が少ないために起こるパーキンソン病と同

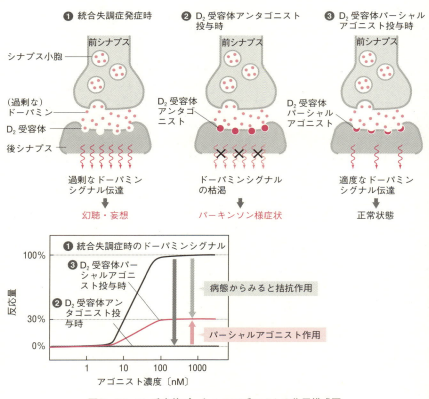

図3・29　D_2 受容体パーシャルアゴニストの作用模式図

様な症状；安静時震戦やジスキネジアなど）が起こることも知られていた．アリピプラゾールはパーシャルアゴニストであるため適度なドーパミンシグナルを残しており，投与量を増やしても完全にドーパミンシグナルをなくさないことから，パーキンソン症候群のような副作用を軽減できた（図3・29）．

ii) インバースアゴニスト（逆アゴニスト）

受容体には活性型と不活性型のコンホメーションがあり，通常はリガンドが結合することで活性型となり生理学的応答をひき起こすが，一部の受容体においてはリガンドが結合しない状態でも活性型をとってつねに弱い生理学的応答をひき起こしていることがある（**恒常活性**，図3・30aの❶）．このような受容体に対して，不

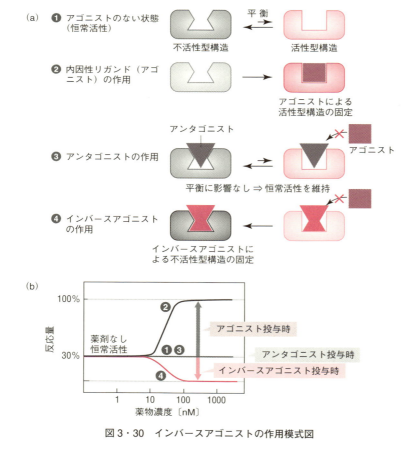

図3・30 インバースアゴニストの作用模式図

活性型コンホメーションを固定するような外因性リガンドが結合するとまったく生理学的応答がない状態になる(図3・30aの❹).このような恒常活性を減弱させる作用をもつアゴニストを**インバースアゴニスト**という.

<u>関連薬</u> 花粉症や蕁麻疹といったアレルギー疾患などに関与することが知られている**ヒスタミン H_1 受容体**は恒常活性をもっていることが知られている.現在使われている抗ヒスタミン薬の多くはインバースアゴニスト作用をもっているといわれるがその作用強度は化合物によって異なっており,インバースアゴニスト活性の低いものはアンタゴニストと同様の作用になる(図3・31).たとえばオロパタジンはインバースアゴニスト作用が弱くアンタゴニスト様に働き,フェキソフェナジンはインバースアゴニスト作用が強い.インバースアゴニスト作用の強さはアレルゲンによるヒスタミン濃度の上昇と無関係な恒常活性の抑制であるため,花粉症や蕁麻疹に対する抗ヒスタミン薬の予防的投与の根拠とされている.

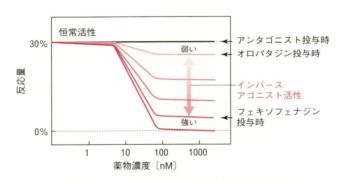

図3・31　抗ヒスタミン薬のインバースアゴニスト作用

iii) 機能的アンタゴニスト

受容体にアゴニストが刺激し続けると,受容体が細胞内に移行(内在化)して脱感作することがある.内在化した状態では細胞表面に存在する受容体が少なくなっており,そのため内因性リガンドと受容体の結合による生理学的応答も低くなる.GPCRの内在化メカニズムとしては,**βアレスチン**を介した応答が知られている(図3・32).すなわち,GPCRにリガンドが結合しGタンパク質が脱離したあと,GRK(GPCRキナーゼ)によってリン酸化されたリガンド結合型GPCRはβアレスチンと結合する.βアレスチンは内在化に関連するクラスリンと結合するため,その影響により内在化が促進される.内在化された受容体はリソソームにより分解されるか,ホスファターゼによる脱リン酸ののち,細胞膜へと戻され(リサイクリング)再感作される.

細胞膜上の受容体数は通常，内在化と再感作および受容体の新規合成によりバランスが保たれている．しかし高活性なアゴニストが継続的に作用すると内在化の割合が高くなり，細胞膜上の受容体が減少する（ダウンレギュレーション）．つまりアゴニストという作用を増強する性質のリガンドが結果的には作用を減弱させることにつながる．このような作用を**機能的アンタゴニスト作用**とよぶ．

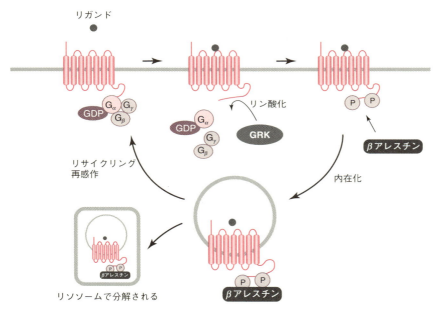

図3・32　βアレスチンによるGPCRの内在化

関連薬　この作用をもつ薬剤として，前立腺がん治療薬の一つでGnRH（性腺刺激ホルモン放出ホルモン）受容体アゴニストの**リュープロレリン**がある．前立腺がんの増殖には男性ホルモンのテストステロンが関わっており，テストステロンはGnRHの作用によって下垂体前葉で分泌されるLH（黄体形成ホルモン）が精巣に作用することで分泌される．リュープロレリンは，GnRHの誘導体であり，GnRHより約100倍活性が強いことが知られている（図3・33）．そのため，リュープロレリンを持続的に作用させるとGnRH受容体のダウンレギュレーションが起こり，リガンドの感受性が減ることでLHの分泌を抑制し，最終的にがんの増殖を抑制する（図3・34）．

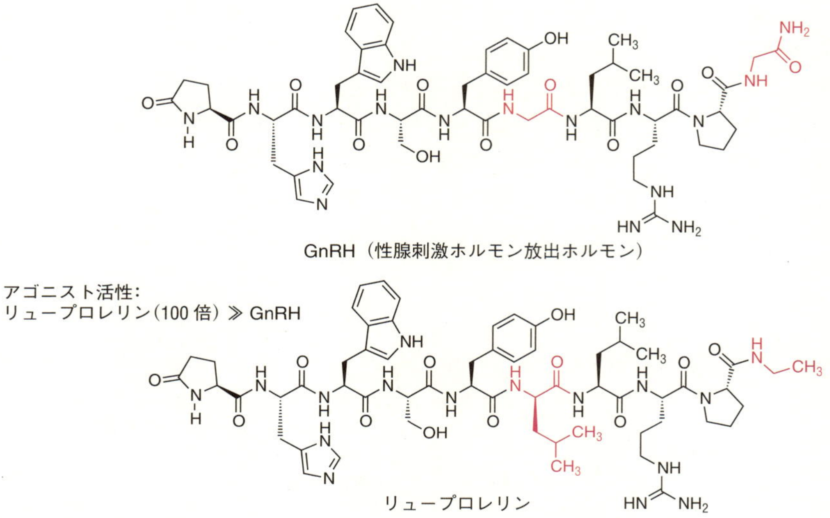

図3・33 GnRHとリュープロレリンの構造

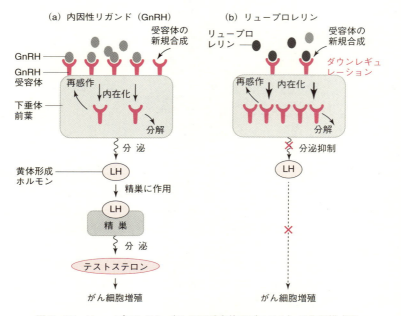

図3・34 リュープロレリン（GnRH受容体アゴニスト）の作用模式図

iv) バイアス型リガンド（バイアス型アゴニスト）

βアレスチンは前述の内在化に関連する作用のほかに，他のタンパク質と結合してさまざまなシグナル伝達に関わるアダプタータンパク質としても働くことが知られている．つまり，GPCR下流にはGタンパク質を介したシグナル伝達とβアレスチンを介したシグナル伝達があり，それぞれ独立して働いている．リガンドによっては片方だけの経路を活性化するものがあり，そのようなリガンドを**バイアス型リガンド（バイアス型アゴニスト）**という（図3・35）．これまでGPCRアゴニストにより必ず起こる生理学的応答として避けられない副作用と考えられていたものが，Gタンパク質またはβアレスチンのいずれかの経路による作用であることが知られるようになり，バイアス型リガンドを指向することで副作用の少ない薬剤を目指す試みも始まっている．

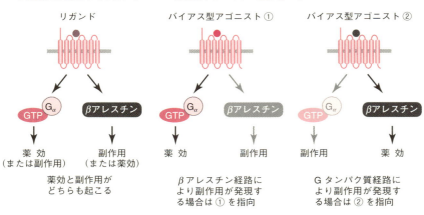

図3・35　バイアス型アゴニストの作用模式図

c. アロステリックモジュレーター（PAM, NAM）　受容体の内因性リガンド結合位置（オルソステリック部位）とは異なる位置（アロステリック部位）に結合し，オルソステリック部位に結合したリガンドの効果や，リガンドの結合能力に影響を与える化合物をアロステリックモジュレーターとよぶ（図3・36a）．アロステリックモジュレーターのうちリガンドの親和性またはシグナルを増強させるものを**ポジティブアロステリックモジュレーター（PAM）**，減弱させるものを**ネガティブアロステリックモジュレーター（NAM）**とよぶ．

アロステリックモジュレーターは単独で作用することはなく（図3・36b），オルソステリック部位にリガンドが結合することによって初めて効果を発揮する．受容体によってはイオンやプロトンのように小さい分子を認識してシグナル伝達を行う受容体もあり，オルソステリック部位に結合するアゴニストやアンタゴニストを得ることが難しい場合でも，アロステリックモジュレーターであれば作用を調節できる可能性がある．またアロステリック部位は類縁タンパク質間においても多様性があるため，アロステリックモジュレーターは他の受容体に対する選択性を上げやすく，標的分子以外のタンパク質への作用に基づく副作用の低減につながる可能性があることから，既知の標的分子の新たな創薬戦略としても注目されている．

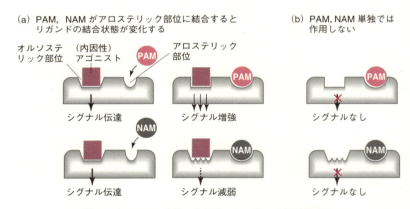

図3・36　アロステリックモジュレーターの作用模式図

3・3　イオンチャネル

生体内では，電気的な信号を用いることで素早い情報伝達を行っている．その電気信号をつかさどるのが細胞内外のイオン（Na^+，K^+，Ca^{2+}，Cl^-）交換である．しかし，生体膜は脂質二重層で構成されており電荷をもったイオンはほとんど透過できない．そこで生体膜をイオンが効率よく透過できる仕組みの一つとして**イオンチャネル**がある．イオンチャネルは，チャネル本体でありイオン透過孔を形成するαサブユニットとαサブユニットの細胞膜への組込みやその他機能制御を行うβ，γ，δサブユニットなどが会合した構造をとる．通常は，閉じた状態を保っており，外部からの刺激により開口することでイオンを透過させるようになる．

3・3 イオンチャネル

イオンチャネルの分類は透過させるイオンの種類（Na^+，K^+，Ca^{2+}，Cl^-）のほかに，感知する刺激の種類によっても分類されている．たとえば，電位依存性イオンチャネル，リガンド依存性イオンチャネル（§3・2・1b イオンチャネル結合型受容体）のほかに機械刺激，温度刺激などさまざまな侵害刺激の受容チャネルがある．

3・3・1 電位依存性イオンチャネル

電位依存性イオンチャネルは細胞膜内外のイオン濃度の変化を感知することでチャネルを開閉する．構造はイオンごとに共通した特徴をもっており，K^+チャネルでは6回膜貫通型のαサブユニット（S1～S6: Segment1～6）がS5，S6でイオンの透過路を形成するように四量体構造をしている（図3・37a）．Na^+チャネ

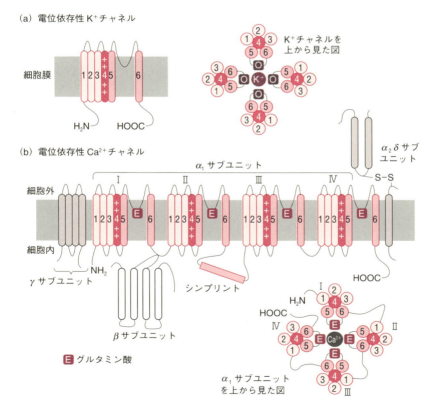

図3・37　電位依存性イオンチャネルの構造

ルや Ca^{2+} チャネルでは K^+ チャネル様の α サブユニットが四つ直列につながったような 24 回膜貫通型の構造をもっており，同様に S5, S6 でイオンの透過路を形成している（図 3・37b）．

電位依存性イオンチャネル関連薬としてカルシウム拮抗薬があげられる．Ca^{2+} チャネルの α サブユニットは 10 種類同定されている．電気生理学的特性や薬理学的特性によって分類されており（L 型，T 型，N 型，P/Q 型，R 型），一般的にカルシウム拮抗薬とよばれているのは L 型 Ca^{2+} チャネルの遮断作用をもつものである．L 型カルシウム拮抗薬は基本骨格や Ca^{2+} チャネルとの結合位置の違いにより分類されることがある．また化合物により血管平滑筋へ特異的に作用するものや，心筋における冠動脈の拡張作用が血管平滑筋への作用より高いなどの特徴をもつものがある（表 3・4）．

表 3・4　カルシウム拮抗薬

代表化合物	構造	薬物系統	血管平滑筋[†]	心筋[†]	結合位置
ニフェジピン（nifedipine）		ジヒドロピリジン系（DHP）	◎	×	
ジルチアゼム（diltiazem）		ベンゾチアゼピン系（BTZ）	△	○	
ベラパミル（verapamil）		フェニルアルキルアミン系（PAA）	△	◎	

† ◎，○，△，× はその組織に作用する程度を表す．

E グルタミン酸

3・3・2 リガンド依存性イオンチャネル

リガンド依存性イオンチャネルは，イオンチャネルに結合した受容体にリガンドが結合することでチャネルが開口し特定のイオンを透過させるイオンチャネルである．代表例として，4 回膜貫通型サブユニットの五量体からなり，ナトリウムイオ

ンを透過させる**ニコチン性アセチルコリン受容体**や,同様の構造でCl^-イオンを透過させる**$GABA_A$受容体**,2回膜貫通型のサブユニットの三量体からなり,ATPを内因性リガンドとして陽イオンを非選択的に透過させる**P2X受容体**などがある.イオンチャネル結合型受容体(§3・2・1b参照)ともいう.

3・3・3 侵害刺激受容チャネル

イオンチャネルには上記のほかに,機械刺激,温度刺激や酸刺激などの侵害刺激に応答してチャネルを開くものがある.代表的なチャネルとしては**TRP**(transient receptor potential)**チャネル**が知られており,ヒトでは六つのサブファミリー,27種類が存在する(表3・5).電位依存性イオンチャネルのスーパーファミリーに属し,構造も電位依存性イオンチャネルと同様に6回膜貫通型のαサブユニットが四量体で透過孔を形成している.TRPチャネルの特徴はさまざまな刺激(温度,圧,pH,リガンド,酸など)に対して応答することである.そのなかの一つであるTRPV1チャネルの場合,膜電位変化,リガンド刺激(カプサイシン),酸,高温(43℃以上)でチャネルが開口することが知られている.これらの刺激は痛みとも関連していることから疼痛治療の標的分子として注目されている.

表3・5 TRPチャネルの例

サブファミリー	活性化刺激	発現部位	標的疾患	透過イオン
TRPV1	>43℃,脱分極,カプサイシン,アリシン	脳,神経,消化管,皮膚	疼痛,掻痒,咳,ぜんそく,腸疾患	Na^+, K^+, Cs^+, Mg^{2+}, Ca^{2+}
TRPV4	27~34℃,低浸透圧	皮膚,脳,腎臓,肺,内耳,血管内皮	疼痛,ぜんそく,肺水腫	Li^+, Na^+, K^+, Rb^+, Cs^+, Mg^{2+}, Ca^{2+}, Ba^{2+}
TRPM2	>36℃,過酸化水素,チロシンリン酸化	脳,膵臓,血球	炎症性疾患,認知症,パーキンソン病	Na^+, K^+, Cs^+, Ca^{2+}
TRPM4	温度,脱分極,膜伸展	脳,消化管,前立腺,マスト細胞	糖尿病,多発性硬化症	Li^+, Na^+, K^+, Cs^+
TRPM8	<25℃,メントール,脱分極	後根神経節,前立腺,膀胱	疼痛,咳,ぜんそく	Na^+, K^+, Cs^+, Ca^{2+}, Ba^{2+}
TRPA1	<17℃,pH,アリシンなど多数	後根神経節,三叉神経節,脳	疼痛,掻痒,アトピー性皮膚炎,咳,ぜんそく	Na^+, Cs^+, Ca^{2+}
TRPC6	膜伸展,血管内圧,ATP,ヒスタミン	心臓,消化管,前立腺,血管平滑筋	心線維化,心肥大	Li^+, Na^+, K^+, Rb^+, Cs^+, Ca^{2+}, Sr^{2+}, Ba^{2+}, Mn^{2+}

コラム4

チャネルと心筋細胞

人体においてイオンチャネルと深い関わりがある臓器の一つに心臓がある．心筋細胞では，K^+チャネル，Na^+チャネル，Ca^{2+}チャネルなどのイオンチャネルやNa^+-K^+ポンプ，Na^+-Ca^{2+}交換系などが絶妙に関わり合い，細胞の内外の電位差を変化させることで心臓を拍動させている．それゆえに心筋細胞に異常が生じ，それらのバランスが取れなくなると心不全を起こすことがある．その異常を是正するためにL型カルシウム拮抗薬のアムロジピンやNa^+-K^+ポンプに影響を与えるジゴキシンなどが使われてきた．

逆に正常な心筋細胞に対してチャネルに影響を与えるような化合物が作用すると電位のバランスが取れなくなり不整脈を起こすことがある．このような薬剤誘発の不整脈を起こす原因として，**hERG**（human Ether-a-go-go Related Gene）**阻害**が知られている（§5・4・3参照）．hERGは心筋に存在する遅延整流性K^+チャネルであり，活動電位の再分極に深く関わっている．そのため薬剤がhERGを阻害すると活動電位からの再分極が遅くなるQT延長を起こし致死性不整脈につながる可能性があることが知られている（図3・38）．また，hERGは多くの化合物と結合しやすい構造をしているため，日本でも医薬品を創製するうえで回避すべきリスクとしてガイドラインが制定されている．

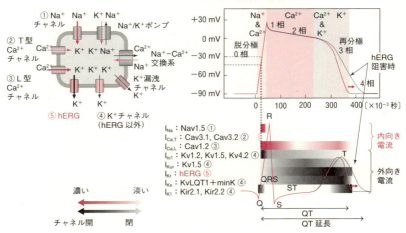

図3・38 心臓の活動電位とチャネルの作用

3・4 その他の標的分子

これまでに述べた酵素,受容体,イオンチャネルのほかに,トランスポーター,リボソーム RNA,微小管(チューブリン)や,近年ではタンパク質-タンパク質相互作用(PPI)も低分子創薬における標的として認識されている.

3・4・1 トランスポーター

トランスポーターはペプチドやアミノ酸などの栄養分の取込みや,不要な成分の排出機能をもつタンパク質であり,約 50 種類の **ABC トランスポーター**(ATP-binding cassette transporter)や,約 400 種類の **SLC トランスポーター**(solute carrier transporter)などが知られている.これまで ABC トランスポーターの一つである多剤排出トランスポーターの **P 糖タンパク質**(P-gp, P-glycoprotein, **MDR1**)や SLC トランスポーターの一つでオリゴペプチドの吸収に関与する **PEPT**1 など,薬物動態に関連した研究がさかんに行われてきた.

[関連薬] トランスポーターを標的とした薬剤としては,腎臓の近位尿細管において尿から血液へのグルコース再吸収に関わる **SGLT2**(sodium glucose cotransporter 2)の阻害薬が 2 型糖尿病治療薬として用いられている(図 3・39).通常血液中の糖は大半が尿中に排出されるが腎臓の近位尿細管にある SGLT1,SGLT2 によって再

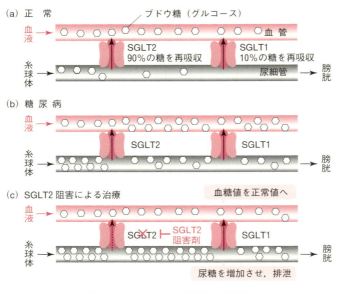

図 3・39　SGLT2 阻害剤の作用機序

吸収されることで利用されており，この再吸収のうち90％をSGLT2が担っている．糖尿病患者では血液中の糖が多くなる高血糖状態になっており，SGLT2の阻害により糖の再吸収を抑制し過剰な糖を尿中に排泄することで高血糖状態を改善する．

3・4・2 リボソームRNA

リボソームはmRNAから遺伝子情報を読み取りタンパク質を合成する細胞小器官であり，リボソームを構成するRNAを**リボソームRNA**（**rRNA**）とよぶ．リボソームは細菌とヒトで構成するサブユニットに違いがあり，細菌では50Sと30Sの二つのサブユニットからなるリボソーム70S複合体が構成されている．マクロライド系，アミノグリコシド系，テトラサイクリン系の各抗生物質は細菌のリボ

(a) リボソームの大小サブユニット

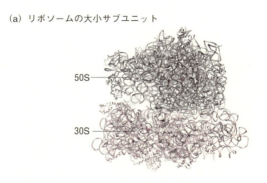

(b) 各抗菌薬の作用機序

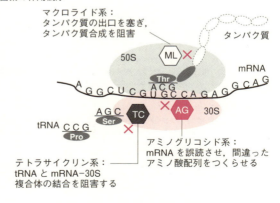

図3・40 リボソームに作用する抗菌薬

ソームを選択的に機能阻害することで抗菌活性をもつことが知られている（図3・40）．このうち，マクロライド系抗生物質はリボソームの50Sユニットに結合し，残りの2系統は30Sユニットに結合しタンパク質の合成を阻害する．したがってマクロライド系抗生物質は，細胞壁の合成阻害活性により抗菌作用を示すβ-ラクタム系抗菌薬（§3・1・5参照）が効果を示さないマイコプラズマなど細胞壁をもたない細菌の感染に対しては，第一選択薬となっている．

3・4・3 微小管（チューブリン）

微小管は細胞中に存在し，**チューブリン**とよばれるタンパク質をおもな構成因子とする管状の構造物であり，細胞分裂（有糸分裂）や細胞内物質輸送に関与している．微小管は先端ではつねにチューブリンの重合，脱重合が繰返されており（微小管のダイナミクス），パクリタキセルは微小管の脱重合を阻害することでダイナミクスを狂わせる．その結果，悪性腫瘍の細胞分裂が阻害され抗がん作用を発揮している（図3・41）．

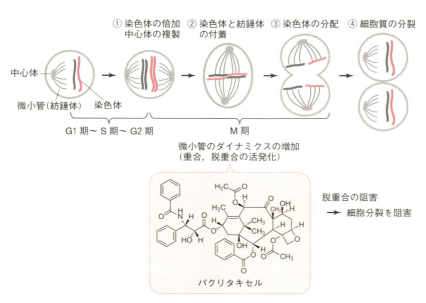

図3・41　パクリタキセルによる有糸分裂の阻害機構

痛風の発作は尿酸の結晶によって傷ついた細胞から分泌されるケモカインが好中球を呼び集め，サイトカインを過分泌することで発症する．痛風発作の抑制に用い

られているコルヒチンは，パクリタキセルとは逆に微小管の重合を阻害することにより微小管の伸長を抑える（図3・42）．その結果白血球（好中球）の炎症部位への遊走を阻害し炎症を抑制している．

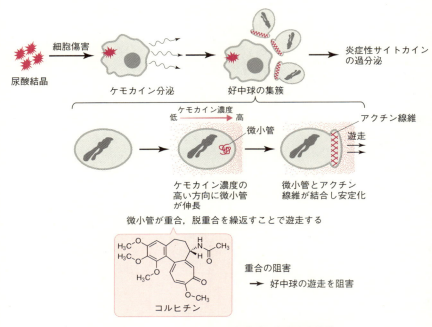

図3・42　コルヒチンによる好中球の遊走阻害機構

3・4・4　タンパク質-タンパク質相互作用（PPI）

　生体内での情報伝達の方法として，これまでに言及したタンパク質と低分子リガンドの結合による作用のほかに，タンパク質どうしの結合による相互作用（タンパク質-タンパク質相互作用，**PPI**, protein-protein interaction）もよく知られている．これまで高分子化合物であるタンパク質間の相互作用は多数の作用点をもつ面的な作用であり，低分子化合物による阻害が困難と考えられていた．そのため，PPIを標的として低分子化合物による創薬を行うことに対してそれほど積極的ではなかった．しかし近年，標的タンパク質間の結合に影響の大きい部位（hot spot）をアラニンスキャン（タンパク質のアミノ酸を一つずつアラニンに置換することで機能への影響が大きなアミノ酸を探索する手法）で見つけ出す手法の確立や，タンパク質

3・4 その他の標的分子　　67

の結晶化，表面プラズモン共鳴（§4・6・2 参照），NMR を用いた FBLD（fragment-based lead discovery）の精度向上によって，PPI も低分子化合物による阻害が可能な標的の一つと認識されるようになってきた．

現在，すでに 40 以上の PPI が創薬標的として認識されており，すでに上市されているチロフィバン（インテグリン阻害による血小板凝集阻害剤）をはじめ，数多くの化合物が臨床試験入りしている．チロフィバンは血小板上のインテグリン αII$a\beta_3$ 受容体とフィブリノーゲンの結合を阻害する薬剤である（図 3・43）．

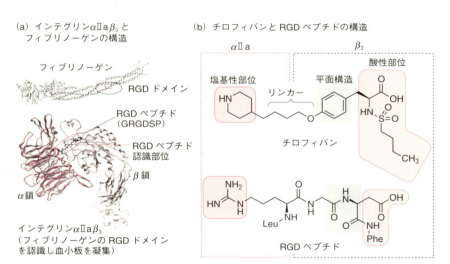

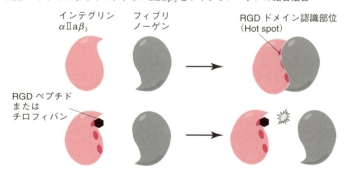

図 3・43　インテグリン αII$a\beta_3$ 受容体拮抗薬

3·5 フェノタイプアッセイと標的の同定

　天然物から抗菌作用を有する化合物を単離する場合や，生薬や先住民のもつ薬草の知識などから創薬研究が始まる場合もある．その場合，標的分子が不明なまま研究を始めることになるため，創薬研究としては二つの手法がとられる．一つは抗菌作用のような表現型（フェノタイプ）を評価するスクリーニング法（フェノタイプアッセイ）を用いて，標的分子不明のまま活性や毒性を測定することで優れた特性を有する化合物を開発し，それと並行して標的分子や作用機序を解明していく方法である（図3・44a）．もう一つはフェノタイプアッセイによって活性が示された天然物などのリガンドを用い，ケミカルプロテオミクスなどの技術によって標的分子を同定したあと，その同定した標的分子への作用を指標としたスクリーニング（標的ベースアッセイ）によって創薬研究を行う方法である（図3・44b）．

3·5·1 フェノタイプアッセイ

　フェノタイプアッセイは"標的分子を特定せずに生物学的な応答を評価する方法"のことであり，創薬の創成期から用いられていた古典的な手法である．また，その生物学的応答にいたる経路がわからないため"ブラックボックスアッセイ"ともよばれている．活性化合物が作用する標的分子がわからないため，細胞や動物の摘出臓器が使用され，創薬の創成期では動物への直接投与もされていた．現在では，生物学の進歩により細胞の入手もしやすくなり，細胞を用いた系が主流となっている．

　フェノタイプアッセイにおける細胞評価では，細胞増殖や細胞死，細胞に特異的なタンパク質産生機能や細胞の形態変化などの表現型を指標として化合物を評価するため，生体から採取・培養した初代培養細胞を用いることが多い．フェノタイプアッセイに限らず細胞評価では化合物の膜透過性（§5·2·8），代謝安定性（§5·2·9），血中非結合型分率（§5·2·10）などの薬物動態因子や，他のタンパク質への結合に伴う生理学的応答が影響を与えるため，その評価結果の数値が一つの標的分子に対する制御機能の大小を直接表しているとはいえない．

　近年ではiPS細胞由来の分化細胞を創薬に利用する研究が活発である．iPS細胞から神経細胞や肝実質細胞などさまざまな細胞への分化誘導方法の開発が進んでおり，フェノタイプアッセイへの応用も進められている（図3・45）．

　a. 初代培養細胞を用いた評価　　通常のハイスループットスクリーニング（HTS，第6章参照）では株化された細胞に標的分子を強制発現させた細胞を使用する．株化細胞は均一性と増殖能の安定性から，HTSのように効率性を重要視するアッセイの材料として有用であるが，その細胞の由来となる組織の機能は十分に

3・5 フェノタイプアッセイと標的の同定

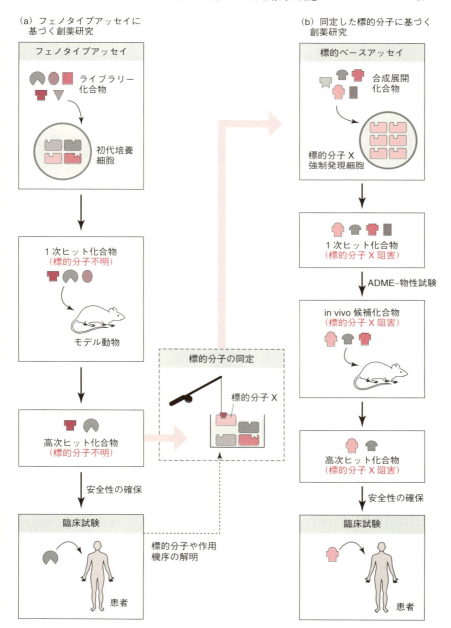

図3・44 フェノタイプアッセイと標的ベースアッセイによる創薬研究

維持されていないことが多い．たとえば，膵β細胞由来の株化細胞であってもインスリン分泌能のような本来細胞がもつ機能を評価することはできないためフェノタイプアッセイ用の細胞としては適さない．フェノタイプアッセイでは細胞がもつ機能を表現型として評価することが重要なため，本来の機能を維持しているとされる初代培養細胞を用いることが多いが，細胞を採取する動物のロットが変わるとそれまでと同程度の機能を有していることが保証されているわけではなく，分化度などの性質を試験にあわせて品質評価することが必要となる．

b. iPS細胞を用いた評価　ヒトの細胞における機能評価に最も適した細胞はヒト組織由来の初代培養細胞である．しかし，増殖能が弱いために実験ごとの採取が必要になることから安定供給に問題があり，個体差や保存状況の差に起因する活性のロット間差も大きいため実用性に乏しい．一方，ヒトのiPS細胞は十分な増殖能を有するため，初代培養細胞を用いる際の課題であった安定供給が可能であり，ヒトでの機能を反映した新たな評価系として期待が集まっている．

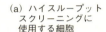
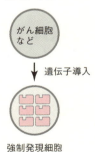
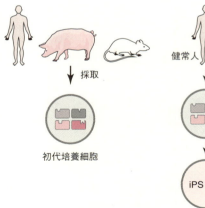
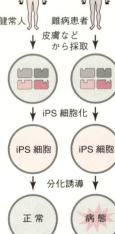

図3・45　アッセイに使用される細胞

3・5 フェノタイプアッセイと標的の同定

創薬への応用を目指している事例として心毒性の評価における iPS 細胞由来心筋細胞がある．心毒性の原因としては hERG 阻害が有名であり，創薬の最適化研究において hERG 阻害試験を組み込むことが多い．しかし，前述のコラム4（p.62）で記載したとおり，心筋にはほかにもさまざまなイオンチャネルや受容体も発現しており，化合物がこれらに作用することでも心毒性をひき起こす可能性があるため，hERG 阻害試験のみでは心毒性リスクの包括的な評価が困難であった．そこで他の受容体などへの影響も含めた包括的な心毒性のリスクを調べるために，これまで動物摘出心臓を用いる評価などが実施されてきたが，この方法ではヒトでの心毒性を直接評価することはできない．ヒト iPS 細胞由来心筋細胞はヒトの心筋と同じさまざまな受容体を発現していると考えられている．そのため，ヒト iPS 細胞由来心筋細胞を用いる化合物評価は，多様なメカニズムに起因する心毒性を種差（生物種間の差のこと）なく評価するための合理的な代替法になると期待されている．

また，近年難病患者由来 iPS 細胞から分化誘導した細胞を用いて病態の解明を行い，その細胞を用いてフェノタイプアッセイを行うことで創薬研究につなげることが試みられている．

フェノタイプアッセイで評価する際には，活性化合物が複数見つかったとしても，構造活性相関（SAR）*をとれないことがしばしばある（図3・46）．表現型を

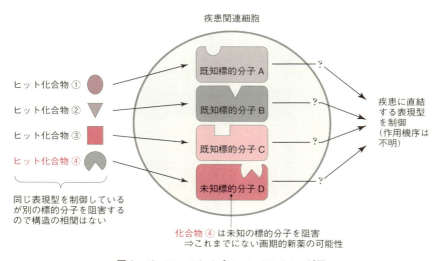

図3・46 フェノタイプアッセイのイメージ図

---

* 構造活性相関とは，化合物の構造と生物活性の関係であり，同じ標的分子に対して活性のある化合物の構造的特徴は類似する．

測定するため,その表現型につながる標的分子がいくつあるかもわからず,化合物どうしで作用する標的分子が違うと必然的にSARはとれず,複雑になる.そのためフェノタイプアッセイのみを評価系に用いた創薬研究はSARに基づく合理的な合成展開には不利な反面,作用機序が不明であっても作用を検出できるという特徴がある.

フェノタイプアッセイに基づく創薬研究は,標的分子を一つに定めず臨床試験で評価するような"疾患に直結する表現型"に基づいて創薬研究を推進できるという観点で再注目されている.しかし薬には副作用がつきものである.そのため薬効や副作用の要因となる標的分子を同定し作用機序の解析を行うことは,より安全な薬を得るうえで重要であり,フェノタイプアッセイによる創薬研究では並行して標的分子の同定も進める.

3・5・2 標的分子の同定

フェノタイプアッセイによって見いだされたリガンドの標的分子を同定する方法はいくつか知られているが,ここでは寄生虫薬イベルメクチンの標的分子と,過去に薬害を起こしたサリドマイドの副作用に関する標的分子を同定した手法について説明する.

a. フォトアフィニティーラベル法 イベルメクチンは,土壌から採取した放線菌 *Streptomyces avermectinius* の産生物であるアベルメクチン(18員環ラクトン化合物群の混合物)から薬効を高めるために構造を変化させた半合成品である.イベルメクチンの標的分子探索では,アベルメクチンの一成分であるアベルメクチン B_{1a} 誘導体で末端のフェニル基に検出用標識である ^{125}I とアジド基をもつ化合物(^{125}I-azido-AVM)を用い,標的タンパク質のアミノ酸にUV照射で共有結合させ,^{125}I の放射能が検出される画分を抽出することによりグルタミン酸作動性 Cl^- チャネル(GluClチャネル)であると同定された.このような方法をフォトアフィニティーラベル法とよぶ(図3・47).

イベルメクチンはGluClチャネルに結合し,Cl^- イオンの透過性を高めることで寄生虫の筋細胞や神経細胞を過分極にし,寄生虫を麻痺させ死にいたらせる.このイオンチャネルは線虫のような無脊椎動物にのみ存在し,哺乳類には存在しないことからヒトにおいて安全が期待できることが示された.フォトアフィニティーラベル法で共有結合形成に必要な官能基としてはアジドのほかにジアジリンなどがあり,検出用標識としては ^3H や ^{125}I のような放射性同位体やビオチンなどが用いられる.

3・5 フェノタイプアッセイと標的の同定

(a) フォトアフィニティーラベル法によるアベルメクチンの標的分子の同定

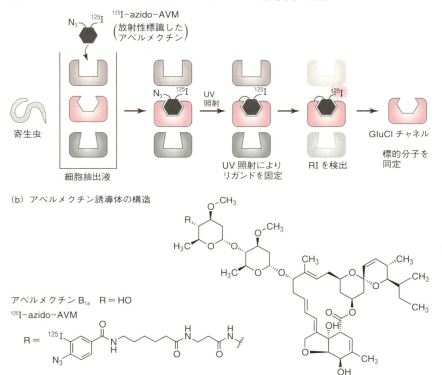

(b) アベルメクチン誘導体の構造

図3・47 フォトアフィニティーラベル法

b. アフィニティークロマトグラフィー（ケミカルプロテオミクス） サリドマイドもまたフェノタイプアッセイで得られた化合物であり，標的分子が不明なまま用いられていた．サリドマイドの副作用に関与する標的分子同定は，磁性をもつ特殊なビーズを用いたアフィニティークロマトグラフィーで行われた（図3・48）．まず磁性をもつビーズにサリドマイドを担持させ細胞破砕液と混合したのち，サリドマイドと結合したタンパク質を強力な磁石によって回収することで標的分子**セレブロン（CRBN）**が同定された．

セレブロンはユビキチンリガーゼ(E3)複合体の一部であり，サリドマイドの結合によって本来分解されるタンパク質が分解されず蓄積することが奇形を誘発すると考えられている．セレブロンの同定によりS体のサリドマイドが毒性（催奇形性）のおもな原因であることが確認された．

(a) サリドマイドの構造

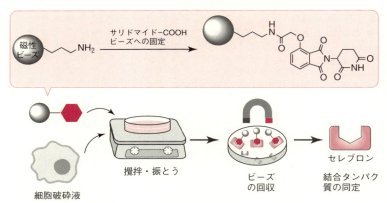

図3・48 アフィニティークロマトグラフィー

　ここで取上げたフォトアフィニティーラベル法やアフィニティークロマトグラフィーのように，リガンドに別の置換基を導入した誘導体を用いてタンパク質を分離する場合，もとの化合物と比べて標的タンパク質との結合様式が変わらず，親和性が大きく下がらない位置に置換基を入れる必要がある．

第4章 創薬のスクリーニング

　創薬スクリーニングは，創薬研究段階（図2・1）の初期において**ヒット化合物**を取得し，そのヒット化合物から特に選抜された化合物を基盤に**リード化合物**を探索し，最終的に**開発候補化合物**を取得することを目的に行われる．

4・1　スクリーニングの概略

　スクリーニングは，① ヒット化合物取得までのスクリーニングと，② ヒット化合物から開発候補化合物取得までのスクリーニングに大別できる．それぞれの段階で化合物を評価し，化合物の絞り込みを行うが，各スクリーニングで用いられる評価法は目的に応じて異なる．

　① ヒット化合物取得までのスクリーニング（図4・1a）の **1** 一次評価は生体機能の制御化合物を探索する段階であり，どのようなアッセイ法を選択するかは，ヒット化合物を取得するうえで非常に重要である．

　一方，② ヒット化合物から開発候補化合物取得までのスクリーニング（図4・1b）の最初の段階はヒット化合物に基づいて合成展開された化合物の評価である．研究が進むと"創薬サイクル"（§7・1・1参照）で生み出される新規合成化合物が評価対象となる．

　両者のスクリーニングで異なるポイントは，① がヒット化合物の取得に向けた一方通行の"スクリーニングの流れ"であるのに対して，② はヒット化合物およびその合成展開化合物の評価，評価に基づく新規化合物の設計，合成展開からなる創薬サイクルにおいて，スクリーニングが繰返し行われる点にある．*in vitro* においては，図4・1(b)の評価項目 **1**〜**3** に基づく評価，設計，合成の創薬サイクルを繰返すことで，**4** 体内動態評価以降の *in vivo* に進めることができる化合物を創出する．これらの創薬サイクルを回すことで化合物に磨きがかけられ，図4・1(b)に示すすべての評価項目をクリアしたものが最終的に**開発候補化合物**となる．

　なお，図4・1(a)と(b)で示す二つの"スクリーニングの流れ"は一般的な例であり，すべての創薬プロジェクトがこの流れに沿って行われるわけではない．また，各評価段階を同時並行で行うこともある．

4・1・1 ヒット化合物取得までのスクリーニング（図4・1a）

1 一次評価　一次評価により標的分子の作用に対し活性を示す化合物（1次ヒット化合物）を取得する．一次評価では，多くの化合物を評価する必要があるので，効率的なアッセイ系によりハイスループットスクリーニング（HTS，§6・3・1参照）を構築することが望ましい．テーマによってはHTSを構築できない，あるいは構築しない場合もある．HTSを構築できない場合はアッセイ法を変えるか，あるいは評価する化合物数を減らしてスクリーニングを行う．HTSを構築しない

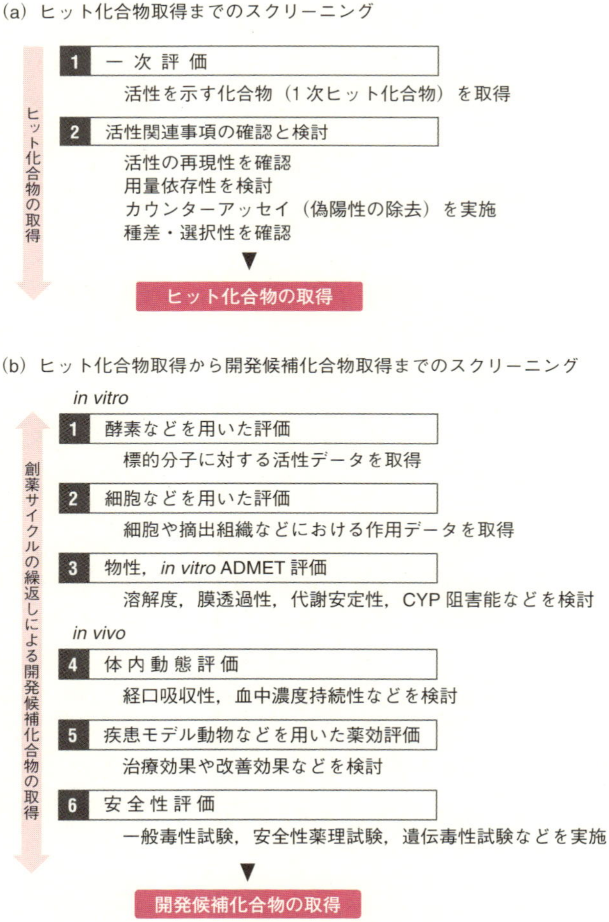

(a) ヒット化合物取得までのスクリーニング

ヒット化合物の取得

1 一次評価
活性を示す化合物（1次ヒット化合物）を取得

2 活性関連事項の確認と検討
活性の再現性を確認
用量依存性を検討
カウンターアッセイ（偽陽性の除去）を実施
種差・選択性を確認
▼
ヒット化合物の取得

(b) ヒット化合物取得から開発候補化合物取得までのスクリーニング

創薬サイクルの繰返しによる開発候補化合物の取得

in vitro
1 酵素などを用いた評価
標的分子に対する活性データを取得

2 細胞などを用いた評価
細胞や摘出組織などにおける作用データを取得

3 物性, *in vitro* ADMET 評価
溶解度，膜透過性，代謝安定性，CYP阻害能などを検討

in vivo
4 体内動態評価
経口吸収性，血中濃度持続性などを検討

5 疾患モデル動物などを用いた薬効評価
治療効果や改善効果などを検討

6 安全性評価
一般毒性試験，安全性薬理試験，遺伝毒性試験などを実施
▼
開発候補化合物の取得

図4・1　スクリーニングの流れ

場合として，たとえば標的分子の結晶構造あるいは活性化合物の情報（§6・3・2 参照）などから in silico スクリーニングを行い，アッセイに供する化合物数を絞る方法があげられる．

2 活性の確認　一次評価により得られた化合物が真の活性化合物であるかを確認するため，活性の再現性を確認し，用量依存性を検討する．さらにカウンターアッセイにより偽陽性化合物を除去する．同時にこの段階で種差（生物種による活性の差）の確認を行う．臨床研究ではヒトに対する作用をみるが，その前段階までは実験動物を用いるからである．さらに副作用を避けるために，標的分子類縁タンパク質に対する作用（選択性）も確認しておく必要がある．

次に，ここで得られた真の活性化合物から図4・1(b)の段階に進めるのにふさわしい"良質"なヒット化合物を選抜する（詳細は§6・4参照）．たとえば，特異性が期待できない構造を有する化合物をデータベース情報などに基づいて除去する（frequent hitter の除去）．ヒット化合物周辺の化合物の活性をチェックすることで，合成展開のしやすさを見積もり，有望な化合物を選び出す．

4・1・2　ヒット化合物から開発候補化合物取得までのスクリーニング（図4・1b）

1 酵素などを用いた評価　"良質"なヒット化合物に基づいて合成した化合物の最初の評価には，多くの場合"ヒット化合物取得までのスクリーニング"の一次評価で使用したアッセイ法を用いる．しかし，ヒット化合物の探索段階とは異なり，評価化合物数がそれほど多くないので，迅速性に劣り HTS には使いにくいものの高精度である他のアッセイ法（たとえば ELISA[*1] や HPLC[*2] など）を用いることもある．また，化合物の活性の有無だけでなく，化合物間の活性の違い（活性の強弱）を正確に比較するには，IC_{50}（50％阻害濃度）あるいは EC_{50}（50％効果濃度）[*3] などの算出が必要である．このような値の算出により，活性の向上を目指すうえで必要となる，詳細な構造活性相関（SAR）情報の取得が可能となる．

2 細胞などを用いた評価　細胞や摘出組織などを用いて，生体に近い条件で作用活性を検討する．

3 物性，in vitro ADMET 評価　化合物の溶解度などの物性，in vitro ADMET

---

*1　enzyme-linked immuno sorbent assay，酵素結合免疫吸着検査法
*2　high-performance liquid chromatography，高速液体クロマトグラフィー
*3　IC_{50}（50％阻害濃度）とは，化合物の生物学的または生化学的阻害作用の有効度を示す値で，その化合物が標的としている生体分子の作用を50％阻害できる濃度を示している．IC_{50} が低い値を示す化合物は阻害剤としての活性が高いといえる．EC_{50}（50％効果濃度）とは50％有効量のことで，化合物を細胞に作用させたときの最大反応の50％の効果が現れる用量をいう．創薬研究において IC_{50} あるいは EC_{50} は化合物の有効性を示す値として広く用いられている．

（膜透過性，代謝安定性および CYP 阻害能など）を調べる．特に，副作用の観点から重要な心毒性の検討（hERG 阻害能評価）はこの段階で行われる．（詳細は§5・4 を参照）

さまざまな化合物の評価結果（図 4・1b の **1**～**3** の評価）に基づいて，次に合成を行う化合物の設計を行い，また，評価結果を得るたびに，その情報を化合物の設計に活かしていく．この創薬サイクルを繰返し行うことにより，課題を解決し，in vivo 試験の実施にふさわしい化合物を見いだしていく．

4 **体内動態評価**　　上記の段階で良好な評価を与えた化合物について，動物を用いた動態評価により血中濃度推移，経口吸収性，脳内移行性などの臓器分布や，排出経路などを評価する．動態面での課題を明確にするとともに動物モデル実験において標的臓器において十分に暴露されるかを考察し，薬理実験実施の妥当性を判断する．

5 **疾患モデル動物などを用いた薬効評価**　　まず短期間投与の薬理実験により，評価化合物の病態改善への寄与（薬効）を推定する．体内動態評価結果とあわせ十分な薬効が期待できる化合物は，長期間投与によって疾患モデル動物の病態が改善するか評価する．

6 **安全性評価**　　リード化合物を選定するための安全性試験は簡易なかたちで行う．

このような評価で絞り込んだ化合物をリード化合物という．その後，開発候補化合物の取得に向けたリード化合物の最適化段階では，再び **1**～**6** を評価しながら，開発候補品としてより質の高い化合物を合成，選抜していく．最適化段階では，探索段階より厳しく安全性を評価する必要がある．また，開発候補化合物となりうるかどうかは，臨床予測（ヒトでの体内動態や薬効を示す用量などの予測）も行ったうえで判断する．

このヒット化合物からリード化合物および開発候補化合物の取得までの流れは§7・1 で詳述する．

4・2　スクリーニングにおけるアッセイ法

化合物スクリーニングにおけるアッセイは，本来であれば治療効果や病態の改善効果を直接指標にして，すべての化合物に対して行うのが理想であるが，長い期間と莫大な費用がかかるため現実的ではない．そのため一般的に，最初のスクリーニングのアッセイでは，創薬標的分子に対する作用を人為的な系で評価する．そのた

め生理的条件と乖離した条件であることも多く,個々のアッセイごとに結果の解釈に留意しながら,先の段階に進むことが求められる.

4・2・1 アッセイ法の分類

アッセイ法にはさまざまな分類法があるが,分類されたそれぞれの範疇に特有の利点あるいは欠点がある.新たなアッセイ法が開発された場合も,その方法の特性を分類に基づいてある程度推測できる.ここでは,cell-free と cell-based による分類,およびアッセイ技術による分類を紹介する.

a. cell-free と cell-based による分類　一般に,HTS を用いる一次評価(評価化合物数が多い)においては,操作が簡単で低コストな cell-free アッセイ法を用いることが多い.一方,細胞応答,生体分子の細胞内局在変化などを指標とする場合には,cell-based アッセイ法を用いる.高次評価では,より生体に近い条件で評価したいので cell-based アッセイ法を用いる.

i) **cell-free**(試験管レベル)

試験管レベルで,疾患に関与している酵素あるいは受容体などの生体高分子の活性を cell-free で評価するアッセイ法であり,酵素活性,受容体へのリガンド結合能およびタンパク質-タンパク質間結合の変化などが測定対象となる.

ii) **cell-based**(細胞レベル)

細胞レベルで評価するアッセイ法で,さらに以下の2種類に分けられる.

- **分子標的型**: 細胞の応答を指標とするアッセイ法であり,受容体の活性化,イオンチャネルの活性化,セカンドメッセンジャーの産生,シグナル伝達タンパク質の活性化(抑制),生体分子の細胞内の局在変化,生理活性物質の産生分泌などが測定対象となる.ルシフェラーゼなどを用いるレポーター遺伝子法,Ca^{2+} や cAMP などを測定する細胞機能測定法などがある.
- **表 現 型**: 細胞増殖あるいは細胞骨格の状態変化や神経細胞の突起形成伸張などの細胞形態変化などが測定対象となる.セルイメージングのハイコンテントスクリーニング法(§4・7・3)などがある.

b. アッセイ技術による分類(各アッセイの原理,方法などの詳細は §4・5 と §4・6 を参照)

i) **生化学測定によるアッセイ法**(§4・5)

評価化合物の標的分子への作用活性を解析するアッセイ法であり,検出技術として,吸光,発光,蛍光,放射線,質量分析などが用いられる.具体的には,酵素活性測定,受容体結合実験,受容体の活性化による代謝物(二次メッセンジャー)変化測定,標的タンパク質と結合タンパク質の結合量測定などが行われる.

さらに，測定のための分離/抽出の有無によって，ヘテロジニアスアッセイ法とホモジニアスアッセイ法に分けることもできる．

- **ヘテロジニアスアッセイ法**：測定対象を分離後に[*1]測定する．ELISA（抗体で補足したのちに分離），HPLC（クロマトグラフィーで分離），結合実験（ろ過で分離）などがある．
- **ホモジニアスアッセイ法**（§4·7·1）：測定対象を分離せずに[*2]単に混合して測定するアッセイ法である．迅速に測定できる利点があり特にHTSには有用である．蛍光強度測定法（FI），蛍光偏光測定法（FP），蛍光共鳴エネルギー移動測定法（FRET），時間分解蛍光共鳴エネルギー移動測定法（TR-FRET），時間分解蛍光（TRF），シンチレーションプロキミティーアッセイ（SPA），ALPHA法などがある．

ii）**物理化学測定によるアッセイ法**（§4·6）

評価化合物と標的分子の相互作用に関する結合の強弱（有無），結合様式，熱力学情報などを取得することを目的とするアッセイ法であり，検出技術としては表面プラズモン共鳴（SPR），等温滴定型熱量（ITC），核磁気共鳴（NMR）などが知られている．

4·2·2 アッセイ法の設定

アッセイ法の設定にあたっては以下の点を考慮する．

① **アッセイ法の原理・特徴を理解して選択すること**

一般に，化合物の作用を測定するにあたり，高感度，高精度，再現性の有無（マイクロプレート間あるいは実験日による変動など），簡便性，低コスト，迅速性（高スループット）を有するアッセイ法が求められるが，それぞれのアッセイ法には測定原理などに基づいた固有の特性がある．アッセイ法を設定する際には，これらの特性をよく理解したうえで，テーマにふさわしい測定法を採用すべきである．

たとえば，発光法は励起に光照射を必要とせずバックグラウンド（背景光）が低いので，高感度測定が可能である．一方で，蛍光法は感度面で発光法に劣ることもあるが，特異性においては優れていることが多く，また応用範囲も広い．放射性同位元素法は高感度で1990年代には汎用されていたが，使用上の安全性や廃棄物処理の点から，現在ではHTSにおける第一選択とは考えられていない．

[*1 *2] ヘテロジニアスアッセイ法は，標的分子のタンパク質に結合している低分子化合物（B）と結合していないフリーの低分子化合物（F）をろ過などによる分離（B/F 分離）を必要とするアッセイ法であり，ホモジニアスアッセイ法はB/F分離を必要とせず，試薬などを混ぜただけでそのまま測定できるアッセイ法（ミックスアンドメジャータイプとよぶ）である．

② 可能な限り標的分子を直接測定するアッセイ法であること

創薬研究の最終目標は疾患の治療あるいは病態の改善であることから，疾患の発症メカニズムに基づいて同定された標的分子を直接測定するアッセイ法であることが望まれる．これは cell-free あるいは cell-based のアッセイ法どちらであっても該当する．

③ 効率的アッセイ法を構築すること

可能な限り効率のよいアッセイ方法が推奨される．たとえば，作業工程が煩雑でなく，操作性に優れるホモジニアスアッセイは迅速に作業でき，前述したように，HTS などの大量化合物のスクリーニングに適している．

④ 他の要因により影響を受けやすいアッセイ法を可能な限り避けること

レポーター遺伝子法のような種々の影響を受けやすいアッセイ法は，できれば避ける．やむをえず用いる場合は，偽陽性を除去できるアッセイ法を用意する．

4・2・3 先端研究としてのアッセイ法

近年の分析科学の進歩は顕著で，その分析技術に基づいて新たなスクリーニングのアッセイ法が開発されている．ハイコンテントスクリーニング法（§4・7・3参照）などはその好例であろう．また，タンパク質に対する低分子化合物の作用の熱力学的評価ができる等温滴定型熱量測定法（§4・6・1）もユニークなアッセイ法といえる．

アカデミアにおいては，特にアッセイに対するコスト面での制約が大きく，アッセイコストがかさむ場合は評価化合物数を減らすなどの対応をとらざるをえないが，低コストでスクリーニングすることができれば，大量化合物のスクリーニングが可能になる．このアッセイの低コスト化を目的とした研究も行われている．たとえば，糖転移酵素あるいはキナーゼの酵素阻害剤を探索できるきわめて低コストのアッセイ法が開発されている[*]．このアッセイ法を用いることにより，アカデミアにおいても 10 万種類を超える化合物の評価が可能になった．

新規アッセイ法の開発とともにその周辺技術の研究も活発である．たとえば，測定のばらつきが少ない超音波を用いた分注装置あるいは測定の迅速化，低コスト化が可能な高密度マイクロプレート（コラム5を参照）などである．

これらの例に示すように，創薬の一分野であるスクリーニングは，基礎研究が創薬の応用研究へ展開できる分野であり，アカデミアにおける研究が期待されている．

---

[*] Anal. Biochem., 447, 146-155 (2014): 本論文では，糖転移酵素のアッセイ法について述べているが，同じ系でキナーゼのアッセイ法も構築できる．

4・3 アッセイの評価

アッセイにより化合物の活性を評価する前に，アッセイ系が活性の評価系として成立しているかを確認しなければならない．その指標となる数値と，確認の方法について説明する．

4・3・1 アッセイの評価指標

アッセイが活性の評価系として成立しているかを客観的な指標を用いてチェックすることが重要である．現在，用いられる代表的な指標は以下の四つである．

a. CV 値（変動係数，coefficient of variation）

計算式　$CV(\%) = SD/Av \times 100$　　（SD: 標準偏差，Av: 平均値）

どの程度のばらつきがあるかの指標で，ばらつきは，たとえば分注機の分注液量の誤差やプレートリーダーの測定値のぶれなどに起因する．スクリーニングではおおむね CV 値 10% 以内が求められる．

コラム 5

迅速・低コストのためのアッセイの高密度マイクロプレート化

HTS に求められる迅速性，低コストに関連して，高密度マイクロプレートを用いたアッセイについて紹介する．従来，アカデミアではマニュアル分注で対応できる 96 穴マイクロプレートが多用されてきた．**96 穴マイクロプレート**では，標準で約 100 μL/穴，通常 1 枚で 80 化合物のアッセイが行われる（プレートの両端は実際のアッセイには使用しない．化合物をアッセイする穴数: 80 穴 = 96 穴 − 8 穴 × 2 列）．

一方，**384 穴マイクロプレート**では，標準で約 30 μL/穴，通常 1 枚で 320 検体のアッセイが可能である．この 384 穴マイクロプレートを使用すれば，1 日当たり 1 万化合物を超えるアッセイを行うことも可能でアッセイの迅速化ができる．最近では低容量プレートも市販されており，液量を 10 μL 程度/穴まで減らすことができ，これによりアッセイコストの低減化を図ることも可能である．

さらなる高密度プレートである **1536 穴マイクロプレート**はマニュアル分注することができず，自動分注機を必要とする難点はあるが，最近はアカデミアでも使用され始めている．HTS においてはこれらの高密度マイクロプレートの使用は必須であるが，1536 穴マイクロプレートを利用する場合は，測定液量が微量であることから高感度のアッセイ法が必要になる．現在，アッセイ法の開発とその周辺技術の研究は表裏一体となって進展している．

b. S/B 比（signal/background ratio）

計算式 $S/B = Av_{100\%}/Av_{0\%}$

反応前後におけるシグナル強度の比. S/B 比が大きいほど読取り幅が大きくなるので活性有無を判定しやすくなる. 通常, 最低でも S/B 比 2 以上, できれば 3 以上が求められる.

c. S/N 比（signal/noise ratio）

計算式 $S/N = (Av_{100\%} - Av_{0\%})/SD_{0\%}$

ベースのばらつきに対するシグナルの大きさの比である. S/B 比と混同されやすいので注意を要する.

コラム 6

評価指標によるアッセイ法の評価例

2 種類のアッセイ法を用いてスクリーニングした結果, A と B の結果を得た（図 4・2）. この場合どちらのアッセイ法が優れているか, また検討すべき事項は何かを考えてみよう. S/B 比, Z′ファクターはいずれも B のほうが若干優れている. しかし, ほぼ互角で優劣はつけがたい. B はばらつきが大きいが, これを A に比べ 2 倍大きい S/B 比でカバーしている. 可能であれば, B のばらつきの原因を探り, この点が改善できれば, さらに優れたアッセイ法になる.

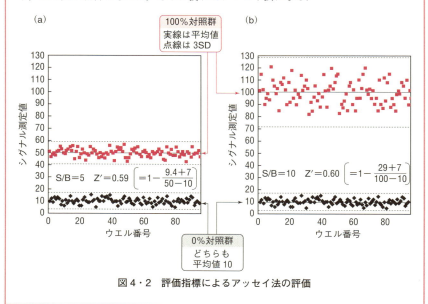

図 4・2 評価指標によるアッセイ法の評価

d. Z'ファクター

計算式 $Z' = 1 - (3 \times SD_{100\%} + 3 \times SD_{0\%})/(Av_{100\%} - Av_{0\%})$

データのばらつきやシグナル強度から計算されるアッセイ法の質の目安となる数字で，アッセイ法の精度を表す最も重要な指標である．一般に，Z'ファクターが0.5以上あればアッセイ法として合格とみなされる．別法として，Z'ファクターは，$Z' = b/a$でも求められる（図4・3）．

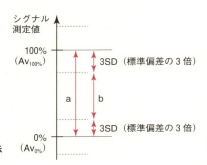

図4・3　Z'ファクターの算出法

上記のアッセイの評価指標は，他の研究者が行ったパイロットスクリーニング（§4・3・2）あるいは一次評価のアッセイ結果を評価する際にも参考となる．

4・3・2　アッセイ条件の最適化とパイロットスクリーニング

スクリーニングにおいて確実にヒット化合物を取得するためには，実際のアッセイに先だって，① アッセイ条件を最適化すること，② 最適化したアッセイ条件に基づいてパイロットスクリーニングを行うこと，が重要である．

これらの検討により，アッセイが評価系として成立しているかを確認できる．

a. アッセイ条件の最適化　アッセイ条件を最適化するため，マイクロプレート（1枚）の一部の穴を使ってコントロール（0％と100％）の値から，S/B比，CV値，Z'ファクターを算出する．陽性対照化合物（ポジティブコントロール）がある場合は，その活性確認も行う．次に，プレート全面を使って（化合物の代わりにすべてDMSO[*]として）反応を行う．全面のCV値とZ'ファクターを求めると同時に，測定値をヒートマップや散布図で表示してばらつきや偏りを検証する．実験日を変えて再現性も確認する．

---

[*] 一般に，化合物は化合物保管庫に粉の状態および有機溶媒に溶解した状態（たとえば，2 mMあるいは10 mMなどの高濃度溶液）で別々に保管されているが，溶解に用いられる有機溶媒としてDMSO（ジメチルスルホキシド）が一般的である．アッセイの目的に応じて高濃度の化合物溶液を水系に希釈して，生体分子の活性に対する作用評価を行うことになる．

b. パイロットスクリーニング　アッセイ条件の最適化を検討したのち，実際の化合物を用いたアッセイを行う．構築したアッセイ条件で少数の化合物（プレート数枚）を試験してみる．これをパイロットスクリーニングとよぶ．パイロットスクリーニングを行う目的と検証すべき項目を表4・1にまとめた．

表4・1　パイロットスクリーニングの目的と検証項目

目　的	検証すべき項目
① アッセイ法が評価系として成立しているかを確認する ② アッセイ法の問題点を早期に発見して対処する ③ ヒット率やどのような化合物がヒットするかという結果の予想	① 操作上の問題点 ② データのばらつき・精度 ③ 化合物の濃度，活性化合物の選択基準の妥当性 ④ 再現性や特異性（化合物の光学的影響の有無など）の確認

4・4　アッセイにおける材料に対する留意点

　アッセイの基本的な材料は，検出用試薬，基質，生体高分子，細胞である．創薬研究段階の初期から，動物モデルの *in vivo* 実験および臨床治験で効果を有する化合物を選抜・創出することが求められており，構築したアッセイ法がこの目的に合致しているかを検討し，必要に応じてアッセイの材料や方法を見直すことが必要である．本節ではアッセイにおける材料に対する留意点を述べる．

4・4・1　検出用試薬

　アッセイデータに対して，評価化合物による光学的影響が生じることがある．たとえば，反応液中に共存する評価化合物が，検出用試薬の測定読み値で使用する波長付近に吸光をもつ場合，測定の読み値を変化させる．その結果，ヒット化合物取得段階の μM レベルの評価濃度では，評価化合物の作用を誤って評価する結果を与えることがある．

　検出用試薬と評価化合物が相互作用して，アッセイ結果に影響を及ぼすこともある．たとえば複数の反応を組合わせた反応系（カップリング反応*）を用いたアッ

---

*　有機化学と創薬のアッセイ法におけるカップリング反応は異なる意味で使用されている．有機化学におけるカップリング反応は，二つの分子を結合させて一つの分子にする化学反応をさすが，アッセイ法におけるカップリング反応は，複数の反応が連鎖的に起こるように組合わせた反応系をさす．このような系を構築することで，間接的ではあるが，目的とする物質が効率的に測定できるようになる．例として，図4・5の細胞傷害アッセイ法のカップリング反応があげられる．

セイ法は，検出用試薬類と評価化合物が反応して，誤ったデータ結果を示すことがある．この点を考慮に入れてデータを解析する必要がある．

4・4・2 人工基質としてのタンパク質の部分構造

タンパク質の部分構造に蛍光分子を結合させた**人工基質**を設計・調製することにより，高感度でホモジニアスな系が構築でき，特にヒット化合物探索の初期段階で利用されている．その一方で，部分構造を用いることの妥当性は検討課題となる．つまり，タンパク質全体と部分構造では，基質認識部位の結合状態が異なる可能性があること，また細胞内のタンパク質の状態が部分構造のタンパク質とは異なる可能性があることなどである．生体内と異なることにより，アロステリック部位に作用する化合物の作用評価に影響することもある．

コラム7

アッセイデータばらつきの原因

アッセイデータがばらつくことにより，真のヒット化合物の取得が困難になり，創薬研究がスタートからつまずくことがある．この点から，ばらつきが起こる原因を把握しておくことは重要である．以下に種々のアッセイ法に共通にみられるばらつきの原因を列挙した．

① 温度・湿度

マイクロプレートは温度ムラがあるとデータがばらつきやすい．蓋をしていても外側の穴は蒸発しやすいので使わない．また，プレートを積み重ねるとプレート間で温度，蒸発に差がでるので，インキュベーションする際はプレートの積み重ねを避ける．室温インキュベーションでもできれば温度管理する．

また，DMSO液は吸湿しやすいことに留意する必要がある．常温，常湿で放置するとDMSO液は半日で約10%吸湿する．一般に，吸湿したDMSOは溶解度が下がるため化合物が析出しやすいので，結果として化合物の濃度が変わることになる．対策として，蓋を開けた状態で放置しない，凍結融解を繰返さないなどがあげられる．

② 時 間

プレート分注における時間差も，ばらつきの原因として無視できない．全穴が一定の反応時間になるように細心の注意を払って調整する．

③ 希 釈

i) 析 出：DMSO液を水系で希釈する際に化合物が析出しやすい．化合物原液（2〜10 mM）を水系で希釈する際は，複数回の段階希釈ではなく，1回の操作でなるべく低濃度となるように希釈操作を行う．

4・4・3 遺伝子組換え法などにより発現させた生体高分子

生体高分子として酵素を例に取上げて説明する．

遺伝子組換え法を用いることにより大腸菌などに発現させたヒト型酵素が入手でき，それを用いた反応系も構築できる．選択性，種差の評価は同様の手法で各種の酵素が入手できるため，データの比較が容易である．

一方，細胞内と組換え由来の酵素の状態の違いを考慮する必要がある．酵素は細胞内あるいは細胞膜上で複合体を形成している可能性があるため，アロステリック部位への化合物の結合を評価する場合には，材料としての適切さを検討することが望まれる．また，病態時の酵素は修飾されている可能性もあり，その状態については研究段階では不明なことが多いためモデル動物実験との乖離を生じることがある．

ii) 吸着，不安定：一般に，水系で希釈した化合物は析出しなくとも徐々にプラスチック容器などに吸着されやすくなる．またDMSO溶液中よりも不安定なことが多い．対策として，水系で希釈した化合物は1回使いきりとする．また，冷凍保存後に再使用することは避けるなどが考えられる．

④ **ケミカルアグリゲーション**（p.177 参照）

ケミカルアグリゲーションは化合物どうしが会合して数10〜数100 nmの微粒子を形成する現象である．非常に小さいため析出せず，透明である．この微粒子（アグリゲート）はタンパク質や細胞に吸着しやすいので，特異性が低く偽陽性の原因となる．アグリゲートはある濃度以上（通常数 μM 以上）で出現する．したがって阻害曲線は急勾配の濃度依存性を示すことが多い．

ケミカルアグリゲーションによるヒットを除外する理由として，

1) 選択性が低い
2) 活性を向上させることが困難である
3) 生理的条件下ではほとんど活性がなくなる

などがあげられる．また，ケミカルアグリゲーションによるヒットを生じさせないためには，

1) 界面活性剤を添加して試験する
2) ウシ血清アルブミン（BSA）を添加して試験する

などの対応が考えられる．

⑤ **材料（試薬，細胞など）の安定性や吸着**

材料の安定性の低さおよび吸着もばらつきの原因になる．

4・4・4 遺伝子導入細胞

株化細胞[*1]への遺伝子導入によって，創薬の標的分子のためのアッセイ用細胞が調製でき（§3・5・1），特に膜タンパク質のように精製が困難な標的分子の機能を観察するためには有用である．また，標的分子の機能に関連するレポーター遺伝子システムを発現させることで，細胞内でのシグナル伝達を高感度かつ高効率に評価するアッセイ法が構築できる．

遺伝子導入により高感度となる一方で，過剰な細胞機能修飾が生じることもあり，その場合はアッセイデータに影響を与える．たとえば，受容体では，過剰な受容体の存在によりパーシャルアゴニストを評価するための内活性（固有活性）[*2]が測定できないことがある．

また，遺伝子導入細胞は必ずしも動物モデルの臓器内細胞と同じとはいえない．このため動物モデルの応答との関係性を考察するためには，初代培養細胞などを用いることが好ましい．さらに，細胞は継代により活性に変化が生じやすい．安定な継代数の範囲でスクリーニングが終了するように計画を立てることが求められる．

4・5 基本的なアッセイ法(1)：生化学測定法

アッセイ法活用の基礎について §4・2～§4・4 で説明してきた．本節と次節では，具体的なアッセイ法を生化学測定法と物理化学測定法に分けて紹介する．

in vitro 系の**生化学測定法**は，スクリーニングのアッセイ法として汎用される．特に，吸光，蛍光などの光学特性の変化を基本原理とする測定法によって低分子化合物の作用が評価されてきた．ここでは，創薬スクリーニングで用いる生化学測定法の原理を説明し，アッセイとしての活用事例を紹介する．

4・5・1 吸 光 度 法

測定原理 ある物質の溶液に光を照射すると，その物質の光学特性に基づいて照射光が吸収される．この吸収の強度（**吸光度**）は溶液中の物質の濃度に比例するため，吸光度の測定により溶質を定量できる．本法は定量分析に広く利用される．

[*1] 生体から取出して，最初に播種して培養した細胞を**初代培養細胞**とよぶ．初代培養細胞をさらに増殖，維持を目的に培養（継代培養）することで無限増殖能を獲得して不死化し，一定の安定した性質を有した細胞を株化された細胞（株化細胞）という．一般に，初代培養細胞は生体内での細胞の性質を比較的よく保持しているが，株化細胞は性質が変化していることが多い．

[*2] 薬がその標的である受容体と結合した際に生み出す能力を**内活性**（固有活性）という．生じる応答反応を割合で比較する数値であり，フルアゴニストとパーシャルアゴニストが存在するアゴニストにおいて，フルアゴニストは生物学的応答反応をひき起こす efficacy（効力性）が大きく，その内活性は 1，パーシャルアゴニストは efficacy が小さく，内活性は 0～1 の値になる．

4・5 基本的なアッセイ法(1)：生化学測定法

アッセイ適用例 定量分析のなかでも酵素活性の測定に用いられることが多く，この場合は酵素反応による基質の減少や生成物の増加などの濃度変化を吸光度の変化として観察する．吸光度法を用いた酵素活性測定のしくみは下記の3点である．
1) 酵素反応によって基質は発色物質に変換される．
2) 照射光は，発色物質が吸収する波長の光を使用する．
3) 照射光は，測定溶液において，対象とする発色物質に吸収される．反応液は夾雑物による吸収の影響が低くなる組成とする．

長所 長年にわたって汎用されているアッセイなので，方法論が確立されていることに加え，測定機器が安価であり，試薬も入手しやすい．

短所 測定対象物質の吸収波長近傍に吸収波長帯を有する評価化合物は，吸光度に影響するため，アッセイ結果の解析の際には注意を要する．また，ダイナミックレンジが他の原理に比べて狭い．

この測定原理に基づいた2例のアッセイ法を以下に紹介する．

例1 ELISA*法による IL-6 定量

方法 測定対象の物質である IL-6 に対する特異的抗体（一次抗体）をアッセイプレート上に固定し，IL-6 を捕捉したあとに洗浄する（図4・4）．さらに酵素（西洋わさびペルオキシダーゼ（HRP）など）で標識された二次抗体（抗IL-6抗体）で捕捉したあとに余剰の抗体を洗浄除去する．HRP の基質（たとえば o-フェニレンジアミン）から反応により生じた生成物量を吸光度（490 nm）により測定し，標識酵素活性（HRP）を求める．酵素活性と IL-6 量の関係の検量線を作成することが可能であり，IL-6 量の変化を定量的に評価することができる．本法をサンドイッチ ELISA 法という．

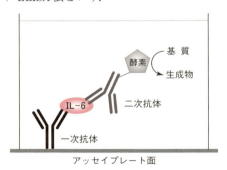

図4・4 サンドイッチ ELISA 法のしくみ

---

* enzyme-linked immune sorbent assay

評価対象 ELISA法は，抗体の特異性が最大限に活用された，夾雑物中の目的物質を定量的に測定できる方法である．創薬スクリーニングでは，標的分子である酵素の基質あるいは生成物に対する特異的な抗体を使用するELISA法を，酵素に対する低分子化合物の作用評価のアッセイにしばしば用いる．また，酵素だけでなく，サイトカインやホルモンなどの液性因子の定量に加え，細胞内タンパク質の定量，がん細胞増殖に関わるリン酸化をはじめとする修飾タンパク質の定量など，生理応答の指標となる物質の評価に幅広く活用される．さらに，動物実験における血中のバイオマーカーの測定にも利用される．

補足 アッセイ作業の観点では，洗浄除去に手間がかかるので，10万化合物を超える大量化合物のスクリーニングには適さない．一方で，洗浄により評価化合物が除去されるので，測定において評価化合物の吸光特性の影響を受けないことは薬理作用を評価するには利点となる．

例2 細胞傷害アッセイ

方法 細胞傷害性を有する低分子化合物を細胞に作用させると，細胞外へ酵素類が漏出する．その酵素量を測定することによって細胞への傷害の度合を調べることができる．細胞外に漏出した乳酸脱水素酵素（lactate dehydrogenase：LDH）量を測定する方法を図4・5に示した．LDHにより乳酸，NAD^+からピルビン酸とNADHが産生され，そのNADHを補酵素としてジアホラーゼによりテトラゾリウムからホルマザンが生じる．実際の実験では細胞培養上清にこれら試薬を添加し，この一連のカップリング反応により，LDH量に比例して産生されるホルマザンを吸光度（500 nm）で測定する．

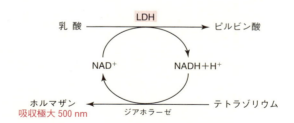

図4・5　LDH活性測定による細胞傷害アッセイ

評価対象 この細胞傷害アッセイにより，がん細胞への低分子化合物の殺傷効果を評価することができる．このアッセイ法は一般的に低分子化合物の細胞に対する毒性の評価法としても用いられる．

補足 ここで紹介したように，カップリング法を用いると，直接定量することが難しい物質を，吸光度や蛍光として検出できる物質に変換して間接的に測定できるので，さまざまなかたちでアッセイ法に活用されている．

その他の吸光度法の適用例には，ホスファターゼにより生じるリン酸定量（マラカイトグリーン法），細胞増殖測定（MTT法，WST-8法）などがある．

4・5・2 発 光 法

測定原理 化合物には化学反応によって励起状態の生成物に変換されたのち，基底状態に戻る際のエネルギーを光として放出する性質をもつものがある．この発光量と反応生成物量は比例することから生成物の定量分析に利用される．

アッセイ適用例 アッセイでは，酵素活性の測定に用いられることが多く，生成物の増加に伴う発光を観察する．また，酵素活性測定値は酵素の相対的濃度の比較に用いることができるので，レポーター遺伝子法，カップリング法などに活用される．発光法を用いた酵素活性測定に関する基本的なしくみは下記の2点である．
1) 酵素反応による基質から生成物への変換により発光が生じる．
2) 生成物に特有の波長の光が生じる．反応以外の発光は生じない．

長所 発光法はバックグラウンドが小さく，シグナルノイズ（S/N）比が高いアッセイ法である．

短所 アッセイ法に応用できる反応は限定的である．測定対象物質の発光波長近傍に吸収波長帯を有する評価化合物は，発光を吸収するため測定値が低くなる．

この測定原理に基づいたアッセイ法の例を以下に示す．

例 レポーター遺伝子法を用いる腫瘍壊死因子応答シグナル経路の測定

腫瘍壊死因子（TNF）の刺激によりNF-κB*経路が活性化されて応答遺伝子群の発現が調節される．この生理応答を迅速に評価するためのレポーター遺伝子法の適用例を示す．

方法 アッセイ用の細胞には，NF-κB応答配列とルシフェラーゼ遺伝子配列を組合わせたレポーター遺伝子を導入する．この細胞では腫瘍壊死因子刺激依存的な応答の結果としてNF-κBが核に移行し，転写・翻訳が起こる（図4・6）．

この遺伝子発現量と比例して，アッセイ用細胞では，導入したレポーター遺伝子からルシフェラーゼが産生される．ルシフェラーゼの活性は特異的基質を用い

---

* Nuclear factor kappa B，転写因子．

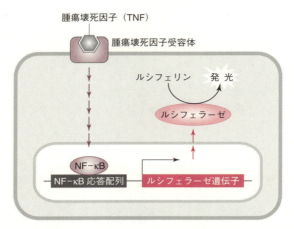

図4・6　腫瘍壊死因子刺激によるNF-κB応答性のレポーター遺伝子法

て図4・7の反応によって生じる発光により測定する．すなわち，ルシフェラーゼ活性により，ATP存在下に，D-ルシフェリンからオキシルシフェリンへの変換が生じる．その際に特異的な波長の発光が生じるので，その発光測定によりルシフェラーゼ活性が測定でき，遺伝子発現量の調節を評価できる．

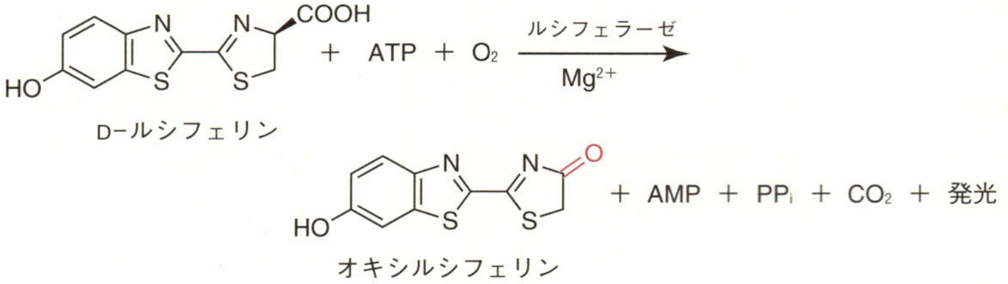

図4・7　ルシフェリンを基質とするルシフェラーゼによる発光反応

このようにして，遺伝子発現量をレポーター遺伝子の発現を指標として評価する方法がレポーター遺伝子法であり，高感度かつ簡便に測定できる．mRNA量を定量PCR法で測定することや，目的とするタンパク質を抽出後に免疫化学的に測定することに比べてはるかに迅速性や簡便性に優れている．

応用　レポーター遺伝子法は，疾患に関連する遺伝子発現を指標としたスクリーニングに活用される．例では，TNF刺激（リガンド）で生じるNF-κBによる応答配列を介した遺伝子発現の調節を観察できるように細胞と検出試薬の組合わせが設計されており，リガンド作用と転写因子の間のシグナル経路上の多様な分子（たとえばキナーゼやホスファターゼなど）に対する低分子化合物の作用を評

価できる．リガンド，転写因子，応答配列を変えることで，新規の標的分子のアッセイ法が構築可能である．

注意 レポーター遺伝子法は高感度で，さらに多検体を同時に評価できるので，ヒット化合物取得のためのスクリーニングにおいて多用され，またヒット化合物から開発候補化合物取得までのスクリーニングにおいても有用な方法である．しかしながら，注意すべき点もある．低分子化合物が，標的分子への作用だけではなくアッセイ用細胞の遺伝子発現に関係する多様なタンパク質（RNAポリメラーゼなどを含む）に対して作用した結果としてレポーター遺伝子量を増減させている可能性があるため，その作用の選択性については，このアッセイ法だけでは保証できない．アッセイで想定されているシグナル経路における標的分子に対する選択性の評価には，別途に非選択的作用を除去するためのカウンターアッセイを行い，標的分子への選択性を担保すること，あるいは直接標的分子への作用を検出できるアッセイ法を用いた確認試験が必要である．

その他の発光法適用例に，核内受容体のリガンド依存的活性検出試験，細胞増殖試験（ATP量測定法）などがある．

4・5・3 蛍 光 法
a. 蛍光強度測定法 （**FI**, fluorescence intensity）
測定原理 ある物質に特定波長の光（**励起光**）を照射すると，物質はその光を吸収して励起一重項状態になり，その後基底状態に戻る際にエネルギーを光として放出する．この発光が**蛍光**であり，そのような性質を有する物質を**蛍光化合物**とよぶ．一般に蛍光波長は励起波長よりも長い．

アッセイ適用例 創薬研究では，蛍光化合物で標識したペプチドを用いる酵素アッセイ法，蛍光標識抗体による免疫化学的測定法，イオン感受性蛍光色素によるイオン濃度変化の測定法などの多様なアッセイ法に活用される．蛍光強度測定法を用いた酵素活性測定に関する基本的なしくみは，下記の3点である．

1) 酵素反応による基質から生成物への変換に伴い，基質あるいは生成物の蛍光強度が変化する．
2) 照射光には，蛍光物質が吸収する波長の光を用いる．励起光とよばれる．
3) 蛍光物質固有の蛍光スペクトルから最大蛍光を示す波長で測定する．しかし，酵素活性測定用の成分に蛍光をもつ物質を含む場合には，重ならない蛍光波長を選択する．

長所 ダイナミックレンジが広く高感度化が可能である．多様な目的に対応した

蛍光化合物が開発されており,入手可能な市販品が増えている.蛍光特性が異なる多種類の蛍光タンパク質を利用し,細胞の多重染色を行うことができる.

短所 測定対象物質の励起波長あるいは蛍光波長近傍に吸収波長をもつ評価化合物は,励起光あるいは蛍光を吸収し,蛍光値が減少する.あるいは,励起光によって評価化合物自体が蛍光を発する場合は,蛍光値が増加する.結果の解析では,評価化合物のこのような影響をバックグラウンドとして測定値から除く必要がある.

この測定原理に基づいた2例のアッセイ法(ペプチダーゼ活性測定とカップリング反応を用いるADP定量によるキナーゼ活性測定)を以下に示す.

例1 ペプチダーゼ活性測定

方法 ペプチダーゼの基質となるペプチドのC末端にAMC(7-amino-4-methyl coumarin)を結合したものをアッセイ系の基質とする(図4・8).H–Gly–Pro–AMCは,ペプチダーゼ活性により,H–Gly–ProとAMCに分解される.標識体のメチルクマリンアミドは蛍光を発しないが,ペプチダーゼ活性によって生成するAMCは励起波長360 nmにより蛍光波長440 nmの蛍光を発する.これを測定することにより反応生成物量を定量できる.

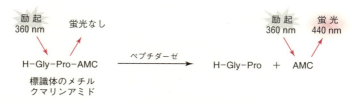

図4・8 ペプチダーゼ活性測定法 加水分解反応による蛍光特性変化を利用する.

応用 創薬を指向した生理活性ペプチドの分解酵素の研究においては,低分子化合物の酵素阻害作用を測定するためのアッセイ法として,同様の蛍光標識した基質ペプチドを用いた方法が活用される.

特異性が十分高い人工基質を使用することによって,細胞抽出液中でもペプチダーゼ活性を測定できる.さらに基質の細胞膜透過性を高めることで,細胞内での反応を測定可能となり,細胞内での生理応答における変化を観察するアッセイ法を構築できる.

補足 蛍光強度測定法の例としてペプチダーゼにおける活用事例を示したが,人工基質を活用する酵素活性測定法への応用事例は多い.たとえば,薬物代謝酵素である酸素添加酵素類(シトクロムP450)の活性測定法のため人工基質系も開発されており,スループット性の高い阻害作用試験も可能となっている.

例2 カップリング反応を用いる ADP 定量によるキナーゼ活性測定

方法 図4・9にプロテインキナーゼ反応によって生成する ADP をカップリング反応によって定量する方法を示した．ADP ヘキソキナーゼは ADP を基質として用いてグルコースをグルコース 6-リン酸に変換する．生じたグルコース 6-リン酸が G6P デヒドロゲナーゼによりグルコノラクトン 6-リン酸になる際に，補酵素である $NADP^+$ が NADPH に変換される．この NADPH を補酵素として用いてジアホラーゼがレサズリンをレゾルフィンに変換する．生じたレゾルフィンを励起波長 540 nm, 蛍光波長 590 nm で測定する．この蛍光強度と ADP の生成量が比例することから，プロテインキナーゼ活性を測定できる．

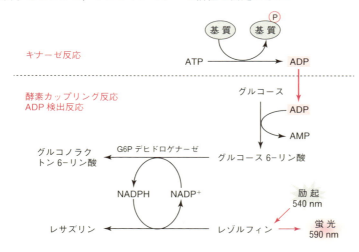

図4・9　カップリング反応を用いる測定

応用 この方法は創薬標的分子候補として注目されるプロテインキナーゼファミリーの活性測定法であり，低分子化合物の阻害作用を評価するアッセイに応用できる．プロテインキナーゼの活性測定法は多種類開発されており，ADP 定量法はその一つである．ADP を定量対象とすることで，基質タンパク質が異なっても他のキナーゼの阻害剤を研究する際に同じ測定原理が活用できる利点がある．

その他の蛍光強度測定法の適用例には，細胞増殖試験法，免疫化学的測定法（ハイコンテントスクリーニング法なども含む），カルシウムチャネル活性測定（カルシウム感受性色素法）などがある．

b. 蛍光偏光測定法（FP, fluorescence polarization）

測定原理 蛍光物質を1分子で考える場合，偏光させた励起光を照射すると，偏光の蛍光が生じる．しかし，励起光を吸収してから蛍光を発するまでのわずかな時間に蛍光物質は熱運動で回転するため，生じる蛍光の向きが変化する．つまり蛍光物質を含む反応液全体で考える場合，その蛍光の偏光が保持される割合は大きく減弱する．一方で，蛍光物質がタンパク質などの大きな分子と複合体を形成すると，その熱運動による回転速度が大きく低下し，蛍光の偏光がより保持されることとなる．この原理を用いて，蛍光物質の分子サイズの変化（複合体形成）を測定する手法を，蛍光偏光測定法とよぶ（図4・10参照）．

アッセイ適用例 この方法は，蛍光標識された物質とその物質を認識する抗体を使用する免疫化学的測定法に活用される．また，低分子化合物を蛍光標識したリガンドのタンパク質への結合を観察する実験（結合実験）にも応用できる．蛍光偏光法を用いた酵素活性測定に関する基本的なしくみは，下記の3点である．
1) 蛍光物質は，高分子量の受容体（あるいは抗体など）と結合して分子サイズが変化すると，蛍光の偏光度がより高くなる．
2) 照射光は，蛍光物質が吸収する波長の光を偏光させて用いる．
3) 蛍光の偏光度（mili polarization, mP）を測定する．

長所 ホモジニアスアッセイ法による免疫化学的測定法が構築できる．

短所 蛍光標識された物質あるいはペプチドに対して，結合するタンパク質の分子量差がある組合わせ，たとえば低分子と抗体のような組合わせが好ましく，タンパク質-タンパク質の組合わせの場合，ダイナミックレンジが小さくなりアッセイ法に適用するのは難しいため，標識する側を部分ペプチドとするなどの工夫が必要となる．専用の測定機器が必要である．

この測定原理に基づいたアッセイ法の例を以下に示す．

> **例** Rho/RhoGEF* による GDP/GTP 交換反応
>
> GDPを蛍光偏光法によって定量する方法を示す．
>
> **方法** FITC（蛍光分子）標識 GDP（FITC-GDP）は抗体に捕捉されて複合体となると分子サイズが大きくなり，蛍光偏光測定においては，mP値が複合体の量が増加するにつれて大きくなる．
>
> 定量反応について図4・11に示した．一定量のFITC-GDPと抗GDP抗体が複合体を形成する反応条件に対して，GDPを添加することにより，濃度依存的に抗体で捕捉される FITC-GDP が減少する．その結果 mP 値は小さくなるので，反応中のGDP量の変化を測定できる．

---

* GEF: quanine nucleotide exchange factor

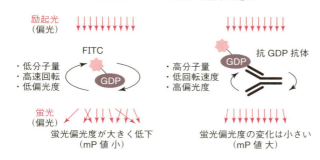

図4・10　分子の回転速度と蛍光偏光の関係の模式図

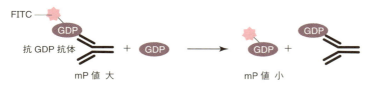

図4・11　蛍光偏光を用いたGDP定量法

　低分子量GタンパクRhoに対するRhoGEFの作用においては，GDP/GTP交換反応が生じ（図4・12），その結果GDP濃度が上昇する．このGDP濃度は，上記に示したFITC-GDPと抗GDP抗体を用いる蛍光偏光法によって測定することができる．同様の免疫化学的測定法としては，cAMPやcGMPの定量への応用があげられる．

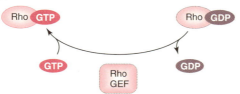

図4・12　低分子量GタンパクRhoに対するRhoGEFの作用

　応用　蛍光偏光法では，標的分子（たとえば酵素や受容体）への蛍光標識低分子化合物の結合が検出できるので，その結合を置換する作用によって評価化合物の標的分子への結合力を調べる結合実験に応用される．また，最近ではタンパク質間相互作用の定量への活用も多数報告されている．

　その他の蛍光偏光測定法適用例に，キナーゼ活性測定（ADP定量），受容体結合試験などがある．

c. 蛍光共鳴エネルギー移動測定法(**FRET**, fluorescence resonance energy transfer)

測定原理 近傍に存在する特定の2分子において，励起状態の分子（ドナー分子）から他方の近傍の分子（アクセプター分子）にエネルギーが移動する現象が知られている．この現象を**蛍光共鳴エネルギー移動**（**FRET**）とよぶ．移動したエネルギーによって励起されたアクセプター分子が蛍光を発する場合と，アクセプター分子がエネルギーを吸収し消光する場合の2種類あり，それぞれの特徴を活かしたアッセイ法の応用例がある．

アッセイ適用例 酵素反応，たとえばプロテアーゼ反応によるペプチドの分解測定においては，FRET を生じる官能基をプロテアーゼの切断部位の両側に設計した基質を使用することで，プロテアーゼによる分解で基質中の FRET 現象が消失し，蛍光強度の変化として観察できる（図4・13参照）．この原理は免疫化学的測定にも応用される（§4・7・1b参照）．

蛍光共鳴エネルギー移動測定法（消光する場合の組合わせ）を用いた酵素活性測定に関する基本的なしくみは，下記の2点である．

1) 基質中ではドナー分子とアクセプター分子間はエネルギー移動できる距離に近接しているが，酵素反応による分解の結果，2分子間の距離が離れエネルギー移動を生じない．
2) ドナー分子は照射光を吸収し，励起状態となりその状態から基底状態に戻る際にエネルギーを生じる．アクセプター分子には，そのエネルギーを吸収できる波長特性をもつ分子を選択する．

長所 2分子の近接する現象を検出できることから，タンパク質-タンパク質相互作用測定に応用できる．時間分解蛍光測定法（p.99）と組合わせることでバックグラウンドの低いホモジニアスアッセイ系が構築できる．

短所 エネルギー移動効率が高い標識分子の組合わせを実験に合わせて探索する必要がある．蛍光強度測定法（p.93）と同様の短所があるので，評価化合物のアッセイへの影響を除外したうえで，データを解析する必要がある．

この測定原理に基づいたアッセイ法の例を以下に示す．

例　FRET を活用するプロテアーゼ活性測定

方法 プロテアーゼの基質タンパク質切断部位を挟むように合成ペプチドを MCA[*1]（ドナー分子：蛍光団）と Dnp[*2]（アクセプター分子：消光団）で標識する．例示した合成基質ペプチドでは，励起 325 nm で MCA から生じるエネ

---

*1　(7-methoxycoumarin-4-yl) acetyl
*2　2,4-dinitrophenyl

ギーは Dnp によって吸収されて蛍光は生じない．しかし，プロテアーゼで切断されるとドナー分子である MCA とアクセプター分子である Dnp との間の距離が遠くなることで FRET ペアによるエネルギー移動が発生しなくなり，325 nm の励起による MCA の蛍光を 392 nm で検出できるようになる．切断された生成物量の増加に伴い蛍光も増加するため，これをプロテアーゼ活性の指標とすることができる（図 4・13）．

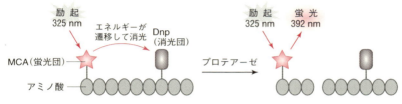

図 4・13　FRET を利用するプロテアーゼ活性測定法

応用　創薬においては，関節破壊に関与するマトリックスメタロプロテアーゼなどのプロテアーゼの活性測定に応用される．ホモジニアスアッセイが可能であり，ヒット化合物取得のためのスクリーニングの一次評価法として使用され，ヒット化合物から開発候補化合物取得までのスクリーニングの評価法としても使用される．

ここでは分子内 FRET の一例を示したが，分子間 FRET を活用したアッセイ法もあり，タンパク質間相互作用の検出や定量，あるいは抗体とタンパク質の間の相互作用を検出する免疫化学的測定法などに用いられる．その事例については TR-FRET（p.111）で紹介する．

その他の蛍光共鳴エネルギー移動測定法の適用例には，蛍光タンパク質および機能ドメインを組合わせたセンサー（cAMP，Ca^{2+}，リン酸化）などへの適用がある．

d. 時間分解蛍光測定法（**TRF**, time-resolved fluorescence）

測定原理　ランタノイド錯体の蛍光減衰速度は非常に遅く，半減時間が 500 μ秒以上である．一方，アッセイに供される低分子化合物の蛍光減衰速度は，半減時間 10 μ秒以下である．図 4・14 にランタノイドと一般的な低分子化合物の蛍光寿命の違いを示す．低分子化合物の蛍光が減衰したあとの時間帯に測定することで低分子化合物の蛍光の影響を低減できる．この測定を時間分解蛍光測定（TRF）とよぶ．

アッセイ適用例　ランタノイド錯体で抗体を標識する免疫化学的測定法に応用され，酵素反応の生成物量の測定や細胞からの液性因子（サイトカイン）の産生量測定に

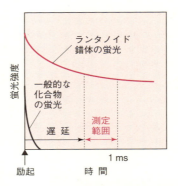

図4・14 ランタノイドの蛍光寿命と時間分解測定の概念図

などに使用される．
　時間分解蛍光法を用いた免疫化学的測定法に関する基本的なしくみは下記の3点である．
1) 抗原量に応じてアッセイプレート上の穴にランタノイド錯体標識抗体が捕捉される（図4・15）．
2) 照射光は，ランタノイド錯体が吸収する波長を使用する．
3) 測定は，ランタノイド錯体特有の蛍光波長を選択して，励起後300〜800 μ秒付近の時間帯の遅延蛍光を測定する．

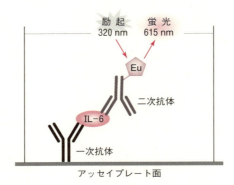

図4・15 ランタノイドを標識剤としたサンドイッチELISA法によるIL-6定量法

長所 反応液中の低分子化合物が発する蛍光と蛍光標識物質の蛍光を分離して測定できる．そのため，蛍光波長特性が類似の化合物の光学的影響を回避できる．

短所 購入可能な市販試薬の種類が限られており，別途に標識抗体の調達が必要となることが多い．専用の測定機器が必要である．

この測定原理に基づいたアッセイ法の例を以下に示す．

例 ランタノイド錯体を標識とした ELISA 法を用いる IL-6 の定量

吸光度法と時間分解測定法を比較して理解するために，図 4・4 で紹介したサンドイッチ ELISA 法の変法として紹介する．図 4・4（吸光度法）では西洋わさびペルオキシダーゼ標識酵素を用いて酵素反応の生成物の吸光度を測定したが，図 4・15（時間分解測定法）では，ランタノイド錯体標識（ユーロピウム：Eu）体の蛍光を検出する．

方法 アッセイプレートに固定した一次抗体で IL-6 を捕捉し，ランタノイド錯体標識(Eu)二次抗体でさらに捕捉させる．余剰の二次抗体を洗浄して除去後に蛍光測定を行う．時間分解蛍光測定によりバックグラウンドを低減することができ，蛍光測定のためダイナミックレンジは吸光度法に比べて広い．

応用 細胞応答によって分泌される液性タンパク質（たとえば IL-6）の定量などに活用される．免疫化学的測定法への応用として時間分解蛍光共鳴エネルギー移動測定法（TR-FRET 法，p.111）を紹介しているので，参照されたい．

その他の時間分解蛍光測定法の適用例には，免疫化学的測定法がある．

4・5・4 放射性同位元素法

測定原理 放射性同位元素は，その核種の不安定性から放射線を放出して放射性崩壊（放射能）を起こす元素である．

アッセイ適用例 アッセイ法には ^{3}H，^{14}C，^{32}P，^{125}I などが標識元素として用いられる．^{32}P はチェレンコフ光として，^{3}H，^{14}C および ^{125}I は液体シンチレーションカクテル*との混合によって生じる発光を測定する．^{125}I はガンマ線を生じるので専用の γ-カウンターでも測定できる．標識した生理活性リガンドと受容体との結合を測定することが代表的な活用例であるが，そのほかにも酵素反応用の基質を標識して反応後の生成物の放射活性を測定する方法など多様な物質の定量法に応用されている．放射性同位元素法を用いた酵素活性測定に関する基本的なしくみは，次の 3 点である．

---

* 液体シンチレーションカクテル：PPO（発光剤ダイフェルオキサゾール）などをトルエンなどの溶媒に溶解したもの．崩壊によって生じる電子の運動エネルギーにより有機シンチレーター分子を励起する．この励起された分子が基底状態に戻るときに，シンチレーション光が発生する．

1) 化合物あるいはペプチドの原子の数箇所を放射性同位元素である ^{3}H（あるいは ^{14}C, ^{32}P）に置換，あるいは ^{125}I をタンパク質中のチロシン残基に付加することによって標識したものを基質とする．基質と反応生成物を分離して測定する．
2) 放射性同位元素の崩壊による放射線を利用する．
3) シンチレーター分子に特有の波長のシンチレーション光を測定する．

長所 非常に高感度な測定系が構築できる．低分子物質を標識する場合でも原子による標識なので分子サイズや構造に起因する影響が蛍光分子標識に比べて小さい．

短所 シンチレーション発光波長近傍に吸収波長帯をもつ評価化合物は発光を吸収するため，測定値が低くなることがある．作業者の取扱いに関する安全性や産業廃棄物などの放射性物質使用に関する施設管理の諸問題がある．新規合成標識体の入手が難しくなってきている．

この測定原理に基づいたアッセイ法例を以下に示す．

例　^{3}H-ヒスタミン受容体結合実験

方法 ヒスタミン受容体を発現している膜分画と ^{3}H-ヒスタミンを混合し一定時間保温し，反応後に膜分画と非結合の遊離の ^{3}H-ヒスタミンを分離するためにフィルターに急速ろ過し，^{3}H-ヒスタミンと受容体の結合体分画を得る．膜分画に結合している ^{3}H-ヒスタミン量は，フィルターに液体シンチレーションカクテルを浸みこませることによって生じるシンチレーション光を測定することで定量する（図 4・16）．

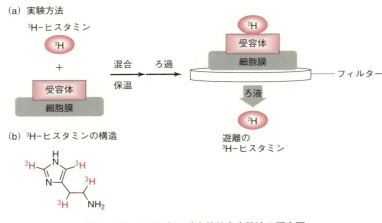

図 4・16　ヒスタミン受容体結合実験法の概念図

応用 放射性同位元素法は，創薬標的分子として重要な受容体（GPCR など）の生理活性リガンドとの親和性などを評価するための方法にも使用でき，受容体へのリガンドの結合を阻害する低分子化合物のスクリーニング法として使用される．

補足 放射性同位元素法は，酵素研究をはじめ非常に多くの薬理研究に活用されてきた歴史がある重要な方法である．近年のヒット化合物取得のためのスクリーニングにおける HTS では蛍光法などの原理を用いたアッセイ法が選択されることが一般的であるが，放射性同位元素法は一次評価後の活性確認の方法として用いられることが多い．また，創薬の各段階においては，選択性の評価が重要となるが，受託研究機関がそのニーズに合わせて数百にのぼる数多くの試験をリスト化して研究者の依頼に応じて化合物評価を受託している．その多くは，過去の薬理研究で実績がある放射性同位元素法を用いる受容体結合試験や酵素活性測定法などである．

その他の放射性同位元素法の適用例には，細胞増殖試験（^{3}H−チミジン取込み法），酵素活性試験，トランスポーター試験（細胞への標識物質取込み法）などがある．

4・5・5 質量分析法

測定原理 質量分析計内で各種イオン化法を用いて被分析物質を分子レベルのイオンにすると，それぞれのイオン化された分子は，その質量/電荷比（m/z）によって運動性が異なる．その違いを質量分析計の検出部で分離測定すると特有の質量スペクトルとして検出できる．イオン化の方法，イオンの分離法はそれぞれ複数種類あるので，測定目的に応じて適切な方法を使用する．たとえば，タンデム質量分析計（1 段目に生じたイオンから特定の m/z のイオンを選択して，2 段階目でさらにフラグメントイオン化して検出する質量分析計）を用いることによって，検出の正確性を向上させることができる．

アッセイ適用例 実際のアッセイでは，HPLC と組合わせて反応液中の夾雑物などの成分を分離後に質量分析によって検出することが多い．酵素活性測定における質量分析法を用いた基本的なしくみは，下記の 3 点である．

1) 酵素反応により生成した生成物と基質の分子量が異なることを利用してそれぞれを検出して酵素活性を測定する．
2) 基質あるいは生成物を測定対象として，質量分析法により検出する．
3) 質量分析計内でイオン化された物質を，加速して真空中を通過させる際に電磁気力を用いて m/z（質量電荷数比）に応じて分離・検出する．

長所 物質を構成する原子・分子を直接イオン化して測定するため，標識することなく多様な物質定量を実現できる．低分子化合物の評価において問題となる吸

光，蛍光への影響を受けない利点がある．

短所 HPLC とともに使用する方法は一般的であるが，蛍光法などに比べて処理数が限定される．専用の機器が必要である．

この測定原理に基づいたアッセイ法の例を以下に示す．

例　BACE1*の阻害試験

BACE1 は，アミロイド前駆タンパク質（amyloid-β precursor protein, APP）からAβ42 を産生させるプロセッシング酵素（プロテアーゼ）の一つであり，アルツハイマー病の発症因子の一つと考えられている．ここでは，BACE1 活性測定における質量分析を用いる定量法について紹介する（図4・17）．

方法 測定用の基質は，APP の BACE1 による切断部位を含む領域から 18 アミノ酸からなる KTEEISEVNLDAEFRHDK（基質ペプチド）を選び，酵素反応によって生成する KTEEISEVNL（生成ペプチド1）あるいは DAEFRHDK（生成ペプチド2）を定量する．

(a) BACE1 の基質と生成物のアミノ酸配列

KTEEISEVNLDAEFRHDK　→BACE1→　KTEEISEVNL ＋ DAEFRHDK
アミロイド前駆体部分配列
　　基質ペプチド　　　　　　　　　　生成ペプチド1　　生成ペプチド2

(b) 液体クロマトグラフィー

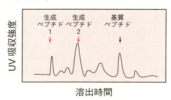

(c) 質量分析

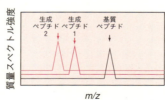

図4・17　質量分析法を用いるプロテアーゼ反応測定法

＊　β-site APP cleaving enzyme

反応後，HPLC と質量分析計を連結した検出システムにて測定する．まず，HPLC によって反応物が分離される．UV 吸収を縦軸にとった HPLC のクロマトグラム（左）では，基質と反応物がピークとして検出される．次に，連結した質量分析計においては，気化・イオン化を経て溶質成分のイオンを検出し，横軸に m/z，縦軸に検出強度をとったスペクトルを得る．右のチャートは各三つのペプチドのマススペクトルをイメージとして重ねて示したものである．測定対象となる生成ペプチドの合成標品を用いて HPLC における溶出時間，設定したイオン化法によって生じる m/z を特定しておくことで，反応サンプルに含まれるそれぞれのペプチドの同定と定量のための検量線を作製することができる．確立した酵素活性の測定法に対して，低分子化合物を添加することにより，その阻害作用を測定することができる．

応用 質量分析法を用いると定量性の高い試験系が構築できる．また，評価化合物の光学的な影響がないので偽陽性選別のためのアッセイ法としても利用されている．有用な方法であるが，HPLC の分離工程のために処理速度が低いことから，これまでは評価化合物数が少ないスクリーニングにしか使用できなかった．近年，質量分析法を用いるアッセイ法の汎用性を高めるために，より高速化するためのシステム開発が進められている．

その他の質量分析法の適用例には，薬物代謝関連酵素の活性測定や，酵素活性や細胞代謝物の測定全般への活用例がある．

4・6　基本的なアッセイ法(2)：物理化学測定法

低分子化合物の作用評価において，低分子化合物の標的分子への親和性を測定することは重要である．生体高分子への低分子化合物の結合を直接的に検出する物理化学測定法が近年改良されて，探索研究段階における低分子化合物のアッセイへの使用が可能となった．それぞれの測定法の特徴を活かして取得されたパラメータは，低分子化合物の作用様式解析に活用されたり，合成展開のための有用な情報となる．本節では，創薬スクリーニングへ活用されている三つの物理化学測定法を紹介する．

4・6・1　等温滴定型熱量測定法

測定原理 タンパク質と低分子化合物のように物質どうしが結合するときには発熱もしくは吸熱が生じる．本法はこの熱力学的法則に基づいた現象を観察し，結合を評価する測定法である．熱量測定結果は，$\Delta G = -RT \ln K_d = \Delta H - T\Delta S$ で表

されるギブスの自由エネルギーの法則によって，低分子化合物とタンパク質の相互作用によるエンタルピー変化（ΔH）とエントロピー変化（$-T\Delta S$）を推定できる．

長所 タンパク質，低分子化合物双方に対して標識などの修飾を必要としない．固定化などの加工を行うことなく測定できることが利点である．相互作用メカニズムを考察するパラメータが推定できる．

短所 タンパク質を大量に必要とする．専用機器が必要である．

アッセイ適用例 この測定原理に基づいたアッセイ法の例を以下に示す．

例　キナーゼへの低分子化合物の結合に伴う熱量変化の滴定

方法 熱量測定用装置内のキナーゼタンパク質溶液に対して，低分子化合物を添加して生じる熱変化を経時的に測定し，熱量変化が生じなくなるまで滴定する（図4・18a）．各ピークは低分子化合物を添加し熱変化が収束してベースラインに戻るまでの推移を示している．このケースでは，添加により発熱が生じ，結合反応機構に応じた短時間でその発熱反応は収束している．タンパク質量と低分子化合物量のモル比を横軸として縦軸にその時点での熱量変化をプロットし，ΔH，K_d，n（結合比）を推定する（図4・18b）．

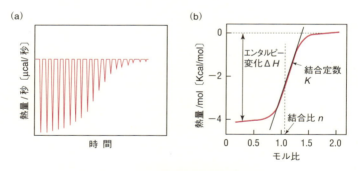

図4・18　等温滴定型熱量測定法

補足 この方法では，キナーゼなどタンパク質に対する低分子化合物の作用の熱力学的パラメータを評価できる．解離定数を推定するとともに，キナーゼと低分子化合物の相互作用がエンタルピー駆動的か，エントロピー駆動的か，という合成展開の指標となる情報を得ることができる有用な方法である．

その他適用例には，低分子化合物のキレート能評価などがある．

4・6・2 光学センサー検出法

測定原理 光学センサー検出法として，2分子間の結合と解離に伴ってセンサー表面で生じる微量な質量変化をシグナルとして検出する表面プラズモン共鳴法を紹介する．センサーは，特定波長光を照射するとセンサー表面の状態変化に基づいて，反射光の反射角度が変化する特徴をもつ．キナーゼタンパク質をセンサー表面に固定したのち，低分子化合物をその流路に流す．キナーゼに対して結合活性をもつ低分子化合物の場合，その結合量に応じて反射光の反射角度が変化する（a→b）．この現象を，**表面プラズモン共鳴**とよび，この変化量を結合量として測定する（図4・19）．

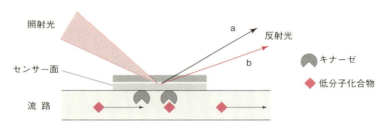

図4・19 光学センサーによる低分子化合物とキナーゼの結合の検出

実験データの概念図を図4・20に示した．センサー表面上にキナーゼを固定化し，流路内に低分子化合物を流すと結合が増加し平衡状態に達する（結合過程）．流路から低分子化合物を除去すると，結合した低分子化合物の解離が開始されて低分子非結合の状態に戻る（解離過程）．実際に取得できるデータは，時間推移時点での複合体の形成量の時系列データであり，それはセンサーグラムとして図4・20のように示される．それぞれの過程における経時的変化からフィッティングによって結合速度，解離速度を算出できる．そして解離定数(K_d)＝解離速度定数／結合速度定数から，K_dを算出する．

長所 低分子化合物への標識を必要とせず，標的タンパク質への低分子化合物の結合の有無が測定できる．さらに経時的測定により結合速度と解離速度を求め，解離定数を推定できる．

短所 センサー上にタンパク質を固定化する必要があり，活性を維持した状態での固定ができないために試験系構築ができない場合がある．時間単位の遅い結合速度の相互作用を観察するには不適である．専用の機器が必要である．

アッセイ適用例 この測定原理に基づいたアッセイ法の例を以下に示す．

例　光学センサーを用いるキナーゼへの低分子相互作用測定

結果例　キナーゼに対する結合速度および解離速度が異なる二つの低分子化合物の測定例を示した（図4・20）．同一濃度の化合物を流路に流すとほぼ同一量が結合したが，一つの化合物は黒線で示された推移を示し，赤線のほうは黒線に比べてゆっくり結合量が増加し，解離時の減少も遅い推移を示した．つまり，赤線のほうが，結合速度および解離速度が黒線に比べて遅いことを示している．この違いを低分子化合物の特徴と捉えて合成展開の指標として最適化研究に役立てることができる．

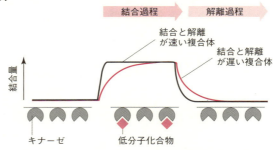

図4・20　低分子化合物‐キナーゼの結合速度と解離速度の測定評価

補足　酵素活性阻害を評価する生化学測定法では速度定数を算出する実験は難しいが，表面プラズモン共鳴法ではそれが可能であり，一つの特徴となっている．一方で，結合に関する情報以外は得られないため，酵素活性阻害アッセイと併せた評価が必要である．

その他適用例には，タンパク質‐タンパク質間相互作用の検出などがある．

4・6・3　核磁気共鳴法

測定原理　核磁気共鳴法（nuclear magnetic resonance：NMR）を利用するアッセイ法としては，① 低分子化合物のNMRシグナルの化学シフト値がタンパク質との結合によって差が生じる現象を検出する方法と，② 安定同位体標識アミノ酸を導入したタンパク質と低分子化合物が結合した際のNMRシグナルを検出する方法がある．

長所　低分子化合物を標識あるいはタンパク質の固定化を必要とせずに，結合を検出することができる．低分子化合物とタンパク質の弱い相互作用を検出できる．

短所　比較的大量のタンパク質を必要とする．解離が遅い低分子化合物の測定が難しいことがある．プロトンの少ない化合物では検出が困難である．専門的な機器

が必要となる．

アッセイ適用例 ②の測定原理に基づいたアッセイ法の例を以下に示す．

例　標的タンパク質への低分子化合物の結合の検出

リガンドが結合したタンパク質に対し，ラジオ波を選択的に照射し飽和させることで，その磁化がリガンドに伝播する．磁化を受けたリガンドの ^{1}HNMR スペクトルを測定するとシグナル強度の低下がみられることにより，その結合を確認できる（図4・21）．

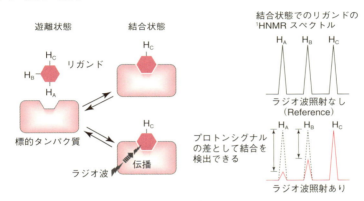

図4・21　標的タンパク質への低分子化合物の相互作用の NMR シグナルによる検出法

応用　たとえば，標的タンパク質への低分子化合物の結合を直接検出することができ，生化学結合実験法では測定が難しい低親和性（100 μM 程度）の低分子化合物の結合も測定できる．この性質を利用してフラグメント創薬（§6・3・1 c 参照）では親和性が低い化合物の活性確認に活用されている．

その他適用例には，タンパク質標識法を用いる低分子化合物結合部位の推定などがある．

4・7　スクリーニングを指向したアッセイ法

1980年代後半以降，分子生物学的手法やゲノム情報の活用により新たな生体高分子の発見や細胞応答機構の理解が飛躍的に進展してきた．製薬企業においては，これらの生体高分子から標的分子候補を選択して，低分子化合物や天然物抽出物のライブラリーから阻害物質や活性化物質をスクリーニングすることにより，創薬研究の種となるヒット化合物を探索する試みが活発に行われてきた．標的分子の特徴

を反映した効率的なアッセイ法を選択できることが重要であり，スクリーニングを指向したアッセイ法が開発されている．ここでは代表的なアッセイ法について紹介する．

4・7・1 ホモジニアスアッセイ法のための技術

最近では創薬スクリーニングにおける評価，特に HTS においては試薬類の添加作業のみで作業工程が完結するホモジニアスアッセイ法が標準的に用いられる．それを可能とした技術の一つが，標識分子（ドナー）と検出用物質（アクセプター）間が近接することによって発光させる技術である．受容体結合実験における受容体と結合した標識リガンドと非結合の遊離リガンド物質の分離作業も不要となった．また，FRET 法を応用した免疫化学的測定法では，ELISA 法における洗浄などの作業工程を除くことが可能であり，非常に簡便な手順のみでアッセイを完結できる．タンパク質-タンパク質間相互作用の測定においても，ホモジニアスアッセイ法が活用されている．ここでは，四つの技術について紹介する．

a. シンチレーションプロキシミティーアッセイ法（scintillation proximity assay, SPA）

　測定原理　放射性同位元素が崩壊し放出される電子の到達距離以内（トリチウムの場合，1.5 μm）にシンチレーターを含んだ SPA ビーズが存在した場合にのみ生じるシンチレーション発光を測定する方法である．一般的な放射性同位元素法では反応後の分離操作を必要とするが（図 4・16），分離することなく測定が可能である．
　アッセイ適用例　例として受容体結合実験を示す．

> **例　^{3}H 標識リガンドの受容体結合実験**
> 　方法　受容体発現細胞膜上の糖鎖とビーズ上のレクチン（wheat germ agglutinin, WGA）の結合を介して複合体を形成させる．そこに ^{3}H 標識リガンドが生体膜上に存在する受容体と結合してシンチレーターを含有する SPA ビーズとの距離が近接すると，β 線のエネルギーによってシンチレーション発光を生じ，その測定

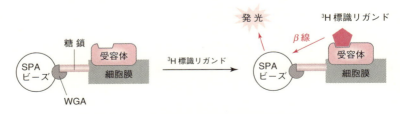

図 4・22　^{3}H 標識リガンドの受容体結合実験法

により受容体へのリガンドの結合量を定量できる（図4・22）．

補足 放射性同位元素法で紹介した結合実験（p.102）と同様の目的の実験に使用することができる．非結合の標識リガンドと分離する必要がないことから経時的測定が容易であり，結合速度，解離速度を算出するための実験も可能である．このことは，一般的な放射性同位元素を用いる結合実験（図4・16）にはない特徴である．

b．時間分解蛍光共鳴エネルギー移動測定法 （time resolved-fluorescence resonance energy transfer assay, **TR-FRET**）

測定原理 時間分解蛍光測定法（TRF 測定，p.99）と FRET 測定（p.98）を組合わせた方法である．

アッセイ適用例 FRET 蛍光を時間分解測定することによって，反応液中の低分子化合物や培地成分などの短時間寿命蛍光の影響を受けない測定が可能である．また，サンドイッチ ELISA 法の洗浄工程を不要とする技術と捉えることができる．例として GPCR 刺激に伴う環状アデノシン一リン酸（cAMP）産生の免疫化学的測定法を示す．

例 GPCR 刺激に伴う cAMP 産生の免疫化学的測定法

ドナー標識抗 cAMP 抗体とアクセプター標識 cAMP との結合によって複合体を生じ，ドナー分子とアクセプター分子が近接する結果，FRET 蛍光を生じる（図4・23）．ドナー分子はランタノイド錯体が使用され，その結果，アクセプター分子の蛍光（FRET 蛍光）も長時間寿命蛍光として測定できる．上記の "FRET 蛍光" の抗体量は，波長 655 nm の長時間寿命蛍光（励起後 200 μ秒から 500 μ秒の範囲の時間分解蛍光）を測定することで得られる．上記の複合体に対して，非標識の cAMP を増加させるとアクセプター標識 cAMP が結合する抗体量が減少し，cAMP が結合した "FRET なし" の抗体量が増加する．cAMP の量を 655 nm 蛍光値の減少として測定できる（図4・23）．また，655

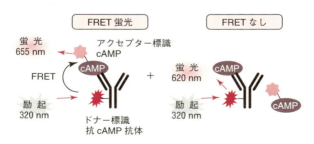

図4・23　TR-FRET 法を用いる cAMP の免疫化学的測定法

nm の蛍光値と 620 nm での蛍光値で比をとることで誤差を補正した値が得られる．

応用　G_s が共役する GPCR は，アゴニスト刺激に伴いアデニル酸シクラーゼを活性化し，細胞の cAMP 濃度が上昇する．TR-FRET 法により，アゴニスト刺激による cAMP 産生応答はホモジニアスアッセイ法を用いて評価することができ，低分子化合物のアゴニストあるいはアンタゴニストなどのスクリーニングに用いられる（図 4・24）．

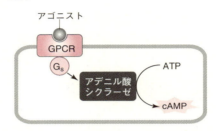

図 4・24　アゴニスト刺激による cAMP 濃度上昇

長所　TR-FRET 法を用いる免疫化学的測定は，洗浄工程が不要な ELISA 法と考えることができるため，多くの生理応答変化の測定に活用されている．測定の迅速性に優れるため HTS の方法としても活用される．現在汎用されている ELISA 法の多くはこの技術に置き換えることが可能であり，そのことで，より迅速性が高いアッセイ法となり，スクリーニングの効率性を向上させている．

c. ALPHA 法（amplified luminescence proximity homogeneous assay）

測定原理　680 nm のレーザー光励起によりドナービーズ内のフォトセンシタイザーが周辺の三重項酸素を励起状態の一重項酸素に変換する．その短寿命の一重項酸素はドナービーズ周辺に拡散し（最大 200 nm），近接しているアクセプタービーズに到達するとビーズ内での化学発光反応により 615 nm 付近に極大を示す蛍光を生じる．

アッセイ適用例　タンパク質-タンパク質間相互作用の検出に応用されることが多い．その方法について以下に示す．

例　タンパク質-タンパク質間相互作用の測定

方法　ドナー，アクセプターそれぞれのビーズ対して，A, B 二つのタンパク質を結合させておく．ドナービーズに対する 680 nm の励起により一重項酸素を発生する性質を，アクセプタービーズは一重項酸素によって 520〜620 nm の蛍光

を発する性質をそれぞれもつように設計することで，二つのタンパク質が相互作用してビーズが近接したときにのみ発光として検出される（図4・25）．この発光を測定することによって相互作用して結合したタンパク質-タンパク質複合体を測定できる．

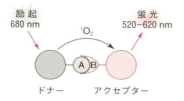

図4・25　タンパク質-タンパク質複合体定量実験法

ALPHA法はTR-FRET法と同様に免疫化学的測定法へ応用される．

d. タンパク質相補法（protein complementation assay）

測定原理　酵素タンパク質などを二つの断片に分割して不活性体とし，その二つが相互作用することによって活性体が再構成できることを利用した方法である．この二つの断片を相互作用する二つのタンパク質ペアのそれぞれに結合した融合タンパク質を設計する．二つのタンパク質が近接して相互作用すると，タグとした断片が相補的に再構成して活性をもつタンパク質となる（図4・26）．この活性を測定することによって相互作用の有無を検出する．

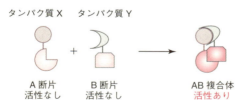

図4・26　タンパク質相補法の模式図　タンパク質Xとタンパク質Yが強く結合した結果として，酵素断片Aと酵素断片Bが会合して活性体を再構成する．

アッセイ適用例　緑色蛍光タンパク質（green fluorescence protein, **GFP**），ホタルシフェラーゼを利用する場合はスプリット法，ガラクトシダーゼの α 相補性を利用した方法は酵素断片補完法（EFC法）ともよばれる．例としてEFC法を活用したβアレスチンリクルートメントアッセイを示す．

例　βアレスチンリクルートメントアッセイ

　GPCRのリガンド刺激に応答した活性化に伴い生じるβアレスチンリクルートメント現象（図3・32参照）を測定する方法を示す．

原理　リクルートされたβアレスチンにタグ付けされたフラグメントAとGPCRのC末端にタグ付けされたフラグメントBは，GPCRとβアレスチンが会合したときに近接して再構成する．その再構成酵素活性は細胞膜透過性基質を用いた発光法により測定する（図4・27）．

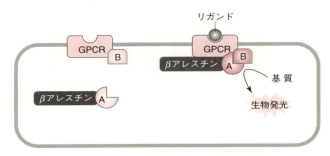

図4・27　βアレスチンリクルートメントのEFC法による測定

　GPCRバイアス型アゴニスト（図3・35参照）の作用評価をする場合，ここで示したタンパク質相補法を利用するβアレスチンリクルートメント活性と他の各種セカンドメッセンジャーの定量，キナーゼの活性測定によるシグナル経路の活性化の評価結果を比較することで，バイアスの程度を知ることができる．

補足　ここで紹介したβアレスチンと受容体の結合以外にも，創薬においては細胞内シグナル経路上の分子が複合体形成することが重要と考えられており，タンパク質間結合は研究対象として注目されている．これまでは，分子間FRET法や蛍光偏光法によって検出することが試みられることが多かったが，近年では，相補性試験法を使用する方法も開発され，活用されている．

4・7・2　CCDイメージング技術

　CCDイメージング技術は，CCDカメラによってアッセイプレート全体を撮影して，プレートの穴ごとの蛍光値（発光値）を測定する方法である．

　創薬スクリーニングにおける標的分子研究においては，反応を秒単位から分単位で経時的に測定することが求められることがある．一般的なプレートリーダーでは1穴ごとに測定するためにプレート全体を測定するには時間差が生じる．また，反

生化学辞典 第4版

監修：今堀和友・山川民夫

分子細胞生物学辞典 第2版

編集代表：村松正實

東京化学同人

化学辞典

編集：大木道則・大沢利昭・田中元治・千原秀昭

一七五〇頁　九六〇〇円+税

生物学辞典

松本忠夫・守 隆夫・八杉貞雄・山本正幸

一六三四頁　一二〇〇〇円+税

東京化学同人

応液混合後に測定装置内で実際に測定を開始するまでには1分近く時間を要するので時間差が避けられない．効率的な測定の実現のために，プレート全体の同時測定を目的にCCDカメラを用いた検出システムが実用化されている．

測定原理 測定装置内に併設された384穴同時分注機を用いて装置内で試薬を添加し，反応を開始させる．蛍光あるいは発光を，秒単位で経時的に，CCDカメラによってプレート全体を同時に撮影し，1穴ごとに数値化する．

アッセイ適用例 GPCR刺激応答による細胞内カルシウムイオン（Ca^{2+}）濃度測定を示す．

例　GPCR刺激応答による Ca^{2+} 濃度測定

原理 Ca^{2+} 濃度の測定には，Ca^{2+} 感受性色素を用いる．代表的な色素である **Fluo-3**（Ca^{2+} 感受性蛍光物質）の蛍光特性は励起波長508 nm，蛍光波長527 nmであり，Ca^{2+} との結合によって蛍光強度が最大40倍に増強する（図4・28）．定常状態の細胞内では Ca^{2+} 濃度は数十nMと非常に低く保たれている．細胞にさまざまな刺激が加わると，すばやく（数秒から数分の間に）細胞内 Ca^{2+} 濃度は数百nM程度に増加し，これが引き金となってさまざまな生命応答がひき起こされる．Ca^{2+} との親和性が $K_d = 0.4\ \mu mol/L$ である Fluo-3 は，細胞質 Ca^{2+} 濃度変動を測定できる．

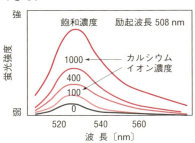

図4・28　Fluo-3のカルシウムとの結合による蛍光強度変化

G_q 共役型GPCRはアゴニスト刺激に応答してイノシトール三リン酸（IP_3）を産生する．IP_3 は小胞体上の IP_3 受容体チャネルに作用して細胞質に Ca^{2+} を放出する．細胞質内 Ca^{2+} 濃度変化はFluo-3の蛍光強度変化によって測定できる（図4・29）．

この反応は，数秒のうちに蛍光が増加して数分のうちにベースラインに戻る速い反応であり，一般的なプレートリーダーでの1穴単位での測定ではスクリーニングのためのアッセイ法として用いることはできない．CCDイメージング技術を用いるプレートリーダーは1536穴でもプレート全体を同時に測定することが可能であり，経時的測定もできる．

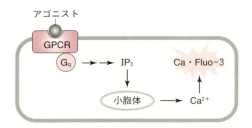

図4・29　GPCR応答による蛍光プローブを用いるカルシウムイオン（Ca^{2+}）濃度測定

応用　この技術によりアゴニスト刺激依存的なGPCRの応答によるセカンドメッセンジャーである細胞質Ca^{2+}の濃度変化を秒単位で測定でき，低分子アゴニストあるいはアンタゴニストなどのスクリーニングに活用されている．また，酵素反応の経時的測定も可能であり作用様式研究で活用される．発光測定に適したCCDカメラ使用により，放射性同位元素法あるいは発光法のハイスループット測定手段としても活用される．

4・7・3　ハイコンテントスクリーニング法

ハイコンテントスクリーニング法は，顕微鏡を用いて細胞の形状や細胞内の蛍光シグナルなどの画像を取得し，数値化することで，定量的に細胞機能解析をアッセイプレート単位で行う技術である．形態，細胞小器官の分布や状態，タンパク質の局在変化，タンパク質の細胞内での相互作用など多岐にわたる現象が定量できる．

測定原理　まず検出したい細胞の生理応答の特徴を，蛍光標識により観察できるようにしておく．種々の実験条件での細胞の顕微鏡画像を撮像し，その画像から数値化するアルゴリズムを作成する．解析アルゴリズム作成に利用される特徴は，細胞内での空間的配置（例：細胞質，核，細胞小器官，細胞骨格など），細胞の形態（例：丸いか伸びているか），細胞の表現型（例：移動するかしないか），蛍光強度（例：蛍光強度が細胞質で強いか細胞小器官で強いか）などに分類できる．これら特徴を検出するための方法としては，蛍光タンパク質をタグとした融合タンパク質による蛍光染色，特異的蛍光標識抗体を用いた免疫組織学的染色や特異的細胞骨格染色色素を使用する蛍光染色法などが用いられる．

アッセイ適用例　アッセイ法の例を以下にあげる．

例1　NF-κBの細胞内局在の検出

シグナル伝達にかかわるNF-κBは，通常は不活化因子であるIκBと結合して細胞質に存在しているが，TNFなどの刺激を受けるとNF-κBは遊離して核内

へ移行する（図4・6参照）．ハイコンテントスクリーニング法では，細胞一つ一つの核と細胞質をそれぞれ識別するアルゴリズムによって認識する．蛍光タンパク質融合 NF-κB の存在部位を検出することで，細胞質にとどまっている量と核内移行量を画像から数値化できる．レポーター遺伝子法（p.91）で紹介したものと同じ生理応答を評価しているが，ここであげた方法では，転写・翻訳へ影響する化合物の影響を受けないことが違いであり，アッセイ法を使い分ける重要なポイントである．

例2　化合物による細胞毒性の評価

　創薬スクリーニングでは，さまざまな段階で，将来の安全性懸念を回避するための評価を継続的に実施する．ハイコンテントスクリーニング法では，顕微鏡での撮像という利点を活かして，細胞の生存率，増殖，アポトーシス，細胞周期，ミトコンドリア膜電位および DNA 修復などを詳細な観察をもとにした評価法によって，細胞への低分子化合物の影響を評価できる．現在では，創薬スクリーニングのためのアッセイ法として活用されている．

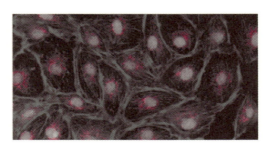

図4・30　蛍光染色を用いた細胞構造の観察　核を白色（実際には青色蛍光染色），細胞骨格を灰色（実際には緑色），細胞小器官を赤色で表示した．［出典：© 2018, Thermo Fisher Scientific Inc. 許可を得て転載］

　図4・30では，細胞小器官などがそれぞれ特異的な方法で染色されている．それぞれの特徴，たとえば，白色（青色）の面積，灰色（緑）の長さと数，赤色の数などを検出アルゴリズム作成して数値化し，化合物添加前後の変化を評価する．

4・7・4　自動パッチクランプ法

　従来，イオンチャネルの活性測定には電気生理学的原理に基づく装置を使用した，マニュアルパッチクランプ法が用いられてきた．それを創薬スクリーニングで

必要とされる処理能力をもつように改良し，一部工程を自動化した方法が**自動パッチクランプ法**である．

(測定原理) マニュアルパッチクランプ法は微小ピペット電極と細胞膜の間に非常に抵抗の高い（1 GΩ以上）シールを形成させ，細胞膜上の電位変化あるいは細胞膜を介して生じる電流を測定する（マニュアルパッチ法，図4・31 a）．顕微鏡下でマニピュレーターを用いて，ガラス電極を細胞に接触させてシールを形成させる．リガンド依存性イオンチャネルの開閉に伴う電流値や膜電位を変化させることで開閉する電位依存性チャネルを介した電流を測定できる．自動パッチクランプ法は，特殊な平板上に微小な穴をあけたプレート内で，細胞を穴上に陰圧固定し，そしてシールを形成する（自動パッチ法，図4・31 b）．そして，電気刺激パルスに応じた細胞膜を挟んで流れる電流を測定する．

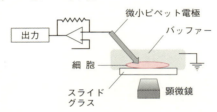

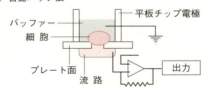

図4・31 マニュアルパッチ法と自動パッチ法との比較の模式図

(補足) マニュアルパッチクランプ法は手技が複雑であり，安定したアウトプット電流測定および低分子化合物の作用評価を得るために非常に高難度の技術を要するので，スクリーニングには不適であった．そこで，マニュアルパッチ法に代わる自動パッチ法を開発した．自動パッチ法は，専用プレートの平板穴に陰圧で細胞を捕捉して固定することによってシールを形成し，電流を測定する方法である．精密加工技術を用いる専用の平板プレートの生産，384穴同時に細胞を陰圧吸引し自動でシールを形成する技術，そして評価化合物を自動添加するための分注機などの送液系と組合わせたシステムの開発により，スクリーニング用の自動パッチクランプ法を実現した（図4・31）．現在では，パッチクランプ法は実用的なアッセイ法とし

て，製薬企業においてはスクリーニングに使用されている．応用事例としては，電位依存的イオンチャネル活性測定，リガンド依存的イオンチャネル活性測定などのイオンチャネルを対象とする薬理試験と循環器毒性試験（§5・4・3参照）に活用されている．

第5章　創薬研究段階における ADMET

5・1　創薬研究段階における ADMET の意義

　医薬品の存在意義は，病気の根本的な治療や症状の緩和を通して生活の質を改善させることにあり，高い活性だけではなく良好な薬物動態と安全性が求められる．本節では，創薬研究段階における ADMET（薬物動態・毒性の総称）の意義と活用法を概説する．

5・1・1　ADMET の意義

　医薬品には，服用後に吸収され，効果を発揮すべき組織に移行し，効果が持続し，その用量で安全であることが求められる．そのためには適切な曝露と安全域の確保が必要であり，曝露は薬物動態学，安全域は毒性学の考え方に基づき評価される．薬物動態は，**吸収**（absorption），**分布**（distribution），**代謝**（metabolism），**排泄**（excretion）の頭文字をとって **ADME** とよばれる（図 5・1）．これに**毒性学**（toxicology）の頭文字を合わせ，薬物動態・毒性の総称として **ADMET**（アドメット）という言葉も汎用される．

　臨床試験を行う前にヒトでの有効性や安全性を完全に保証することは不可能であるが，ADMET の評価を行うことで，曝露不良や重篤な毒性発現を示す化合物を早めに除外し，医薬品開発の成功確率の向上に貢献することが可能である．

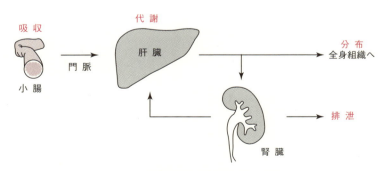

図 5・1　ADME の 4 段階（吸収，分布，代謝，排泄）

5・1 創薬研究段階におけるADMETの意義

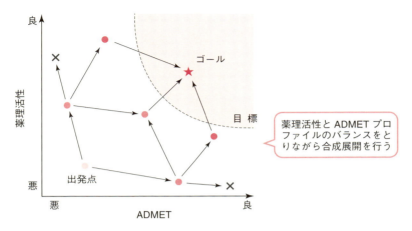

図5・2 薬理活性とADMETのバランス

新薬の開発が開発段階において中止となる理由は，1990年には薬物動態の不良が40%で最大であったが，製薬企業が創薬研究段階でのADMEスクリーニングを導入したことにより，2000年には10%に低下した．また，創薬研究段階で評価可能な毒性（心毒性や遺伝毒性）に起因する開発中止は，現在ではほとんど起こらなくなった．

一般に，高い薬理活性を得るには適度な脂溶性が，良好なADMETを得るには適度な水溶性が必要であり，一方を極端に高めると他方が極端に悪くなる．したがって創薬化学者は，薬理活性の向上だけではなく，ADMETとのバランスが取れるように配慮しながら合成展開を行うことが必要である（図5・2）．

5・1・2 創薬化学者からみたADMETの活用のポイント

創薬化学者がADMETのデータを活用する際の心構えは以下の通りである．

a. 数式に頼らない本質的な理解　ADMEの頻出用語であるクリアランスの説明を例に述べる．薬物量をX，濃度をC，時間をtとおくと，クリアランス（CL）の定義は(5・1)式で表されるが，なぜこれが薬物の消失能を記述するパラメータであり，その単位が［容積/時間］となるのだろうか．

$$CL = -\frac{dX}{dt}/C \qquad (5・1)$$

薬物代謝酵素（釣り師）が，体内（釣堀）から毒物（魚）を除去する能力を考えてみよう．魚釣りの腕前を比較するには，"単位時間当たりに釣った魚の数"だけでなく"釣堀の魚の密度の情報"が必要である．図5・3の場合，釣った魚の数は

A氏の方が多いが,腕前はB氏の方がよい.釣りの能力を示す単位は［容積/時間］であり,その容積に相当する魚の除去を意味するため,魚の密度に影響されずに釣りの能力を正確に表現できる.(5・1)式で,X を釣堀の魚の数,$-\frac{dX}{dt}$ を釣堀の魚の減少速度(釣りの速度),C を魚の密度,CL を釣りの能力と考えると理解しやすい.

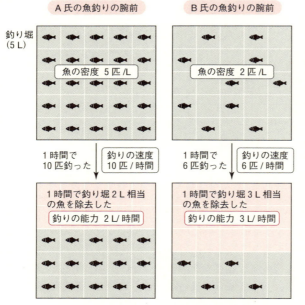

図5・3 魚釣りの腕前の比較方法(クリアランスのイメージ)

b. ADMET改善の必要性の議論 創薬におけるADMET評価は学術研究ではないため,ADMETデータの算出自体が目的ではなく,下記の手順を何度も繰返し,データを取得することになる.実践的な習得が必要なため詳細は割愛するが,評価を行う目的と次に合成すべき化合物の姿を意識しながら,得られたデータを効率的に合成展開に活用することが重要である.
  ① 研究テーマの目標と照合し,最終的に取得したい化合物像を決める
  ② そのために解決すべき課題(活性・ADMET)を列挙する
  ③ ADMETの改善が必要な場合,目標を立てて合成展開を行う

c. 適切な合成展開方針の立案 改善すべきADMETの種類によって方針は異なる.たとえば代謝安定性を上げる必要がある場合は,分子全体の脂溶性を軽減する目的で水溶性の置換基を導入する,代謝部位をブロックする目的で代謝に安定な官能基に置換する,などの対応を検討する.

d. 専門家の意見への傾聴　ADMET の評価結果には，数値には表れにくい，生命科学的に重要な知見が隠れている場合がある．データの解釈や活用法に関して専門家（薬物動態研究者や毒性研究者）の意見に耳を傾けることが大切である．

5・1・3　創薬研究段階における ADMET の活用法

創薬初期では，創薬コンセプトの確認（化合物が目的の薬理効果を有するかの検証）のため，実験動物を用いて薬理試験を実施する．この段階では，動物での化合物の曝露が十分高く，化合物由来の毒性に影響されずに薬効を評価できているならば，ADMET を改善する必要はない（図 5・4）．

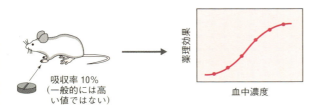

図 5・4　創薬初期における ADMET の活用：創薬コンセプトの確認

創薬中期以降は，溶解度や代謝安定性など個々の課題を明確化し，その解決に向けた合成展開を行う．ADMET が既存薬と比較して満足できないレベルにある場合は，その改善が必須となる（図 5・5）．

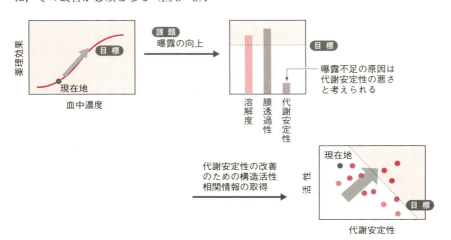

図 5・5　創薬中期における ADMET の活用：課題解決

開発候補化合物を選定する段階では，一般的な ADMET の取得に加えてヒトでの曝露や有効用量の予測，毒性の質的評価と安全域（有効性を示す濃度との差，§5・4・6 参照）の評価を行い，それをもとに，① 臨床試験を安全に進める方法，② 製剤化の可能性，③ 経済性，まで議論してから開発段階に進む（図5・6）．創薬中期から開発候補化合物の絞り込みまでが，ADMET の取得と合成展開への活用が最も多くなされるステージである．ADMET に起因する臨床開発の失敗を避けるための目安が，多くの企業で独自に設定されている．

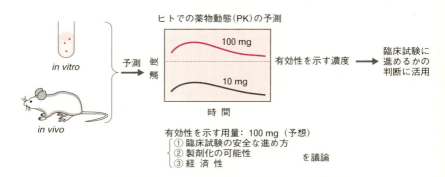

図5・6　創薬後期における ADMET の活用: ヒトでの薬物動態予測

5・1・4　ADMET 改善に至るアプローチ

薬物を生体に投与すると，濃度（血中・組織中濃度）に応じた効果（薬効・副作用）が生じる．したがって，薬効標的タンパク質を決め，合成展開を開始してから開発候補化合物を選ぶまでに生じうる ADMET の課題は，濃度と効果の関係の把握を出発点として明確化され，下記2点に大別される（表5・1）．

a. 自身の曝露不足　曝露不足とは，投与した薬物が標的組織中で十分な薬効を発現する濃度に到達していない状況である．解決策としては，その濃度でも効くように活性自体を強めるか，吸収率や代謝安定性を向上させるなどして曝露量を増やすことである（表5・1）．曝露の向上が ADMET の課題であり，その解決に向けた *in vitro*（試験管・細胞レベル）の ADME 評価のアプローチは §5・2 で解説する．なお，化合物の特性をより詳細に把握するために *in vivo*（個体レベル）の ADME 評価を行うこともあり，その方法と解釈は §5・5 で解説する．

b. 生体への悪影響　生体への悪影響には，質的に許容できない副作用と，質的には許容できるが薬効発現時の濃度が高く十分な安全域を確保できない副作用がある．解決策としては，有害作用を除去または減弱するか，低濃度でも効くよ

うに活性自体を強める（表5・1）．有害作用の除去または減弱がADMETの課題であり，その解決に向けた in vitro の評価のアプローチは§5・3と§5・4で解説する．

表5・1　ADMETの課題と解決策

課　題	解決策	項　目	評価方法
自身の曝露不足	曝露の向上	血中濃度と組織移行性に関連するADMEパラメータ（§5・2）	溶解度 膜透過性 代謝安定性 タンパク結合 P-gp基質性
生体への悪影響	有害作用の除去と減弱	薬物間相互作用（§5・3）	CYP阻害 CYP誘導
		反応性代謝物（§5・4・5） 心毒性（§5・4・3） 遺伝毒性（§5・4・4）	GSHトラッピング hERG阻害 Ames試験

5・2　*in vitro* ADMET 評価(1)：血中濃度と組織移行性

　創薬研究段階では，実験動物での薬理試験などを目的として，実験動物に化合物を投与し，その解釈のために血液や組織を採取して濃度を測定することが多い．その結果，化合物の血中濃度や標的組織中濃度を向上させる必要があると判断した場合は，血中濃度や組織移行性が低い原因を突き止める必要がある．

　薬物は，血中から標的組織へ移行して標的タンパク質に作用することで，薬理効果を発揮する．**血中濃度**は，化合物の溶解度，膜透過性，代謝安定性など評価可能な *in vitro* パラメータと相関することも多いため，血中濃度が不十分な場合はこれらのパラメータの改善を試みる．

　薬物の標的タンパク質の多くは組織内に存在するため，薬効不十分である場合は組織内濃度が低いことが考えられる．**組織内濃度**は，血中濃度と**組織移行性**（組織中濃度と血中濃度の比）の積であり，血中濃度と組織移行性は別の因子で規定される．したがって，組織中濃度が低い場合には組織移行性を別途算出し，血中濃度と組織移行性のどちらを改善すべきかを判断する（図5・7）．本節では，化合物の曝露に関する課題の抽出法と，その解決に向けた *in vitro* の ADME パラメータの活用法を概説する．

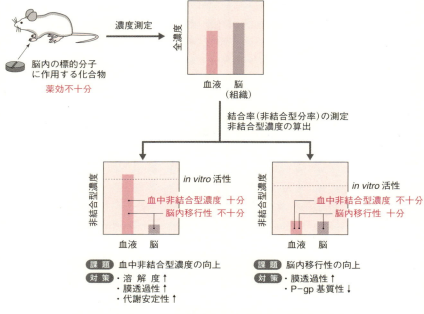

図 5・7　血中濃度と組織移行性が不十分な場合の課題解決の戦略

5・2・1　総濃度と非結合型濃度

　血中や組織中では，薬物はタンパク質や他の生体成分と結合した状態（**結合型**）と，結合していない状態（**非結合型**）で存在しており，両者が平衡状態を保ったまま濃度が推移する．通常は，タンパク非結合型の薬物が，生体膜を透過して血中から組織中へ移行し，組織中の標的タンパク質に作用して薬効を発現すると考えられている（フリー仮説）．したがって，薬理試験を実施したときの血中濃度と薬効発現との関係を把握する際や，組織移行率を議論する際には，総濃度ではなく**非結合型濃度**で考える．総濃度は直接測定できるので簡便ではあるが，総濃度のみで考えると正確に課題を把握できない可能性がある．

5・2・2　薬理試験時の濃度測定

　薬理試験と同時に（または薬理試験に供した実験動物と同種の動物に薬物を投与して）血液と組織を採取し，濃度測定を行う．別途，タンパク結合試験（§5・2・10参照）を実施して**非結合型分率**を求め，血中または組織中の非結合型濃度を算出する．ただし後述の理由から，組織を用いたタンパク結合試験は行わないことも多い．

5・2・3 血中濃度の推移から得られる情報

複数時点での血中濃度測定を行うと,下記のADMEパラメータ(図5・8)の算出によって曝露総量や持続性の議論が可能になり,課題の抽出と合成展開方針の立案が容易になる(図5・9).

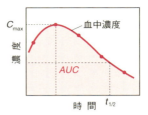

図5・8 血中濃度から算出されるパラメータ

a. 最高血中濃度(C_{max}) 薬物の血中濃度の最大値を最高血中濃度(C_{max})とよび,薬物の最大曝露量の指標となる.非結合型のC_{max}は,薬効や副作用の強度に相関する.

b. 血中濃度曲線下面積(AUC) 全時点における血中濃度の積算値は,血中濃度の時間推移図と時間軸で囲まれた部分(図5・8の)の面積に等しい.これを血中濃度曲線下面積(AUC, area under concentration curve)とよび,薬物の曝露総量の指標となる.非結合型のAUCは薬効や副作用の強度に相関し,経口投与後の場合は,消化管吸収率や代謝安定性を直接反映した値となる.

c. 半減期($t_{1/2}$) 血中の薬物が生体内で代謝されて半減するのに必要な時間を半減期($t_{1/2}$)とよぶ.持続性の指標であり,代謝されやすいほど短く,また組織に移行する薬物量が多いほど長くなる.

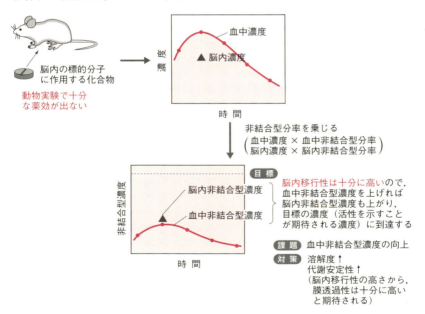

図5・9 血中濃度と組織移行性から得られる情報

5・2・4 組織濃度と組織移行性から得られる情報

　肝臓や腎臓，筋肉などの多くの組織では，多くの薬物は単純拡散または細胞間隙を通ることによって血中から組織へスムーズに移行する．したがって，薬効標的タンパク質がこれらの組織に存在する場合は，血中と組織中の非結合型濃度は等しいと仮定し，組織中濃度を測定しない場合も多い．

　一方，脳には**血液脳関門**（**BBB**, blood-brain barrier）とよばれる構造があり，薬物が脳に侵入するのを妨げている．血液脳関門の実体はタイトジャンクションで強固に連なった血管内皮細胞であり，細胞間隙が存在しない．さらに，**P 糖タンパク質**（**P-gp**, P-glycoprotein）とよばれる ATP 駆動型のトランスポータータンパク質が発現しており，基質となる薬物を脳内から血中へ能動的に排出する．薬効標的タンパク質が脳内に存在する場合は，脳内非結合型濃度が血中より低い可能性があるため，脳内濃度を実測して脳内移行性を算出する．

　a. 組織−血液間分配係数（K_p 値）　　組織中濃度と血中濃度の比として計算する．非結合型濃度を用いて計算した K_p 値は，膜透過性や P-gp 基質性を直接反映する（図 5・9）．膜透過性が低い化合物は組織への移行速度が遅く，一時点の濃度比のみで K_p 値を算出すると組織移行性を過小評価する可能性がある．

5・2・5　*in vitro* の ADME パラメータの活用法

　合成展開を行いながら，*in vitro* で活性を示したすべての化合物で *in vivo* の ADME パラメータ（C_{max}, AUC, 半減期，組織移行性）を取得することは，時間的・金額的コストと動物倫理の両面で非現実的である．したがって，これらのパラメータと相関する *in vitro* での ADME パラメータを評価し，よりよい曝露や持続性を期待できる化合物を選択する．組織移行性については，これが問題となる組織はほぼ脳に限られるため，本書では**脳内移行性**として解説する．

　創薬段階で評価される *in vitro* の ADME パラメータ（表 5・1）のうち，血中濃度や脳内移行性に関与するものは以下の五つである．

① 溶解度
② 膜透過性
③ 代謝安定性
④ 血中タンパク結合（血中非結合型分率）
⑤ P-gp 基質性

　血中非結合型濃度を向上させたい場合は溶解度・膜透過性・代謝安定性を上げる（図 5・10）．また，非結合型基準の脳内移行性を向上させたい場合は，膜透過性を上げるか，P-gp 基質性を回避する（図 5・11）．血中タンパク結合を弱めるだけでは，血中非結合型 AUC の向上にはつながらないことに注意されたい．

また，上記①〜⑤の in vitro ADME パラメータはすべて，化合物の脂溶性と相関するため，脂溶性をコントロールすることでパラメータの改善につながることも多い．

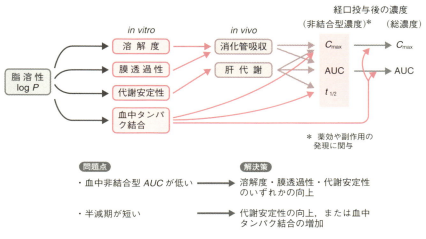

図 5・10　血中濃度に影響するパラメータ

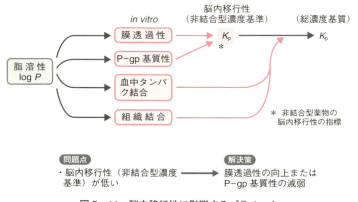

図 5・11　脳内移行性に影響するパラメータ

5・2・6　脂　溶　性

脂溶性は，オクタノール－水分配係数（$\log P$）を指標として表す．実測するか，化学構造式をもとに市販のソフトウェアで算出する．脂溶性が高すぎると溶解度や代謝安定性が低下し，低すぎると膜透過性が低下するため，良好な経口吸収性と組織

移行性を保つには適度な脂溶性が必要である．適応疾患や標的タンパク質にもよるが，経口投与の医薬品の開発では一般的に2〜3程度の log *P* を目指す．

脂溶性は，後述する *in vitro* の ADME パラメータ（溶解度，膜透過性，代謝安定性，血中非結合型分率，P-gp 基質性）のみならず，CYP 阻害や心毒性（hERG 阻害）のリスクとも相関する．化合物の log *P* はソフトウェアで事前に計算可能であり，実測値と区別するため **clog *P*** (calculated log *P*) と表記する．合成を予定している化合物の clog *P* が適切な値に収まることを確認しながら合成展開を進めることで，ADMET に問題が生じるリスクを回避しやすくなる．

5・2・7 溶　解　度

溶解度とは，化合物が溶媒に溶ける限界量のことであり，濃度を指標として表す．溶解度の測定法には，有機溶媒（ジメチルスルホキシド）で作成した高濃度の化合物溶液を水性緩衝液で希釈する方法と，粉体を水性緩衝液に直接溶解させる方法の二つがある．いずれも一定時間経過後の溶液中化合物濃度を定量することで評価する．創薬段階では簡便性とスループットに優れた前者を採用することが多い（図5・12）．溶解度試験に汎用される水性緩衝液の種類とその目的を表5・2に示す．

溶解度が低すぎると，必要な薬物濃度を維持できないため *in vitro* の薬効評価ができなくなる．また，*in vivo* の消化管吸収率が低下するため実験動物での薬効評

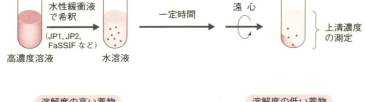

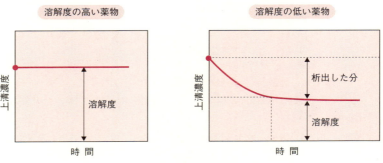

図5・12　溶解度試験の方法

表 5・2 溶解度試験に汎用される水性緩衝液の種類と目的

液性	名称	pH	特徴	目的
酸性	日本薬局方1液 (JP1)	1.2	胃液 (空腹時) を模倣	胃内での溶解度の推定
中性	日本薬局方2液 (JP2) 空腹時人工腸液 (FaSSIF)	6.8 6.5	腸液 (空腹時) を模倣	腸内 (吸収部位) での溶解度の推定
	食餌時人工腸液 (FeSSIF)	5.5	腸液 (食餌時) を模倣	
	リン酸緩衝液 (PBS)	7.4	体液との等張液	その他, in vitro 薬理試験の解釈など

価やヒトでの臨床試験ができなくなる．溶解度を改善するには，通常は水溶性の官能基の導入や分子全体の脂溶性の低減を行う（§7・4・1 参照）．

5・2・8 膜透過性

膜透過性とは，化合物の膜の通過しやすさの程度のことであり，生細胞（Caco-2 細胞）または人工脂質膜（PAMPA）における膜透過速度を指標として表す．**Caco-2 細胞**は大腸がん由来の細胞である．**PAMPA** (parallel artificial membrane permeability assay) は"人工脂質膜を用いて薬物の膜透過性を測定する手法"であり，人工脂質膜自体をさして使用されることも多い．生細胞は生体を反映しうるが維持にコストがかかり，人工脂質膜は簡便だが生体膜を完全に反映していないという点で一長一短である．

膜透過速度は，化合物をドナー側に添加し，一定時間後にアクセプター側に回収

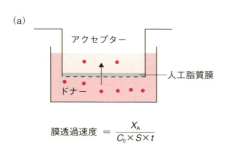
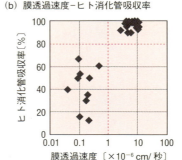

$$\text{膜透過速度} = \frac{X_A}{C_0 \times S \times t}$$

C_0: 初期濃度
X_A: アクセプターの薬物量
S: 膜の表面積
t: 時間

図 5・13 膜透過性試験の方法　(a) 膜透過速度の測定と算出，(b) PAMPA における膜透過速度とヒト消化管吸収率の相関［Chen X., et al., Pharmaceutical Research, **25**；7, 1511–1520 (2008) より改変］

された化合物量を測定することで算出し，ヒトにおける消化管吸収率と良好に相関することが示されている（図5・13）．相関するといっても，消化管吸収率の定量的予測は難しい．しかし，評価の目的は低吸収率が予測される化合物の除外であり，吸収率が悪いために実験動物での薬効評価やヒトでの臨床試験の実施が不可能になるリスクの回避にある．良好な消化管吸収率を保証できる膜透過速度を維持しながら合成展開を進める．

5・2・9 代謝安定性

薬物の化学構造が代謝酵素の作用により変化することを**薬物代謝**という．**代謝安定性**とは，化合物の代謝の受けやすさの程度のことである．薬物代謝が生じる最も主要な組織は肝臓であるため，肝臓由来の組織や抽出物を用い，薬物と補酵素を添加して一定時間経過後の残存率を評価し，クリアランスを算出するのが一般的である（図5・14）．

薬物の代謝様式は**第1相反応**（酸化）と**第2相反応**（第1相反応を受けた薬物または親化合物の抱合）に分けられる（図5・15a）．第1相反応に関わる最も重要な酵素は**シトクロム P450**（**CYP**）であり，うち主要な5分子種（CYP1A2, CYP2C9, CYP2C19, CYP2D6, CYP3A4）による代謝反応が95%を占める．特にCYP3A4は臨床で使用される薬物の50%以上の代謝に関わる重要な代謝酵素である．CYPはアルキル基のヒドロキシ化やヘテロ原子の脱アルキル，芳香環のヒドロキシ化など多

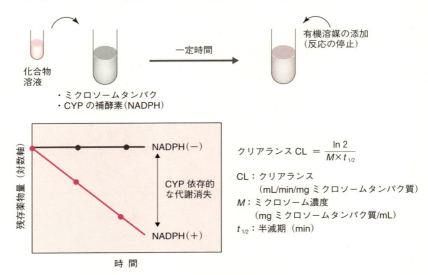

クリアランス $CL = \dfrac{\ln 2}{M \times t_{1/2}}$

CL：クリアランス
　　　（mL/min/mg ミクロソームタンパク質）
M：ミクロソーム濃度
　　（mg ミクロソームタンパク質/mL）
$t_{1/2}$：半減期（min）

図5・14　代謝安定性試験の方法

くの酸化反応に関与する（図5・15b）．各CYP分子種による代表的な代謝反応を表5・3に示す．

(a) 薬物代謝経路のイメージ

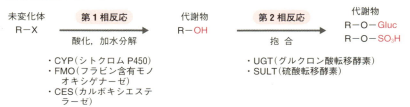

- CYP（シトクロム P450）
- FMO（フラビン含有モノオキシゲナーゼ）
- CES（カルボキシエステラーゼ）

- UGT（グルクロン酸転移酵素）
- SULT（硫酸転移酵素）

(b) CYP の関わる酸化反応の例

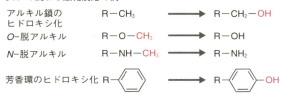

図5・15　薬物代謝の経路の概説

表5・3　各CYP分子種による代表的な代謝反応

P450 分子種	代表的な薬物	代謝反応
CYP1A2	フェナセチン カフェイン	O-脱エチル N-脱メチル
CYP2C9	ジクロフェナク トルブタミド (S)-ワルファリン	4′-ヒドロキシ化 p-メチル基ヒドロキシ化 4′,6′,7-ヒドロキシ化
CYP2C19	(S)-メフェニトイン イミプラミン オメプラゾール	4′-ヒドロキシ化 N-脱メチル 5-ヒドロキシ化
CYP2D6	デキストロメトルファン メトプロロール	O-脱メチル α-ヒドロキシ化, O-脱メチル
CYP3A4	ミダゾラム エリスロマイシン ジルチアゼム カルバマゼピン テルフェナジン リドカイン ロバスタチン	1′-ヒドロキシ化 N-脱メチル N-脱メチル 10,11-エポキシ化 C-ヒドロキシ化, N-脱アルキル N-脱エチル 3′,5′-ヒドロキシ化

CYPは小胞体（ミクロソーム画分）に存在するため，創薬での代謝安定性といえばミクロソーム画分を用いた代謝安定性試験をさすことが多く，創薬研究段階の初期から実施される．代謝安定性を改善したい場合は，脂溶性の低減，代謝に安定な官能基の導入，代謝部位の変換などを行う（§7・4・3参照）．代謝反応後の試料を用いて簡易的に代謝部位を推定し，その部位を代謝に安定な構造に変換して改善を試みる場合もある．

ミクロソーム代謝安定性の試験条件は生理的環境を完全に反映していないため，*in vivo* の消失能を過小評価することも多い．しかし，代謝安定性が著しく悪い化合物を除去し，実験動物での薬効評価やヒトでの臨床試験の実施が不可能になるリスクを最大限回避する観点で必須の試験である．

5・2・10 血中タンパク結合率（血中非結合型分率）

血中において，薬物はタンパク質や他の生体成分と結合した状態（結合型）と，結合していない状態（非結合型）で存在する．血中の薬物総濃度に占める結合型薬物の割合を血中タンパク結合率，非結合型薬物の割合を**血中非結合型分率**(f_p)という．薬効や副作用の発現に関与するのは非結合型薬物であることから，創薬研究段階ではタンパク結合率よりも非結合型分率を指標として表すことが多く，血中総濃度に f_p を乗じて血中非結合型濃度を算出するのに用いる．

血中非結合型分率は，半透膜に仕切られたチャンバーの一方に緩衝液を，他方に薬物を添加した実験動物やヒトの血漿を加えて一定時間振とうし，平衡到達後の両チャンバーの薬物濃度比を算出することで求める（これをタンパク結合試験という，図5・16）．f_p が1に近い場合（血中タンパク結合率が極端に弱い場合）は半減期が短くなり，薬効の持続時間の短さが問題となることがある．

血液成分の50%を占める血漿中で，薬物を結合する最も主要なタンパク質はアルブミンである．**アルブミン**は血漿中総タンパク質の50%を占め，おもに酸性薬物の結合に関与する．血中非結合型分率が低い（結合率が強い）化合物は，高い塩基性・脂溶性による非特異的吸着，または酸性構造に起因するアルブミンへの特異的結合のいずれかを示し，多くの場合，化学構造や脂溶性から推定できる．

なお，組織中非結合型分率（$f_{u,\,tissue}$）も，組織のホモジネートを調製して同様に評価を行い，ホモジネート中での非結合型分率と希釈倍率から，希釈前すなわちもとの組織中非結合型分率を算出する（図5・16c）．ただし組織は血液と異なり不均一なため，この方法で求められた非結合型分率がつねに生理的条件を反映するとは限らない．算出される組織中非結合型濃度の取扱いには十分な注意が必要である．脳内非結合型濃度は，ラットなど脳脊髄液を手技的に採取できる動物であれば，脳脊髄液中濃度で代用することも多い．

(a) タンパク結合試験の方法

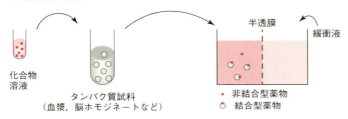

(b) 評価の実例

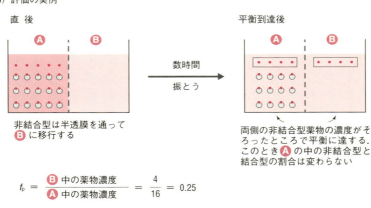

(c) 組織中非結合型分率の求め方

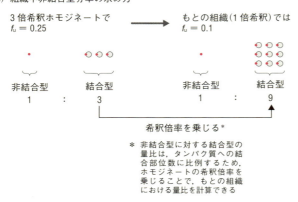

図 5・16　タンパク結合試験による血中非結合型分率，組織中非結合型分率の求め方

5・2・11 P-gp 基質性

P 糖タンパク質（**P-gp**, P-glycoprotein）は血液脳関門に発現し，基質となる化合物の脳内から血液中への排出を促している．薬効標的タンパク質が脳内にある場合には，化合物がP糖タンパク質の基質になるかどうかの評価が必要となる．

P-gp 基質性の評価には，P糖タンパク質を発現させた極性細胞（LLC-PK1 細胞または MDCK II 細胞）を用いる．極性細胞は基底膜と頂側膜をもち，多孔性フィルター上に培養するとタイトジャンクションで連結した単層を形成する．フィルターをはさんで，一方に薬液を添加し一定時間後に他方の薬物濃度を測定することで，基底膜側（basal）から頂側膜側（apical）への輸送（B to A 輸送），またはその逆の輸送（A to B 輸送）の速度を算出できる（図5・17）．P糖タンパク質は極性細胞の頂側膜に発現するため，P糖タンパク質の基質化合物では，対照細胞に比べてP-gp発現細胞のほうが，B to A 輸送が高く，A to B 輸送が低くなる．

P糖タンパク質が脳内への化合物の移行を制限することは，P-gp ノックアウトマウスを用いた実験からも多く実証されており，標的タンパク質が脳内にある場合には P-gp 基質性評価は必須である．

(a) P-gp 基質性試験の方法

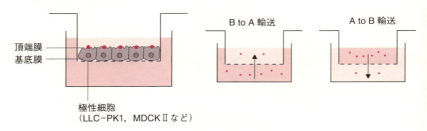

(b) 化合物が P-gp の基質性をもつときの実験結果

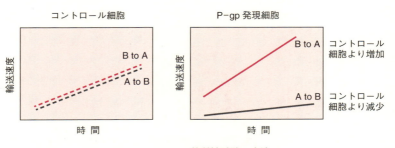

図 5・17　P-gp 基質性試験の方法

5・3 *in vitro* ADMET 評価(2)：薬物間相互作用

化合物が薬効標的タンパク質以外の生体高分子に作用して生じる効果を**副作用**とよぶ．副作用のなかには生体にとって有害な作用もあり，生命を直接脅かす作用（心毒性や遺伝毒性など）から，薬効発現時の濃度との十分な濃度比（安全域）を確保すれば許容できる作用（薬物代謝酵素の阻害・誘導など）までさまざまである．いずれも，有害作用の除去・減弱または活性の向上により解決を試みる．本節では，薬物間相互作用，特に，多くの薬物の代謝に関与する**シトクロム P450**（**CYP**）の阻害や誘導に焦点をあてて解説する．

5・3・1 ソリブジン薬害事件

1993 年，抗ウイルス薬のソリブジンと抗がん剤のテガフールの併用により 15 人の死者を出す事件が起こった（ソリブジン薬害事件）．単独で適正に服用すれば安全性の高い薬の併用による死亡事故は，医療関係者のみならず社会に大きな衝撃を与えた．ソリブジンの代謝物であるブロモビニルウラシルが，テガフールの活性代謝物（薬理活性を有する代謝物）である 5-フルオロウラシル（5-FU）を分解する酵素（ジヒドロピリミジン脱水素酵素）に結合して失活させたために，5-フルオロウラシルの血中濃度が大幅に上昇し，薬効発現濃度を超えて毒性発現濃度に達したことが原因である（図 5・18）．ジヒドロピリミジン脱水素酵素は，薬物代謝に

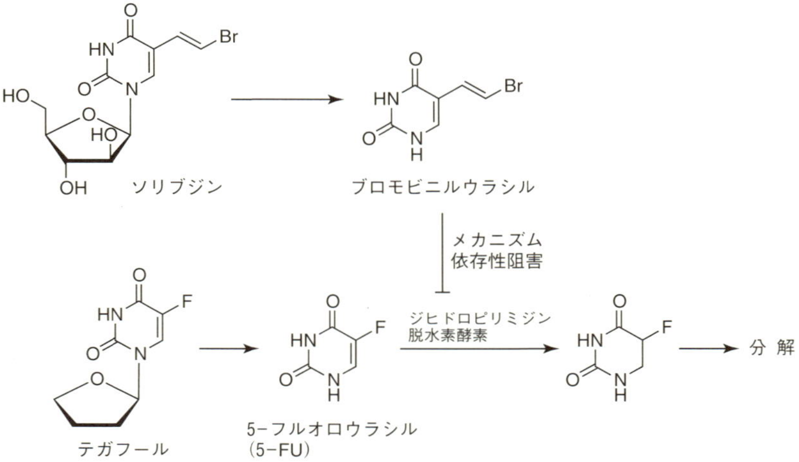

図 5・18 ソリブジンと 5-フルオロウラシルの薬物間相互作用のメカニズム

おいて主要な酵素ではないが，代謝酵素の阻害に基づく薬物間相互作用のリスクを事前に回避することの重要性を周知する契機となった．

5・3・2 薬物間相互作用の種類

薬物治療では，単剤よりも複数の薬剤を処方することが多い．併用により一方の薬物が他方の薬物の濃度や効果を増減させると，中毒症状の発現や薬が効かなくなることにより生命の危機をひき起こす可能性がある．医療現場で使いやすい医薬品

表 5・4 薬物間相互作用の種類

種類	定義	原因
薬物動態学的な相互作用	一方の薬物が，他方の薬物の血中濃度を増減させる現象	薬物代謝酵素の阻害・誘導
薬力学的な相互作用	一方の薬物が，血中濃度を変えずに，他方の薬物の薬理効果を増減させる現象	標的タンパク質への感受性の変化

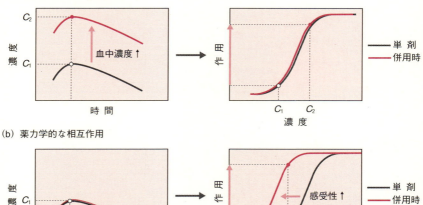

図 5・19 薬物間相互作用の種類

最先端領域をわかりやすく解説

現代化学
CHEMISTRY TODAY

化学はもちろん，生命科学，ナノテク，
材料，情報技術，医学・薬学，環境など，
化学が関連する幅広い分野を取上げます．

直接予約購読はとってもお得！電子版も発売中

★最前線の研究動向をいち早く紹介．

★第一線の研究者自身による解説やインタビュー．

★理解を促し考え方を学ぶ基礎講座．

★仕事や研究に必要な科学の素養が身につく教養満載．

● 詳しくは裏面をご覧下さい．

型判　毎月15日発売　本体800円＋税

東京化学同人

E-mail: info@tkd-pbl.com
http://www.tkd-pbl.com

広い視野と専門性を育む月刊誌

現代化学
CHEMISTRY TODAY

定期購読，電子版のお申込みは，ハガキ，電話，FAX，E-mail等でお知らせ下さい．下記専用サイトから簡単にお申込みができます．公費扱い可能．

月刊誌「現代化学」直接予約購読申込みサイト
http://www.tkd-pbl.com/subscribe

定期購読料(税込) ※冊子版は国内送料無料

価格	冊子版	電子版	冊子＋電子版
6ヵ月	4600 円	4600 円	4600 円 + 2000 円
1ヵ年	8700 円	8700 円	8700 円 + 4000 円
2ヵ年	15800 円	15800 円	15800 円 + 7500 円

電子版について
対応端末：PC(Windows,Macintosh)
　　　　　iPhone, iPad など iOS 搭載端末で閲覧が可能．
配信形態：ストリーミング配信（ダウンロードやプリントは不可）
販売形態：電子版は個人の定期購読のみで，中途解約は承れません．
配信期間：各号とも発売日から2年間となります．

2018年3月現在

〒112 - 0011　東京都文京区千石 3-36-
TEL：03-3946-5311 FAX：03-3946-531
E-mail：info@tkd-pbl.com

東京化学同人

であるためには，他の薬と安全に併用できることは必要条件であり，薬効を発現する血中濃度で危険な副作用を示さないことが求められる．

複数の薬物の併用時に，一方の薬物（相互作用薬）が他方の薬物（被相互作用薬）の血中濃度や薬理効果を変動させる現象を，**薬物間相互作用**（**DDI**, drug-drug interaction）という．薬物間相互作用は，薬物動態学的な相互作用と，薬力学的な相互作用に大別される（表5・4，図5・19）．薬物動態学的な相互作用とは，一方の薬物が他方の薬物の血中濃度を増減させる現象のことであり，薬物代謝酵素の阻害や誘導に原因がある．薬力学的な相互作用とは，一方の薬物が他方の薬物の血中濃度を変えずに薬理効果を増減させる現象のことであり，薬効標的タンパク質への感受性の変化に原因がある．ADMETの課題は，臨床試験を安全に進めるために，薬物動態学的な相互作用を可能な限り事前に回避することであり，本章では薬物動態学的な相互作用について説明する．

5・3・3 薬物動態学的な相互作用

薬物動態学的な相互作用では，被相互作用薬の消失への寄与が大きい代謝酵素を，相互作用薬が阻害したり誘導する．阻害の場合，相互作用薬が被相互作用薬の血中濃度を上昇させ，薬効発現濃度を大きく超えて副作用の発現濃度に到達することがある．誘導の場合，相互作用薬が被相互作用薬の血中濃度を減少させ，薬効発現濃度に至らないことがある．このような薬物動態学的な相互作用のリスクを回避するには，薬物の消失への寄与度が高いと考えられる代謝酵素，すなわちシトクロム P450（CYP）の阻害能や誘導能の回避または減弱が有効である．

5・3・4 CYP阻害能の評価の重要性

多くの医薬品はCYPによる代謝消失を受けるため，CYPを強力に阻害する薬は，複数の薬剤を併用する薬物治療の現場では使いにくい．仮に製品化されても，併用できる薬が限られるため，やがては同じ薬理作用機序でCYP阻害のリスクを回避した新薬に市場を奪われる．

臨床試験を安全に進めるために，臨床試験の開始前に，開発候補化合物のCYP阻害能のデータを取得する必要がある．したがって，CYP阻害能は開発候補化合物を選択する重要な基準であり，その評価は創薬研究段階の初期から実施される．

5・3・5 CYP阻害のメカニズム

CYPの阻害のメカニズムは，**競合阻害とメカニズム依存性阻害**の二つに分類される．

CYP阻害を示しやすい特徴的な化学構造を，阻害の種類，メカニズム，代表的

な阻害剤，その阻害剤が最も強い阻害を示す CYP 分子種とともに表5・5に示す．いずれも複数の CYP 分子種に阻害能を有し，結合部位と分子サイズの関係から最も阻害しやすい分子種が決まる．代表的な阻害剤の化学構造を図5・20に示す．

表5・5　CYP 阻害の分類と特徴的な化学構造

阻害の種類	阻害のメカニズム	特徴的な化学構造	代表的な阻害剤	最も強い阻害を示す CYP 分子種
競合阻害	ヘム鉄への可逆的結合	イミタゾール	シメチジン	CYP3A4
			ケトコナゾール	CYP3A4
		キノリン	キニジン	CYP2D6
メカニズム依存性阻害	基質結合部位への共有結合	フラン	フラフィリン	CYP1A2
		硫黄含有化合物	チエニル酸	CYP2C9
	代謝中間体のヘム鉄への結合	第三級アミン	エリスロマイシン	CYP3A4

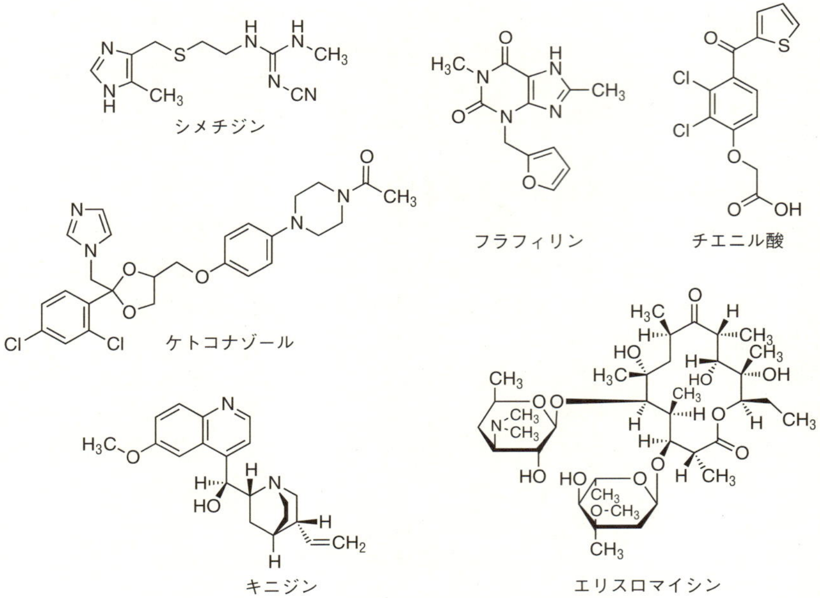

図5・20　代表的な CYP 阻害剤の化学構造

a. 競合阻害　競合阻害とは，代謝酵素の基質結合部位に併用薬物が結合することによって，本来の基質薬物の結合が妨げられることをいう．酵素は失活しないため，併用薬が体内から消失すると酵素の代謝能が回復し，阻害作用が消失する．代表的なメカニズムは下記二つである．

① CYP に含まれるヘム鉄への可逆的な結合
② 同じ分子種により代謝される薬物どうしの競合

CYP の代謝機能に対する化合物の IC_{50}（§3・1・3 参照）に比べて薬効発現濃度が十分に低ければ，治療域で競合阻害による薬物間相互作用は起こらないため，CYP阻害を回避・減弱する必要はない．

b. メカニズム依存性阻害　メカニズム依存性阻害とは，併用薬物やその代謝物の基質結合部位への共有結合や安定な複合体形成により，酵素が不可逆的に失活することをいう．併用薬が消失しても酵素の代謝能は回復せず，新たに代謝酵素のタンパク質が合成されるまで阻害作用が持続する．阻害強度が，基質薬物添加前に併用薬で処理した時間の長さに依存するため，時間依存的阻害ともよばれる．代表的なメカニズムは下記二つであり，ソリブジン事件の原因となった薬物間相互作用は ① に該当する．

① 基質結合部位への共有結合
② CYP に含まれるヘム鉄への代謝中間体の結合

メカニズム依存性阻害が起こる場合は，薬物による代謝酵素の不活化速度を算出し，代謝酵素のターンオーバー速度（タンパク質の合成と分解の速度）を考慮して，臨床試験の開始前に薬効発現濃度における CYP 阻害能の強さを予測する．競合阻害に比べて定量的な予測が難しいため，メカニズム依存性阻害を回避する方向で合成展開を進める．開発候補化合物を選択する段階でも完全に回避できていない場合は，薬物動態研究者との協議のもと，当該化合物で臨床試験を安全に実施できるかを判断する．

5・3・6　CYP 阻害能の評価法

CYP 阻害能は，肝ミクロソームを使用し，評価対象の CYP 分子種を介した代謝による特異的代謝物の生成速度への阻害能として評価する．薬物代謝に関わる主要な CYP 分子種は，CYP1A2, CYP2C9, CYP2C19, CYP2D6, CYP3A4 の 5 分子である．それぞれに特異的な基質と代謝物の組合わせが決まっているため，各 CYP 分子種に対する阻害能を個別に評価できる（図 5・21）．基質の添加前に評価化合物による処理を行うことで，行わない場合に比較して代謝物の生成速度が減弱した場合は，メカニズム依存性阻害があると判断できる（図 5・22）．CYP 阻害能を有しや

すい特徴的な化学構造の有無を確認し，ある場合は該当する構造の変換，ない場合は構造活性相関を取得して，CYP 阻害能の回避と減弱を図る．

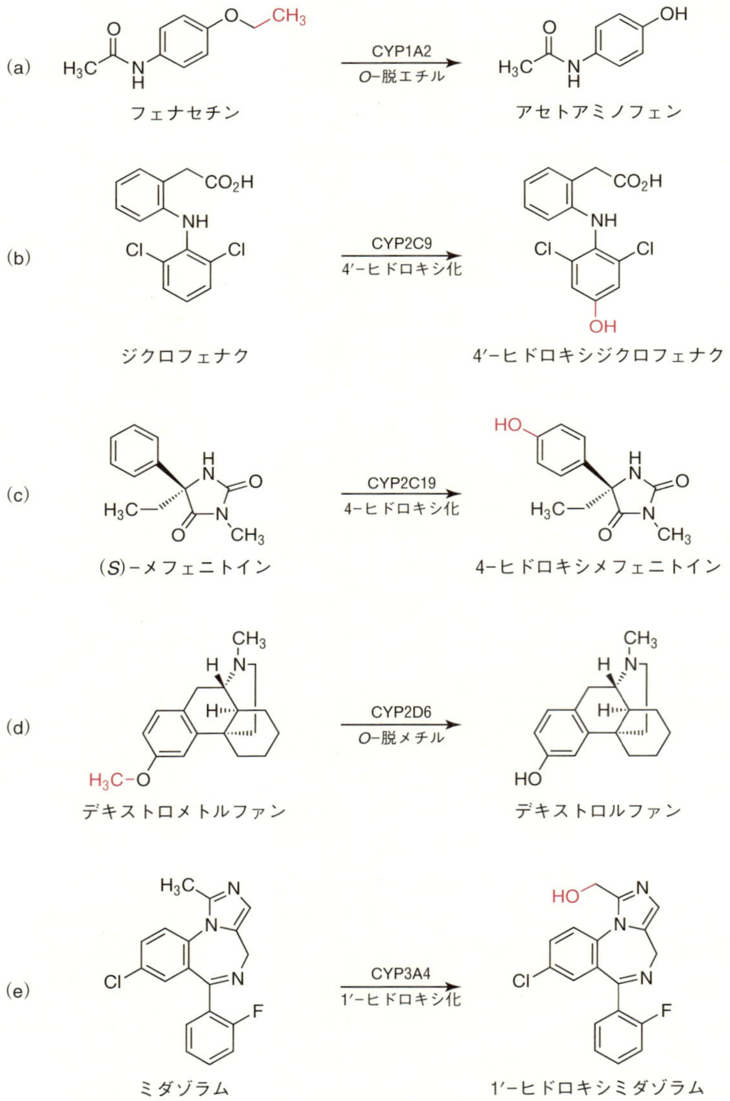

(a) フェナセチン　→（CYP1A2, O-脱エチル）→ アセトアミノフェン

(b) ジクロフェナク　→（CYP2C9, 4'-ヒドロキシ化）→ 4'-ヒドロキシジクロフェナク

(c) (S)-メフェニトイン　→（CYP2C19, 4-ヒドロキシ化）→ 4-ヒドロキシメフェニトイン

(d) デキストロメトルファン　→（CYP2D6, O-脱メチル）→ デキストロルファン

(e) ミダゾラム　→（CYP3A4, 1'-ヒドロキシ化）→ 1'-ヒドロキシミダゾラム

図 5・21　CYP 阻害評価に用いるプローブ反応

(a) 評価法

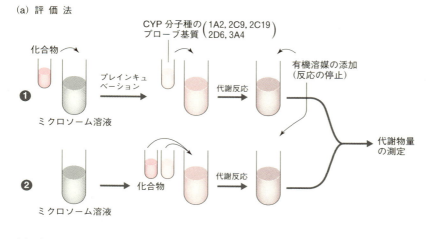

(b) 結果例

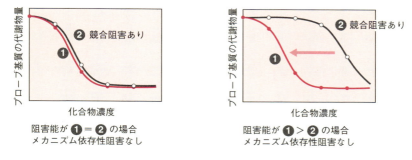

図 5・22　CYP 阻害評価の方法

5・3・7 CYP 誘導能の評価の重要性

多くの医薬品は CYP による代謝消失を受けるため，CYP を強力に誘導する薬も，薬物治療の現場では使いにくい．CYP 阻害のような被相互作用薬の血中濃度の上昇に伴う毒性発現が起こらず，CYP 誘導による薬物間相互作用の実例も CYP 阻害と比較して少ないため，安全性の観点からは CYP 阻害能ほど重要視されないこともある．しかし，CYP 誘導に伴う被相互作用薬の血中濃度の低下は薬効の減弱や消失につながり，薬物治療にとって有益に働くことはない．したがって，CYP 誘導能も開発候補化合物を選択する重要な基準となる．

5・3・8 CYP誘導のメカニズム

CYPの誘導のおもな分子メカニズムは，DNAからmRNAへの転写活性化である．薬物が受容体型の転写因子と結合して核内に移行し，CYP遺伝子のプロモーター領域に結合して下流の転写を活性化する（表5・6, 図5・24）．

表5・6　代表的なCYP誘導剤

CYP分子種	代表的な誘導剤	誘導に関するタンパク質 （赤字：誘導剤が直接結合するタンパク質）
CYP1A2	オメプラゾール ランソプラゾール	AhR（arylhydrocarbon receptor） Arnt（AhR unclear translocator）
CYP3A4	リファンピシン フェニトイン カルバマゼピン	PXR（pregnane X receptor） RXR（retinoid X receptor）

　CYP阻害とは異なり，CYP分子ではなく転写因子への結合能によって誘導能が決まること，CYP誘導の分子生物学的な研究が発展途上にあることから，CYP誘導能を有しやすい特徴的な化学構造に関する統一的な見解はない．CYP1A2とCYP3A4の代表的な誘導剤を図5・23, 誘導の分子メカニズムを図5・24に示す．

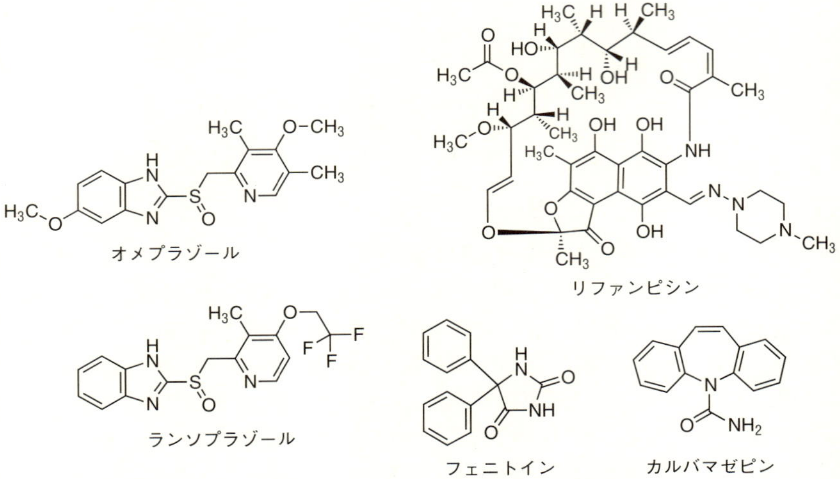

図5・23　代表的なCYP誘導剤の化学構造

5・3 in vitro ADMET 評価(2): 薬物間相互作用　　　145

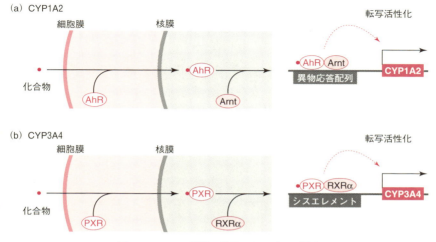

図5・24　CYP誘導の分子メカニズムの概略

5・3・9　CYP誘導能の評価法

化合物がCYP誘導能をもつ場合，mRNAの転写やタンパク質の翻訳の増加に時間がかかるため，化合物の曝露から酵素活性の増加までには数日間を要する．したがって，CYP誘導能は肝ミクロソームではなく肝臓由来の生細胞，具体的にはヒト凍結肝細胞またはヒト肝臓由来の細胞（HepaRG®細胞）を用いて評価を行う．臨床で誘導による相互作用が報告されているCYP1A2とCYP3A4を創薬での評価

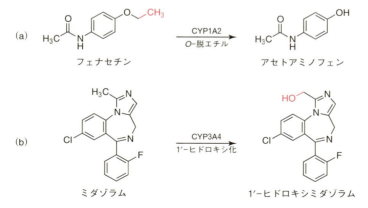

図5・25　CYP誘導評価に用いるプローブ反応

(a) 評価法

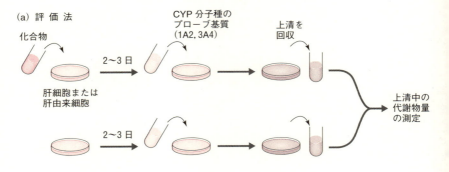

(b) 結果例

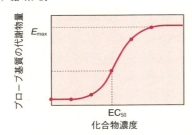

図 5・26　CYP 誘導評価の方法

対象とする．それぞれに特異的な基質と代謝物の組合わせが決まっているため，両分子種に対する誘導能を個別に評価できる（図 5・25）．

基質の添加前に評価化合物で 2〜3 日間処理を行い，行わない場合（コントロール）に比較して代謝物の生成速度が増強した場合は CYP 誘導能をもつと判断する．酵素活性を最大値の半分に上昇させる濃度（EC_{50}）が薬効発現濃度に近い場合は，CYP 誘導能との構造活性相関を取得し，その回避と減弱を図る（図 5・26）．

CYP 誘導に関与する複数のタンパク質は，実験に用いる生細胞と生体内とで発現量が異なり，分子メカニズムの種差も大きい．したがって，*in vitro* 試験や動物実験からの定量的な予測が困難であることに注意されたい．

5・4　*in vitro* ADMET 評価(3)：毒性・安全性

医薬品の副作用のうち，心毒性や遺伝毒性など生命を直接脅かすものは，臨床試験の開始までに除去する必要がある．本節では，臨床試験や薬物治療の場面で発生

するとコントロールが難しく，作用の減弱による安全域の確保よりも作用自体の除去が望ましいと考えられる有害作用（心毒性，遺伝毒性，反応性代謝物による毒性）に焦点を当てて解説する．

5・4・1 医薬品と薬害

医薬品には副作用が付き物であるが，思わぬ有害作用により人命を脅かす薬害事件に発展した例もある．創薬化学者は，医薬品の毒性発現のリスク評価が導入された契機の多くが悲劇的な薬害事件にあることを忘れず，毒性・安全性評価を確実に実施し，安全な医薬品創出に向けて尽力する責務がある．

a. サリドマイド薬害事件 サリドマイドは睡眠薬として開発され，妊娠期の悪阻(つわり)の軽減を目的に処方されたが，妊娠初期にサリドマイドを服用した女性から誕生した子どもに四肢消失や聴覚障害などの奇形をひき起こした．サリドマイドはラセミ体として販売されたが，R体が本来の薬理作用，S体が催奇形性を有していた（図5・27）．薬理活性をもたない光学異性体（S体）の毒性評価が創薬研究段階で正しく行われなかったことが悲劇の原因である．被害者の総数が全世界で4000人，死産を含めると6000人にのぼった史上最悪の薬害事件の一つといわれている．この事件を契機に，妊婦が服用した際の胎児への影響（催奇形性）の有無と，光学活性体の場合はR体・S体両方の毒性評価を，臨床試験の開始前に確認することが義務付けられた．

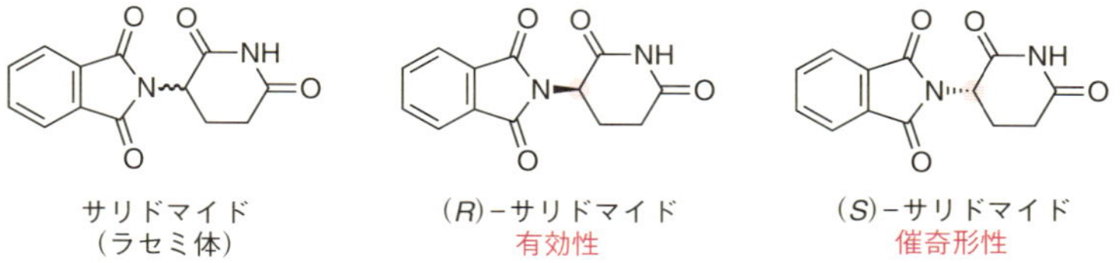

サリドマイド	(R)-サリドマイド	(S)-サリドマイド
（ラセミ体）	有効性	催奇形性

図5・27 サリドマイドによる催奇形性

b. テルフェナジンによる心毒性 テルフェナジンはアレルギー性鼻炎の治療薬として開発された．テルフェナジン自体には薬理活性はなく，投与後に肝臓のCYP3A4により代謝され生成するフェキソフェナジンが活性本体である（図5・28）．中枢移行性が低く，中枢性の催眠作用を回避した次世代治療薬として期待されていた．しかし，CYP3A4を阻害する薬物との併用によりテルフェナジンの血中濃度が増大し，心臓に対する毒性（致死性不整脈）による死者が発生した．このためにテルフェナジンの医療現場での使用機会は大幅に減少し，フェキソフェナジンの販売開始と同時に販売中止となった．現在では臨床試験の開始前に致死性不整脈

のリスクを評価することが義務付けられている．なおフェキソフェナジンは致死性不整脈をひき起こすことはなく，アレルギー性鼻炎の治療薬として現在も広く使われている．

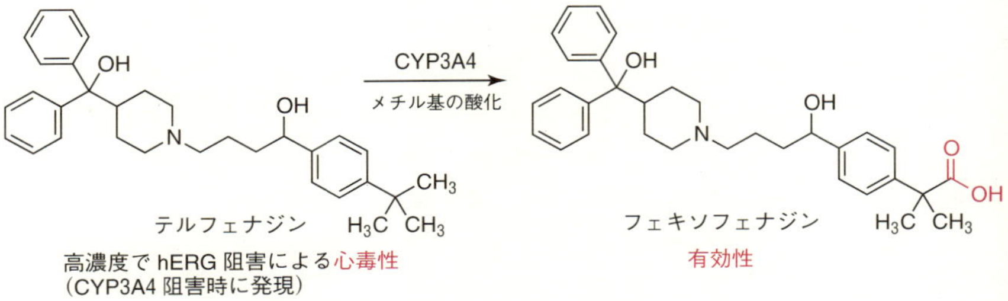

テルフェナジン → (CYP3A4 メチル基の酸化) → フェキソフェナジン

テルフェナジン：高濃度で hERG 阻害による心毒性（CYP3A4 阻害時に発現）
フェキソフェナジン：有効性

図 5・28　テルフェナジンによる心毒性

5・4・2　ICH ガイドラインと創薬研究段階での評価

臨床試験を安全に進めるために行うべき安全性試験について，**医薬品規制調和国際会議**（**ICH**, International Council for Harmonization of Technical Requirements for Pharmaceuticals for Human Use）が国際的なガイドライン（ICH ガイドライン）を定めている．品質（quality），安全性（safety），有効性（efficacy），複合領域（multidisciplinary）の 4 項目に分類され，非臨床試験は安全性と複合領域の項目に含まれる（表 5・7）．臨床試験を開始する前に毒性・安全性評価を確実に行うこと

表 5・7　毒性・安全性評価に関する ICH ガイドラインの項目

分　類	タイトル	項　　目
安　全　性	ICH-S1	がん原性試験
	ICH-S2	遺伝毒性試験
	ICH-S3	トキシコキネティクスと薬物動態
	ICH-S4	毒性試験
	ICH-S5	生殖発生毒性試験
	ICH-S6	バイオテクノロジー応用医薬品
	ICH-S7	薬理試験
	ICH-S8	免疫毒性試験
	ICH-S9	抗悪性腫瘍薬の非臨床評価
	ICH-S10	光安全性評価
	ICH-S11	小児用医薬品開発の非臨床試験
複合領域	ICH-M3	臨床試験のための非臨床試験の実施時期

は国際的な常識である.

創薬研究段階で実施する毒性・安全性の評価項目は,テーマや化合物の物性にもよるが,創薬初期から構造活性相関を取得し合成展開に活用することの多い *in vitro* の評価項目は下記の三つであり,本書ではこの3項目に絞って解説する.かっこ内は関連するガイドラインの項目である.

① 心毒性のリスク (ICH-S7)
② 遺伝毒性のリスク (ICH-S2)
③ 薬物の代謝活性化による毒性発現のリスク (ICH-M3)

5・4・3 心 毒 性

心毒性は突然死に関わるため,回避または大幅な安全域の確保が必達となる.心毒性による突然死の主原因は致死性不整脈である.心室の心筋細胞にはカリウムチャネルの一つである **hERG** (p.62のコラム4参照) が発現しており,薬物により hERG が阻害されると心電図の QT 間隔が増大し (**QT 延長**),トルサード・ド・ポワント (torsades de pointes, **TdP**) とよばれる致死性の心室性不整脈の一種が生じる (図5・29a).hERG 阻害による TdP は回避すべき毒性であり,臨床試験を開始する前に hERG 阻害能を評価することが義務付けられている.

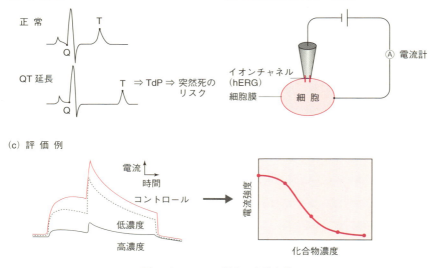

図5・29 hERG 阻害の実験方法

具体的には，hERGチャネルを安定発現させた哺乳類細胞（HEK293細胞など）を用いて，電気生理学的手法により細胞膜を流れる電流を測定し（図5・29b），化合物存在下で電流が低下した場合にhERG阻害能ありと判断する（図5・29c）．hERG阻害能評価は創薬研究段階の初期から実施され，基準値も厳しく設定されている．

5・4・4 遺 伝 毒 性

化合物が遺伝子の構造や機能に影響を与え，染色体異常や突然変異をひき起こす性質を**遺伝毒性**という．遺伝毒性をもつ化合物は，発がん性や催奇形性を促すため医薬品として不適切であり，抗がん剤以外では回避が必達となる．臨床試験を実施する前に，以下の2試験の実施が義務付けられている．

a. 復帰突然変異試験（Ames試験） 機能を喪失した遺伝子の表現型を野生型に復帰させる突然変異を**復帰突然変異**という．創薬研究段階における遺伝毒性の評価には，サルモネラ菌を用いる復帰突然変異試験が汎用されており，開発者の名前にちなんで**Ames試験**とよぶ．遺伝毒性をもつ化合物でヒスチジン要求性株を処理すると，遺伝子変異によってヒスチジン非要求性株が生じ，ヒスチジンの存在しない培地でもコロニーが増加する（図5・30）．コロニーの増加数が遺伝毒性の指標となる．

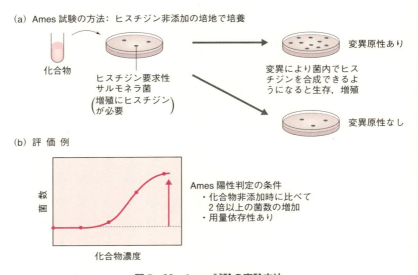

図5・30 Ames試験の実験方法

b. 染色体異常試験　細菌は染色体をもたないため，遺伝子の変異は検出できるものの染色体異常は検出できない．よって，染色体をもつ哺乳類の細胞を用いる．化合物処理により染色体の形態，構造，数の異常を示した場合，その化合物を除外する．染色体数が少なく一つの染色体が大きい哺乳類細胞（CHO 細胞など）が，観察のしやすさを理由に汎用される．

5・4・5　薬物の代謝活性化に基づく毒性

　薬物が代謝されて化学構造が変化すると，フリーラジカルや求電子性を有する高反応性の中間体が生成し，生体高分子（タンパク質や核酸）と不可逆的に共有結合して毒性を示すことがある．こうした代謝物は**反応性代謝物**とよばれ，肝毒性や組織の壊死，アレルギー，発がん性の原因と考えられている．

　反応性代謝物は，その反応性の高さゆえに直接的な検出が困難な場合が多い．創薬研究段階では簡便性を考えてトラッピング試薬を用いて評価する．*in vivo* における毒性発現との相関については統一的な見解が出ていないものの，毒性発現リスクを可能な限り回避する観点から意義のある評価といえる．同じ基本骨格をもつ一連の化合物すべてにCYPへのメカニズム依存性阻害が認められるときには，反応性代謝物が生成している可能性がある．反応性代謝物の生成に関わる代謝経路を回

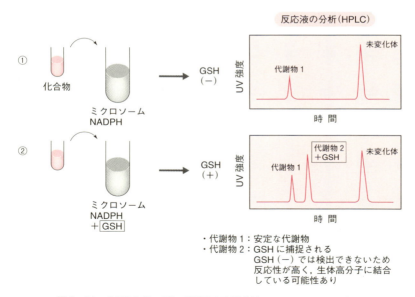

図 5・31　**GSH トラッピング試験の実験方法**　GSH：グルタチオン

a. トラッピング試験 不安定な求電子性の反応性代謝物を，求核性のトラッピング試薬で捕捉し，安定な付加体として検出する．代表的なトラッピング試薬である**グルタチオン（GSH）**は肝臓中に高濃度で含まれており，エポキシドやキノン構造をもつ反応性代謝物と結合することで生理的な解毒作用を示す．

反応性代謝物の多くは CYP による酸化代謝で生成する．そこで，肝ミクロソームにおける代謝反応を GSH の非添加および添加条件で実施する．GSH 非添加時に観察される代謝物由来のシグナルが GSH 添加時で消失し，対応する GSH 付加体が新たに検出されれば，GSH により捕捉される反応性代謝物が生成していると判断できる（図5・31）．

反応性代謝物の生成量が増加し GSH で捕捉しきれなくなると，反応性代謝物が細胞内の生体高分子と結合し，細胞毒性や組織の壊死を生じる原因となる．アセトアミノフェンは過剰投与されると通常の代謝経路が飽和して反応性代謝物（NAPQI）が生成し，さらにその量が多くなると，NAPQI を捕捉する細胞内 GSH が枯渇し，NAPQI が生体高分子へ結合して肝毒性をひき起こす（図5・32）．こうした代謝活性化による GSH 枯渇のリスクは定量的な予測が困難であり，臨床試験を安全に進めるために回避することが望ましい．

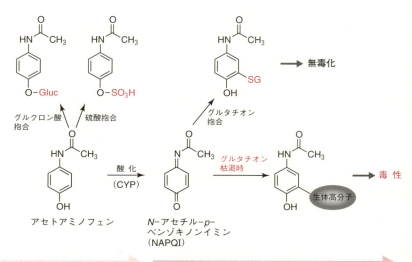

図5・32 アセトアミノフェンの代謝経路と毒性発現機構

5・4・6 安全域と化合物選択

安全域とは，有効性を示すときの濃度と副作用をひき起こすときの濃度の比のことであり，毒性所見ごとに計算され，薬の安全性の指標として活用される．安全域の狭い医薬品は，血中濃度の個体内変動の影響を受けて毒性発現が起こりやすくなるため，可能な限り安全域の広い医薬品の創出が求められる．しかし安全域の数値のみにとらわれると，魅力的な薬効標的やメカニズムをもつ画期的新薬の創出機会を失う可能性もある．近年では，モニタリングを行うことで安全に臨床試験を遂行できるタイプの毒性所見であれば，臨床試験を実施しながら開発の可否を判断するという考え方も受け入れられつつある．

毒性発現の回避のための合成展開に全力を尽くし，それでも完全な回避が困難な場合には毒性研究者との議論を重ね，最終的には"親族に飲ませられるか"で判断するとよい．

5・5 *in vivo* ADME 評価（PK 評価）

ヒトや実験動物に薬物を投与後の時間と血中濃度の関係，およびその関係を速度論的に記述する学問を，**薬物動態学**（**PK**, pharmacokinetics）という．本節における"PK"は，薬物投与後の時間と血中濃度の関係という意味で用いる．動物の PK パラメータは，ヒトの血中濃度推移や臨床用量の予測にも活用される．したがって，実験動物を用いた *in vivo* の ADME 評価（PK 評価）は，リード化合物の課題抽出や，開発候補化合物を臨床試験に進められるかどうかの議論に必須の試験となる．

PK パラメータの解釈は高度な専門性を要するため，製薬企業では創薬化学者ではなく薬物動態研究者が PK 試験の立案から結果の解釈までを担当する．本節では仮想的なデータを用いて *in vivo* の ADME パラメータ（PK パラメータ）の算出方法を解説する．重要なのは式や用語を覚えることではなく，各パラメータがもつ意味を正しく理解することである．

5・5・1 PK 評価の目的

製薬企業における PK 評価の目的は下記 2 点である．テーマの方向性や合成展開の方針立案，化合物を臨床試験に進められるかどうかの判断など，要所でのデータ取得が多い．

a. ADME の課題抽出　*in vitro* の場合と同等であるため，詳細は §5・2 を参照されたい．

b. ヒト PK パラメータの予測　動物の PK パラメータ（吸収率，クリアランス，分布容積など）と，動物およびヒトの in vitro ADME パラメータ（代謝安定性，血中非結合型分率など）から，ヒトの PK パラメータを予測する手法が提唱されている．毒性発現濃度に到達することなく有効性を示す血中濃度を維持するためのヒトでの用量の予測と，臨床試験を安全に実施するための計画の立案に活用する．ヒト PK 予測法の精度向上を目指した研究は現在も行われているが，すべての化合物で適用可能な定量的予測法は存在しない．薬物の物理化学的特性や体内動態の特性を考慮しながら，予測が外れる可能性もあることを認識のうえ，薬物動態研究者と議論を行い最適な予測法を選択する必要がある．

5・5・2　PK パラメータの概説

標準的な PK 試験では，静脈内投与(iv)と経口投与(po)を並行して実施する．静脈内投与の結果から消失能と持続性と組織分布，経口投与の結果を合わせると経口吸収率の情報を取得できる．また，経口吸収率における消化管吸収と肝代謝の寄与を推定できる．したがって，標準的な PK 試験により得られる情報のうち，投与量や濃度に依存しない薬物固有の情報は，消化管吸収，肝代謝，組織分布，持続性の四つといえる（表5・8）．

表5・8　標準的な PK 試験で得られる情報

投与量依存性	パラメータの名称	略　称	用いる PK データ	指　標
な　し	バイオアベイラビリティー 全身クリアランス 分布容積 半減期	BA CL_t V_d $t_{1/2}$	iv, po iv iv iv	経口吸収率 消失能 分　布 持続性
あ　り	血中濃度曲線下面積 初期血中濃度 最大血中濃度	AUC C_0 C_{max}	iv, po iv po	

in vitro の薬理活性が十分強いにもかかわらず，*in vivo* での薬効を十分に発揮できない原因の一つは，血中非結合型濃度やその持続性が不十分なことにあり，上記の四つのいずれかに問題がある．これらと，§5・2 に記述した *in vitro* の ADME パラメータ（溶解度，膜透過性，代謝安定性）との相関性の検討により，課題解決に必要な ADME 試験を実施し，そのパラメータを改善できるような合成展開を行う．以下，各 PK パラメータの定義と算出法を概説する．

a. 血中濃度曲線下面積（*AUC*, area under concentration curve） 投与後の薬物の血中曝露の総量は，最大血中濃度のみならず消失速度にも依存するため，全時点における血中濃度の積算値，すなわち血中濃度の時間推移と時間軸で囲まれた部分の面積で表す．これを**血中濃度曲線下面積**（*AUC*）という．*C*を血中濃度，*t*を時間とおき，(5・2)式で定義する．

$$AUC = \int_0^\infty C\,dt \qquad (5\cdot2)$$

b. バイオアベイラビリティー（*BA*, bioavailability） 静脈内投与では投与薬物の全量が循環血に入るが，経口投与では循環血に移行する前に薬物の一部が消失する．経口投与後に循環血に移行できる薬物は，消化管液に溶け，消化管膜（小腸上皮細胞）を透過して門脈血に吸収され，肝臓を一回通過する際に代謝を免れた薬物のみである．したがって，溶解度・膜透過性・代謝安定性のいずれかに問題があると，経口吸収率が低下する．

経口投与した薬物量のうち循環血に移行できる割合を**バイオアベイラビリティー**（生物学的利用率，*BA*）と称し，静脈内投与との*AUC*比として(5・3)式で定義する．

$$BA = \frac{AUC_{po}}{AUC_{iv}} \qquad (5\cdot3)$$

c. 全身クリアランス（CL_t） クリアランス（*CL*）とは，循環血に移行した薬物が，血中から消失する能力を表す指標である．ある時点における薬物の瞬間的な消失速度を濃度で除した値であり，薬物量を*X*，薬物濃度を*C*とおいて(5・4)式で定義する．

$$CL = -\frac{dX}{dt}/C \qquad (5\cdot4)$$

(5・4)式を全時点で積算すると，薬物の消失速度の項は消失総量，薬物濃度の項は*AUC*となる．静脈内投与時は，血中からの薬物の消失総量が投与量（*D*）と等しくなるため，*in vivo*におけるクリアランスを(5・5)式で記述できる．この値を**全身クリアランス**（CL_t）とよぶ．

$$CL_t = \frac{D}{AUC_{iv}} \qquad (5\cdot5)$$

d. 初期血中濃度（C_0） 静脈内投与後の薬物の血中曝露量の最大値を表す指標である．投与量に比例し，組織分布のしやすさ（分布容積）に反比例する．

e. 分布容積(V_d) 薬物の組織分布のしやすさを，投与量に非依存的な形で定量的に記述するために，投与量(D)を初期血中濃度(C_0)で除した値を用いる．この値を**分布容積**(V_d)とよび，(5・6)式で定義する．

$$V_d = \frac{D}{C_0} \tag{5・6}$$

分布容積は，物の総量と，投与瞬時の体内での広がりを関連づけるための仮想的な値であり，実際の組織容積を表すものではない．分布容積が大きいほど，血中以外に存在する薬物総量の割合が大きいことを意味する．分布容積の最小値は血液容積（80 mL/kg 体重）に一致する．

f. 半減期($t_{1/2}$) 投与薬物が代謝により生体内で半減するのにかかる時間を**半減期**という．静脈内投与後の血中濃度推移から算出する．導出過程は省略するが，半減期は(5・7)式で表され，分布容積(V_d)に比例し，全身クリアランス(CL_t)に反比例する．消失能が高いと血中から減りやすいが，血液以外の組織に多く分布すると，代謝酵素に触れる回数が減ることで血中から減りにくくなる，とイメージすると理解しやすい．

$$t_{1/2} = \ln 2 \times \frac{V_d}{CL_t} \tag{5・7}$$

g. 最高血中濃度(C_{max}) 経口投与後の薬物の血中曝露量の最大値を表す．薬効や副作用の強度と相関することが多い重要なパラメータである．C_{max}は，バイオアベイラビリティー，半減期，分布容積など多くのパラメータの影響を受けるため，単独で薬物動態の考察に使うことはない．

5・5・3 PK データの解釈の実例

全身クリアランス(CL_t)は，薬物の消失に関わる全組織での消失クリアランスの総和であり，各組織における消失率を CL_t に乗じると組織クリアランスが求まる．消失経路が肝代謝のみの場合は，CL_t は肝クリアランス(CL_h)に等しくなる．本書では，肝代謝のみで消失する仮想的な薬物の全身クリアランス(CL_t)とバイオアベイラビリティ(BA)から，下記二つを考察する方法を説明する．

① 肝固有クリアランス（周辺環境に依存しない，薬物固有の消失能）
② BA が低い場合の解決策（消化管吸収か肝代謝か）

a. 肝クリアランスと肝固有クリアランス クリアランスは，単位時間あたりに除去される薬物が含まれる容積に等しく，その上限は組織の血流速度となる．ラットでの全身クリアランス CL_t（肝クリアランス CL_h に等しいと仮定）が 36 mL/min/kg の薬物 A を例にとると，ラットの肝血流速度(Q_h)は 60 mL/min/kg

であることから,肝臓を一回通過するときに消失する割合が60%,消失を免れる割合が40%と計算される.

肝臓を一回通過するときに薬物が消失する現象を**肝初回通過効果**とよび,肝初回通過による代謝を免れる薬物の割合を**肝アベイラビリティー(F_h)** とよぶ.肝クリアランスは(5・8)式で定義され,$CL_h = 36$,$Q_h = 60$ を代入すると薬物 A の F_h は0.4 と求められる.

$$CL_h = Q_h \times (1-F_h) \tag{5・8}$$

F_h は,肝血流速度(Q_h),肝臓における薬物固有の消失能(**肝固有クリアランス,CL_{int}**),血中非結合型分率(f_p)を用いて(5・9)式で表現される.CL_{int} は肝血流やタンパク結合などの周辺環境に依存しない薬物固有の消失能である.血中の薬物のうち消失を受けるのは非結合型薬物のみであるため,肝血流に対して肝臓が薬物を抽出し消失させる力は,f_p と CL_{int} の積となる.

$$F_h = \frac{Q_h}{Q_h + f_p \times CL_{int}} \tag{5・9}$$

$F_h = 0.4$,$Q_h = 60$ より $f_p \times CL_{int} = 90$ mL/min/kg と計算される.$f_p = 0.1$ と仮定すれば $CL_{int} = 900$ mL/min/kg と求められ,非結合型の薬物 A が瞬時に肝臓に分布した場合に 900 mL/min/kg ものクリアランスで消失することを意味する.しかし実際には,薬物 A は血中タンパク質に結合した状態で血流により肝臓へ供給される.したがって,肝組織として発揮できるクリアランスはタンパク結合や肝血流といった外部環境の影響を受け,36 mL/min/kg にとどまる.

CL_{int} は,in vivo の薬物消失能力を表す重要な指標である.in vitro の代謝安定性のデータと比較することで,薬物の主消失経路が CYP 代謝であるかどうかの議論にも活用される.式の暗記に頼らず,下記の手順に従い算出することで,本質的な理解を深められる(図5・33〜図5・35).

① 投与量(D)と AUC_{iv} から CL_t を算出し,CL_h に等しいと仮定する.

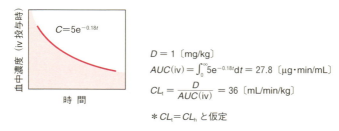

図5・33 肝クリアランスから肝固有クリアランスを算出する方法(1)

② CL_h と Q_h を用いて F_h を算出する.

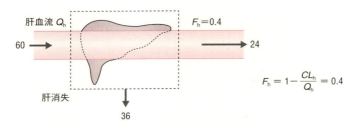

図5・34 肝クリアランスから肝固有クリアランスを算出する方法(2)

③ F_h から,Q_h と $f_p \times CL_{int}$ の相対比と,$f_p \times CL_{int}$ の値を算出する.
④ f_p を用いて CL_{int} を算出する.

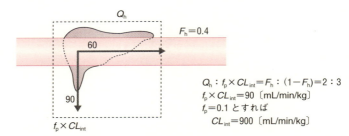

＊CL_{int}:外部環境(血流やタンパク結合)に依存しない,薬物固有の消失能

図5・35 肝クリアランスから肝固有クリアランスを算出する方法(3)

b. バイオアベイラビリティーの解釈 経口投与におけるバイオアベイラビリティー(BA)は,消化管吸収と肝初回通過効果の両方の影響を受ける(図5・36).薬物の**消化管吸収率(F_a)** と肝アベイラビリティー(F_h)を用いて,BA は(5・10)式で表される.

$$BA = F_a \times F_h \qquad (5 \cdot 10)$$

F_h は静脈内投与のデータから,F_a は BA と F_h から,それぞれ計算できる.バイオアベイラビリティーが低い場合には F_a と F_h を算出し,消化管吸収と肝代謝のどちらに問題があるかを考察する.例として,標準的な PK 評価(静脈内投与と経口投与)を実施し BA が 4% と計算された二つの薬物(B と C)考える.§5・5・3a で記載した方法に従い,静脈内投与の結果から F_h を計算すると,それぞれ 0.05(B),0.8(C)となった.このとき,F_a は BA と F_h から,それぞれ 0.8(B),0.05(C)と計算される.薬物 B のバイオアベイラビリティーを上げたい場合は,F_h の向上

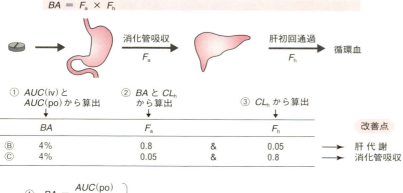

図5・36 バイオアベイラビリティー(BA)が低い場合の改善点

を図るために代謝安定性の向上を行う．また，薬物 C のバイオアベイラビリティーを上げたい場合は，F_a の向上を図るために溶解度や膜透過性の向上を行う．

バイオアベイラビリティーが低い薬物は経口投与後の血中濃度に個体差が生じやすく，薬効や副作用のコントロールが難しい．そのため臨床試験を進めにくく，市販されたとしても使いにくい医薬品となるため，創薬研究段階でバイオアベイラビリティーの改善を試みる必要がある．

5・5・4 経口投与後の非結合型 AUC

薬物の経口投与後の AUC は，(5・3)式から

$$AUC_{po} = BA \times AUC_{iv} \tag{5・11}$$

と記述できる．肝消失の割合が 100% すなわち $CL_t = CL_h$ の場合，(5・5)式と (5・10)式を用いて (5・12)式のように変形できる．さらに，経口投与時の非結合型 AUC は，(5・12)式に f_p を乗じることで (5・13)式と表される．

$$AUC_{po} = F_a \times F_h \times \frac{D}{CL_h} = \frac{D \times F_a}{f_p \times CL_{int}} \tag{5・12}$$

$$f_p \times AUC_{po} = \frac{D \times F_a}{CL_{int}} \tag{5・13}$$

これは薬効の強さと相関する重要なパラメータであり，消化管吸収率が低く，肝

固有クリアランスが高いほど低くなる．血中非結合型濃度を上げることで *in vivo* での薬効を強めたい場合，血中タンパク結合の減弱ではなく，溶解度・膜透過性・代謝安定性の改善が有効であることを理論的に裏付けている．

5・5・5 PK パラメータの活用の注意点

PK パラメータから，血中濃度の時間推移と経口吸収率や持続性に関する情報が得られる．ただし，血中総濃度を基準に定義されるため，直接的な代謝酵素の機能ではなく，血中タンパク結合や血流などの影響を受けた値として算出される．それゆえ，PK パラメータの数値のみにとらわれると，薬効発現に必要な曝露（血中非結合型濃度）の向上のための戦略立案を誤る可能性がある．PK パラメータを正しく活用するには，パラメータの本質的な理解に基づく解析が必須であり，専門的な知識と視点を有する薬物動態研究者との連携は不可欠である．

第6章 創薬の実践的手法(1)
―ヒット化合物取得まで―

　創薬研究は疾患にかかわる標的分子を探すところから始まり，基礎研究やゲノム・オミクス解析によって標的分子候補となるタンパク質を探索する．標的分子候補に結合し活性を制御する創薬初期段階の化合物が**ヒット化合物**であり，創薬化学者はヒット化合物からさまざまな合成手法を駆使して合成展開を行い，リード化合物や開発候補化合物へと導く．ヒット化合物からの合成展開は創薬化学者としての真骨頂を発揮できる場であるが，合成展開の成否はどのようなヒット化合物が得られるかにかかっているといっても過言ではない．近年のデータでは，ヒット化合物から開発候補化合物が見いだされるまでの成功確率は1/3748，開発段階で失敗する可能性も含めると，新薬創出の累積成功確率は1/24553となる（図6・1）．合成展開の出発点として，より良質なヒット化合物を見いだすこと（**ヒットジェネレーション**）が，この狭き門をくぐり抜けるために重要なのである．

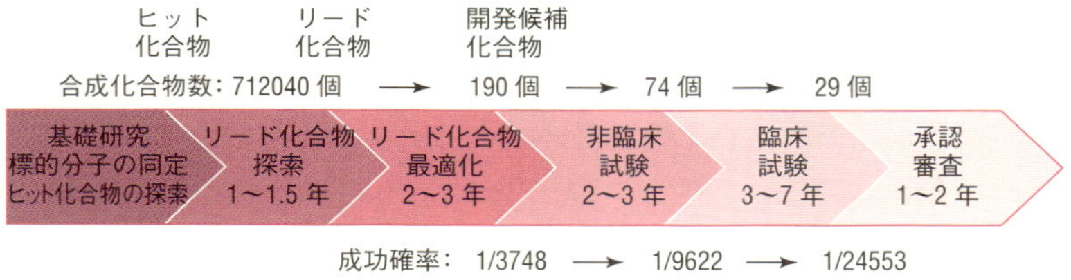

	ヒット化合物	リード化合物	開発候補化合物			
合成化合物数：	712040個 →	190個 →	74個 →	29個		
	基礎研究 標的分子の同定 ヒット化合物の探索	リード化合物 探索 1～1.5年	リード化合物 最適化 2～3年	非臨床試験 2～3年	臨床試験 3～7年	承認審査 1～2年
成功確率：			1/3748 →		1/9622 →	1/24553

図6・1　創薬研究プロセスと成功確率　［出典：日本製薬工業協会広報委員会 編，"てきすとぶっく製薬産業 2016-2017"のデータに基づいて作成］

　1990年代以降，アッセイ技術，コンピューターの計算能力，タンパク質の構造解析技術あるいはロボット工学技術など，創薬を支える技術が急速に進展した．ヒット化合物獲得手法も確立されてきており，標的分子に適した方法論を選択することが求められる．本章では，これらの方法論とともに，ヒット化合物探索に必要な知識を紹介する．また，ヒット化合物探索では通常複数の活性化合物が見つかる．しかし，それらの活性化合物すべてがヒット化合物になるわけではなく，医薬品開発までの合成展開に耐えうる"良質"のヒット化合物を活性や構造的特徴をもとに選抜する必要がある．その選抜基準についても紹介する．

6・1 標的分子の"確からしさ"

ヒット化合物探索にはかなりの労力と時間，お金がかかるため，化合物探索に先立って，設定した標的分子が新薬開発の真の標的になりうるのか，その可能性を十分に検討する．標的分子が疾患と関連していても，その寄与が小さい場合や，活性を調節することで生体の恒常性が著しく損なわれる場合などは，創薬の標的分子として適さない．まず，標的分子の周辺情報の収集と考察を行い，創薬標的としてのエビデンスを高めることが必要である．ヒット化合物獲得段階は創薬研究段階の初期であり，標的分子に関する情報が少ないことも多いが，その時点で得られる情報はできる限り集め，標的分子としての"確からしさ"を精査する*．その第一段階として，標的分子とそこに作用する化合物の情報などを整理し，目標とする医薬品像を描いていく．その医薬品像は，**ターゲットプロダクトプロファイル**（**TPP**）とよばれており，目指す医薬品の特徴を明確にするとともに，各研究段階で目標を設定するときに参考になる．創薬研究ではつねに情報が更新されていくので，そのつどTPPも更新していく．TPPとして表6・1の7項目があげられる．

このなかでも，ヒット化合物探索段階で特に集めるべき情報は，標的分子，対象疾患，安全性に関する3項目である．まず，この三つの情報を精査することにより，目的の標的分子の調節による治療の可能性を整理できる．

① 標的分子について
　・生体内での機能，役割，分布
　・類縁タンパク質の機能，役割，分布
　・遺伝子改変動物（ノックアウト，ノックイン，ノックダウン）の情報

表6・1　ターゲットプロダクトプロファイル

項　目	内　容
① 標的分子	生体内での機能，役割，分布
② 対象疾患	病因，病因と標的分子との関係
③ 安 全 性	オンターゲット毒性，選択性
④ 有 効 性	活性強度
⑤ 用法・用量	投与経路，投与量
⑥ 競合品との差別化	優位性，付加価値
⑦ 市 場 性	患者数，販売予測

＊　2章で述べた"標的分子の妥当性の検証"は，ヒット化合物の合成展開により得られるリード化合物のモデル動物などを用いた薬理試験によって行われる（7章を参照）．ここでは，標的分子や対象疾患に関する情報を整理することで，標的分子としてふさわしいかどうかを精査する．

② 対象疾患について
  ・病因
  ・病因と標的分子との関係（病態への寄与度の見積もり）
③ 安全性について
  ・薬効の延長線上の毒性（オンターゲット毒性）
  ・標的分子制御による, 目的の薬効以外の作用
  ・類縁タンパク質制御による作用（選択性）

　TPPのその他4項目の情報は, 医薬品開発としてのゴールを見据えるための項目である. 標的分子に作用する化合物がどのような薬剤になり, どのような患者に投与されるようになるかのイメージを描くことになり, 薬効や治療効果を客観的, 論理的に評価できるようになる.

6・2　ヒット化合物探索に使用する化合物ライブラリー

6・2・1　化合物選抜に使われるクライテリア

　標的分子の"確からしさ"を確認したあと, ヒット化合物を見いだすためのアッセイ系を構築し, 化合物ライブラリー（後述）を用いてスクリーニングを行う. アッセイに使用できる化合物の数は研究設備やコストの面で有限なので, 可能性の低い化合物は除外しておきたい. 創薬研究では, 各段階の化合物にかかわる物性や構造的特徴の判断基準（クライテリア）が唱えられており（表6・2）, 化学構造から判断される医薬品らしさ（ドラッグライク）の指標である**ルールオブ5**は非常に有名である（§7・3・1参照）.

表6・2　創薬研究段階で使用されるクライテリア

対象	ルールオブ3	リードライクネス（オプレアスコア）	ルールオブ5（リピンスキールール）
	フラグメントヒット化合物	リード化合物	経口医薬品
分子量〔Da〕	≦ 300	< 450	≦ 500
$c\log P$（脂溶性）	≦ 3	−3.5〜4.5	≦ 5
環の数		≦ 4	
回転可能結合数	≦ 3	≦ 10	
水素結合供与体数	≦ 3	≦ 5	≦ 5
水素結合受容体数	≦ 3	≦ 8	≦ 10
極性表面積〔Å^2〕	≦ 60		

ヒットジェネレーションにおいても活用されている指標がある．**ルールオブ3**と**リードライクネススコア**はそれぞれフラグメントヒット化合物とリード化合物の構造情報の解析から割り出された指標である．ルールオブ3は後述のフラグメント創薬（FBDD）で使用されるフラグメントライブラリーの構築に，リードライクネススコアはヒット化合物選抜や化合物ライブラリーの構築などに活用されている．ルールオブ5で使用される指標以外に，環の数，回転可能結合数，極性表面積があげられる．環の数（特に芳香環）が多いと平面性が増し，溶解性の低下につながる．回転可能結合数が多いと化合物の自由度が増し，膜透過性や活性の低下につながる．極性表面積は化合物表面の極性面積を示しており，大きい場合にはタンパク質などと非特異的な結合をしやすくなる．

6・2・2　化合物ライブラリー

　低分子経口薬の分子量の上限といわれる分子量 500 Da を基準に考えると，それら化合物のケミカルスペースは 10^{60} 個にもなる．大手製薬企業でも所有ライブラリー化合物数は多くて数百万個であり，ケミカルスペースに比べればほんの一部分でしかない．創薬標的になりうるタンパク質は約3000種あるといわれており，それらに作用する化合物はこの広大なケミカルスペースに大きく分散している．そのため，これらの広いケミカルスペースを効率よく埋められるように化合物ライブラリーが設計されていると活性化合物が見つかりやすい．一方で，キナーゼやGタンパク質共役型受容体（GPCR）のように構造や機能の似たグループを形成してい

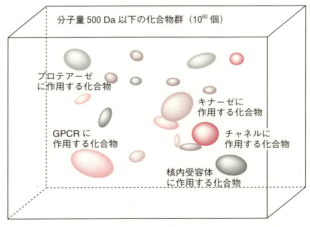

図6・2　ケミカルスペース中のドラッグライク領域のイメージ図

るタンパク質群では，それらに作用する化合物は近傍のケミカルスペースに位置している（図6・2）．そこで，化合物ライブラリーは，① 一つのライブラリーで多くの標的分子を網羅するために多様性のある化合物を収集したダイバーシティライブラリー，② 特定の標的分子に作用する化合物を中心に集めたフォーカストライブラリー，のように設計されている．

① **ダイバーシティライブラリー**：多様性を志向した化合物集団であり，ケミカルスペース中のドラッグライク領域にまんべんなく行きわたるように化合物が選別されている．広くケミカルスペースを網羅しているため，化合物数の規模が大きく，さまざまな標的分子に対するヒット化合物を見いだせる可能性が高い．ケミカルスペースの埋め方でライブラリーの特徴が出るため，製薬企業では各社さまざまな方法論を用いて化合物を選定し，ライブラリーを設計している．

② **フォーカストライブラリー**：キナーゼやGPCRなど特定の標的分子群に対象を絞って設計された化合物集団であり，過去に報告された薬理活性化合物情報をもとに収集されている．ダイバーシティライブラリーよりも少ない化合物数からヒット化合物を得られる反面，類似性の高い化合物も多い．得られる化合物に選択性の問題が生じることもある．

これらのライブラリーを所有または公的ライブラリーから入手しておくと研究を進めやすい．しかし，一企業や一研究室で入手またはアッセイできる化合物数には限界がある．特にアカデミアでは研究費の点から大規模なスクリーニングを実施できない場合も多い．そのような場合には，*in silico* スクリーニングの技術も有用である．かなり大規模な化合物情報のデータベースからバーチャルに（アッセイをせずに）スクリーニングを実施することができる．化合物情報元として，市販化合物やバーチャルライブラリーが用いられている．

③ **市販化合物**：試薬会社に在庫があり，早期に購入可能な化合物集団で，その化合物の情報も提供されている．国内，海外合わせて数百万個の化合物が購入可能である．

④ **バーチャルライブラリー**：コンピューター上で仮想的に試薬を反応させ，合成しうる化合物を集めたライブラリーである．仮想的に化合物を生成しているので，非常に多くの化合物情報を用意でき，3000万個近い化合物のデータを提供している試薬会社もある．仮想的に化合物を生成するソフトウェアも販売されており，独自にバーチャルライブラリーを作成することも可能である．ただし，その多くがデータのみで在庫のない化合物であり，*in silico* スクリーニングで選抜してから合成を開始するため，化合物の入手には時間がかかる．さらに現実には合成ができない化合物も少なからず含まれているため，注意が必要である．

6・3　1次ヒット化合物の選抜

ここまで説明してきた化合物ライブラリーから，一段階のスクリーニングによってすぐにヒット化合物が得られるわけではない．初めのスクリーニング（一次評価）によって活性を示した化合物を **1次ヒット化合物** という（図6・3）．ここではまず，化合物ライブラリーから1次ヒット化合物を見いだす手法を解説する．

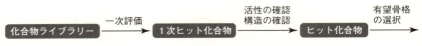

図6・3　ヒット化合物の探索のおおまかな流れ

目的の標的分子の構造情報やその活性を制御する化合物の情報の有無により，選択できる1次ヒット化合物選抜手法が変わってくる．標的分子に関する情報が少ない場合には，標的分子に作用する化合物を無作為に探索することになる．一方，標的分子の情報がある場合には，その情報に基づいて化合物を選抜し，アッセイすることができる．1次ヒット化合物探索の方法論は六つに分けられ（表6・3），アッセイする化合物の選択方法で以下の二つに大別できる．

① 化合物ライブラリーを用いた無作為なスクリーニング（§6・3・1 参照）
② アッセイに供する化合物を絞って行うスクリーニング（§6・3・2 参照）

これらの1次ヒット化合物選抜手法の特徴，利点や欠点を表6・3にまとめた．以下に各方法論の詳細を紹介する．

6・3・1　化合物ライブラリーを用いた無作為なスクリーニング

a. ランダムスクリーニング　標的分子に対し，多数の化合物を手当たりしだい（ランダム）にアッセイし1次ヒット化合物を見いだす手法であり，数百～数千化合物に対し生化学的なアッセイを行う中規模スクリーニングの一つである．標的分子の構造情報がなくても実施できる．20世紀に，動植物や細菌から抽出した天然物から，抗生物質や抗マラリア薬などを見いだしたのもこの方法である．後述するハイスループットスクリーニングのように高い処理能力をもつアッセイ系がない場合やコスト面でアッセイ化合物数を抑えたい場合などに有効である．よく用いられる手法として以下の3種があげられる．

① 大規模なライブラリーをコンパクトにまとめたコアライブラリーを用いたランダムスクリーニング
② 天然物ライブラリーを用いるランダムスクリーニング．天然物ライブラリーを使用した創薬研究では，その特殊な構造から独自性の高いヒット化合物が見

表6・3 1次ヒット化合物選抜手法の特徴

手 法	特 徴	利 点	欠 点
ランダムスクリーニング	・中規模のスクリーニング ・効率的なアッセイ系があれば，標的分子情報がなくても実施可能	・多くの標的分子で利用可能 ・新規化合物が得られる	・HTSに比べヒット化合物数が少なくなる
HTS（ハイスループットスクリーニング）	・大規模のスクリーニング ・高効率なアッセイ系があれば，標的分子情報がなくても実施可能	・多くの標的分子で利用可能 ・新規化合物が得られる	・システム化された設備が必要 ・高コストである
FBDD (fragment based drug design)	・中規模のスクリーニング ・フラグメントライブラリーを使用する	・小さなヒット化合物を獲得できる ・新規化合物が得られる	・活性化合物の確認が必要 ・デザインに結合情報が必要
SBDD (structure based drug design)	・小〜中規模のスクリーニング ・タンパク質と化合物の結合状態を予測し，評価化合物を選抜する	・活性，選択性のよい化合物が得られる ・合成展開のデザインに活用可能	・タンパク質構造情報が必須 ・コンピューターとソフトウェアが必要
LBDD (ligand based drug design)	・小〜中規模のスクリーニング ・活性化合物の構造的な類似点を抽出し，化合物選抜に利用する	・比較的高い活性の化合物が得られる ・計算時間が早い	・新規性のない化合物の場合がある ・コンピューターとソフトウェアが必要
既知化合物の改良	・小規模のスクリーニング ・既知活性化合物の構造をもとに，新規化合物をデザインする	・高活性化合物が得られる ・低コストである	・既知化合物との差別化点が必要 ・類似アイデアが実施される可能性あり

いだされている．

③ 世界中で販売されている承認薬を収集した既存薬ライブラリーを用いたランダムスクリーニング．ドラッグリポジショニング研究が中心であり，特に，難病・希少疾患患者由来のiPS細胞を用いた研究の進歩は目を見張るものがある（§1・2・2を参照）．

b. ハイスループットスクリーニング（high throughput screening, **HTS**）　　単位時間当たりの処理能力の高い（スループット性の高い）ランダムスクリーニング手法であり，短期間で数万〜数十万個の化合物に対し生化学的なアッセイを行い，1次ヒット化合物を見いだす大規模スクリーニングの一つである．1〜3カ月程度，

長くても半年でスクリーニングが完了できることが望ましく，この期間で終了しないアッセイ系であれば他の手法を選択するべきである．スループット性の高いアッセイ系を構築できる標的分子であれば，タンパク質の構造情報なども必要なく，多くのヒット化合物を見いだせる手法である．

ハイスループットスクリーニングはランダムスクリーニングと違い，扱う化合物数やデータ量が膨大になるため，高度にシステム化されている必要がある．化合物ライブラリー，スクリーニングシステムとデータ処理のそれぞれの効率化が求められる（表6・4）．

表6・4 ハイスループットスクリーニング（HTS）を実施するために効率化すべき項目

	効率化すべき項目
化合物ライブラリー	・化合物の収集，保管 ・検体の秤量，溶液調製，溶液の保管 ・プレート作成（96穴，384穴，1536穴）
スクリーニングシステム	・アッセイ材料入手 ・アッセイ系の小スケール化 ・アッセイの自動化
データ処理	・プレートデータ管理 ・アッセイデータ管理 ・アッセイデータ解析

たとえば化合物の管理には，粉体だけでなく調液後の溶液やプレートの保管ができるスペースや冷蔵設備などが必要である．また，アッセイ材料が十分に入手できることはもちろん必須であるが，効率的に行うためにはさらにアッセイ系を小スケール化することも重要である．そのため，アッセイプレートも現在では96穴プレートよりも384穴プレートが主流になりつつあり，さらに1536穴プレートへの移行も始まっている．アッセイ後のデータ量は化合物数に比例して膨れ上がる．化合物の構造や物性値などの化合物情報とプレート情報も含めるとさらに膨大なデータ量となり，これらを管理解析できるシステムが必要となる．これだけの施設を一研究室で用意するのは容易ではないが，AMEDを中心としてHTS実施の支援も積極的に行われており，公的ライブラリーの提供や生物実験機器の貸出しも行われている．

c. フラグメント創薬（fragment based drug design，**FBDD**）　ヒット化合物以降の合成展開では，一般に分子量と脂溶性が上昇してしまう．そのため，ヒット化合物の分子量が大きいと，リード化合物の分子量も大きくなる傾向があり，低分子

量のヒット化合物が望まれている．FBDDは，フラグメントライブラリーとよばれる分子量が300 Da以下の比較的シンプルな化合物群を用いてスクリーニングを行い，得られたフラグメントヒット化合物を起点に合成展開を行う手法である．フラグメントヒット化合物の指標としてルールオブ3が提唱されている（表6・2）．フラグメントライブラリーを用いる利点として，合成展開での分子量や脂溶性を抑えるほかにケミカルスペースの網羅性がある．分子量500 Da以下の化合物のケミカルスペースは10^{60}個にもなるが，分子量を減らすことでケミカルスペースが狭まり，数千個のフラグメント化合物でも網羅できる．

フラグメント化合物は小さい分子であり，標的分子との結合親和性が弱く，通常のアッセイ系では高濃度でしか活性を判断できない場合が多い．高濃度でのアッセイでは非特異的な結合が生じやすいので，FBDDでは標的分子と化合物との結合を表面プラズモン共鳴法（SPR法）やX線やNMRによる構造解析により確認する．標的分子との結合が確認された化合物から，実際に合成展開に使用するフラグメントヒット化合物を選抜するにはリガンド効率の概念を用いることが多い（§7・3・2参照）．リガンド効率とは分子の大きさ当たりの結合親和性強度を求めた値であり，分子サイズが違う化合物間でも強度比較が可能である．

$$リガンド効率 = \frac{結合の自由エネルギー(\Delta G)}{水素以外の原子数}$$

フラグメントヒット化合物はヒット化合物とよぶには活性も弱く小さい分子であり，ヒット化合物へ導くための合成展開が必要となる．その合成展開には第7章で紹介する方法論のほかに図6・4に示すフラグメントリンキング法とフラグメントマージ法も用いられる．

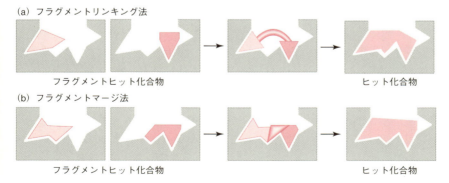

図6・4　FBDD特有の合成展開手法

これらの方法は，タンパク質上で化合物が結合しうる凹状の部位（ポケット）が，2種類のフラグメントヒット化合物で近接している場合に利用できる．**フラグメントリンキング法**では，近接するポケットに結合しているフラグメントどうしをリンカーにより結合することで一つの分子を設計する．複数の結合部位との相互作用が得られ，活性向上が期待できる．**フラグメントマージ法**は，共通するポケットに結合するフラグメントが得られた場合に，フラグメントどうしを部分的に重ね合わせることで，分子設計する方法である．結合部位の相互作用を効率よく利用できる分子が設計でき，活性向上が期待できる．

6・3・2 アッセイに供する化合物を絞って行うスクリーニング

a. タンパク質立体構造情報に基づく化合物設計（structure based drug design, SBDD）　標的分子の立体構造情報をもとに化合物が結合するポケットの部位や形状を予測し，タンパク質とライブラリー化合物や市販化合物の結合状態の予測計算（ドッキング）を行い，その結合エネルギーなどを指標に1次ヒット化合物を見いだす *in silico* スクリーニング手法である（図6・5）．

リガンドなどの活性化合物の結合部位が明らかな場合には，その結合部位をもとにドッキングできるため，精度は高まる．リガンドや結合部位の情報がない場合で

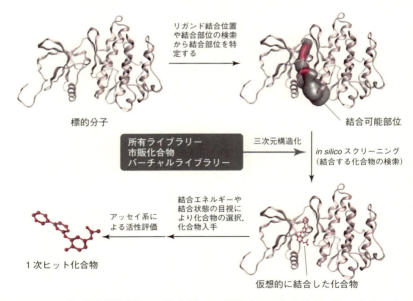

図6・5　タンパク質立体構造情報に基づく化合物設計（SBDD）の流れ　［Protein Data Bank の 1IEP のデータより作成］

も，標的分子の構造情報から化合物が結合しうる部位を判別するソフトも開発されており，化合物の結合可能部位を予測して，その情報を用いた in silico スクリーニングが可能となっている．

結合部位に対して，三次元化した化合物をドッキングしたのち，化合物とタンパク質の結合エネルギーの情報や結合状態（結合位置や結合様式）をソフトウェア上で確認し（目視），化合物を選抜する．ここまでがバーチャルで行われる．実物の化合物を入手したのち，構築したアッセイ系で活性評価を行い，活性を示したものが1次ヒット化合物となる．

SBDDや後述するLBDDでの化合物探索はバーチャルスクリーニングであるため，所有のライブラリーや市販化合物情報だけでなく，バーチャルライブラリーも使用することができる．かなり広いケミカルスペースから化合物を絞り込むことができるので，低効率なアッセイ系でも化合物探索が行える．

SBDDには標的分子の立体構造が必要だが，立体構造が明らかでない場合でも，相同性の高い類縁タンパク質の構造情報があれば，その構造情報から標的分子の構造を予測し，in silico スクリーニングを行うことも可能である．

標的分子への結合情報から化合物を選抜できるので，ハイスループットスクリーニングやLBDDに比べ高い活性と選択性を有するヒット化合物を獲得できる．また，SBDDは，標的分子とヒット化合物との結合状態の予測から，ヒット化合物獲得以降の合成展開の支援ツールとしても活用できる．標的分子と化合物の共結晶構造が明らかにできれば，その予測精度は格段に上がる．

b．リガンド構造情報に基づく化合物設計（ligand based drug design, **LBDD**） 標的分子に作用する既知活性化合物情報をもとに，それらの活性化合物がとりうる配座から標的分子に結合した際の化合物の占める空間を抽象的に設計し，それに合致する化合物を見いだす in silico スクリーニング手法である（図6・6）．

既知活性化合物の二次元構造から三次元構造を発生させ，立体配座解析を行い複数の配座（コンホメーション）を発生させる．活性化合物が標的分子と結合する際の配座は不明であり，使用するコンピューターやソフトウェアの性能しだいではあるが，より多くの配座を発生させるほうが活性発現配座の出現率を上げられる．それら活性化合物を構成する環や置換基に対し，特性ごとにFeature*を当てはめていく．Featureとして使用される特性は，芳香環，脂溶性部位，水素結合受容体，水素結合供与体があり，酸性部位や塩基性部位などを含めることもある．Feature

---

* Featureとは，化合物がもつ構造上の特徴と化合物内でのその位置を表したもの．Featureとして取上げる構造は，標的分子との相互作用にかかわる，脂溶性部位，芳香環，水素結合受容体，水素結合供与体といったものである．

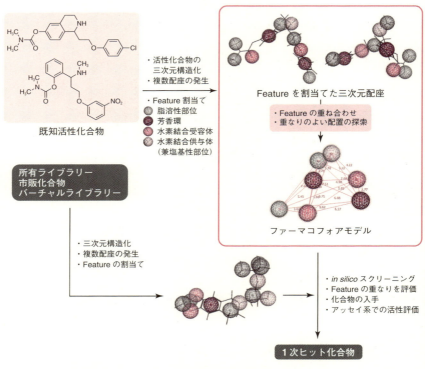

図6・6　リガンド構造情報に基づく化合物設計（LBDD）の流れ

を割り当てた三次元配座から Feature の位置関係の情報を抜き出したのち，重ね合わせを行い，より Feature どうしが重なる位置関係を探索していく．ここで得られる重なりのよい Feature の位置関係が活性化合物に共通する配座であり，標的分子がリガンドを認識する際の特徴を捉えたファーマコフォアモデルとなる．ライブラリー化合物や市販化合物の三次元構造の配座解析と Feature の割り当てを行い，このファーマコフォアモデルに対してより一致するものを探索することで，化合物を選抜する．ここまでがバーチャルで行われる．実物を入手し，活性を示したものが1次ヒット化合物となる．

　LBDD は SBDD のように標的分子の立体構造情報が必要ではなく，計算速度も比較的早い．LBDD には複数の活性化合物情報が必要であり，そのなかに骨格の違う多様性のある化合物が多くあれば新規な骨格を見いだせる可能性が上がる．逆に，もととなる活性化合物の類似性が高い場合には新規な化合物を発見しづらいなどの欠点もある．

c. 既知化合物の改良　標的分子に作用することが明らかとなっている医薬品や論文報告のある化合物から合成展開し，ヒット化合物を見いだす手法である．高活性を示す化合物をもとに合成展開を行うため，得られる化合物の活性も高い．既存化合物に活性以外の改善点がある場合に有効で，進歩性のある差別化点が見いだせれば，小さな構造変換だけでも新薬創製につなげられる．

6・3・3　1次ヒット化合物選抜手法の選択

前節で紹介した1次ヒット化合物選抜手法のなかから適切な手法を選択するには，以下の3項目について標的分子に関する情報を整理する．
① 標的分子に作用する既知化合物情報があるか
② 標的分子の構造情報が明らかか
③ アッセイ系のスループット性

既知化合物情報がある場合には，既知化合物の改良やLBDDを選択できる．既知化合物がない場合や，競争の激しい分野など既知化合物からの合成展開がしにくい場合には，新規な化合物を見いだすことのできるランダムスクリーニング，HTSやFBDDが有効である．標的分子の構造情報が明らかな場合にはSBDDやFBDDも有力なヒット化合物選抜手法となりうる．

アッセイ系のスループット性が低い場合には，HTSは選択肢には入らず，何らかの方法で化合物の数を絞らなければならない．代表的な化合物を集めたコアライブラリーを用いたり，SBDDやLBDDにより化合物を選抜する方法もある．標的分子や研究の趣旨からも選択できるヒット候補化合物選抜手法は決まってくる．

6・4　"良質"なヒット化合物の選抜

最初のスクリーニング（一次評価）で得られた結果から作用強度をもとに選択基準を設定し，まず1次ヒット化合物を選抜する．"1次"とつくのは，作用強度だけで化合物を選ぶことは通常行わず，複数の1次ヒット化合物からリードジェネレーションに耐えうるヒット化合物を選抜していくからである．

6・4・1　1次ヒット化合物の選択基準

一次評価のアッセイ結果の活性値から，1次ヒット化合物を選ぶための選択基準の設定には3種類の方法が使用されている．

a. 閾値を設定する方法　ある一定の活性値（閾値）を設定し，それ以上の値を示した化合物を1次ヒット化合物として選択する方法である．まだ研究初期段階であり，論理的に閾値を設定するのが難しいため，阻害活性や活性化率を30％や

50％など任意に設定するのが一般的である．

b. 活性の上位から一定数の化合物を選択する方法　再現性評価やカウンターアッセイ（二次評価）に残したい化合物数を設定し，活性上位からその化合物数になるまでを選択する方法である．二次評価を行える化合物数に制限がある場合など，化合物数から設定したい場合に使用する．

c. データの分布に基づいて設定する方法　化合物非添加の評価結果（コントロール試験）の平均値から標準偏差（standard deviation, SD）を出し，標準偏差をもとにして閾値を決定する．この標準偏差が一次評価系のばらつきであり，標準偏差の3倍以上離れていれば，有意な差と考えることができるので，それ以上の値を閾値として設定する（図6・7）．アッセイ系の精度を反映した閾値が設定されるので，有意に活性のある化合物を見いだすことができる．

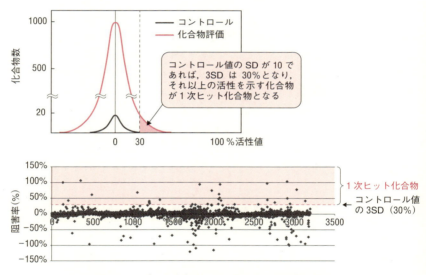

図6・7　データ分布からの1次ヒット化合物の選抜

6・4・2　ヒット化合物の選抜の流れ

一次評価の結果から1次ヒット化合物を選抜したのち，そのなかからさらにヒット化合物を選抜していく．その選抜の流れを図6・8に示す．

まず，1次ヒット化合物が間違いなく標的分子に作用し活性を示しているかを再現性確認などにより確認し，また生物種による薬理活性の差違（種差という）がないかどうかを確認する（活性の確認）．次に，ヒット骨格に忌避構造のような不適切な構造がないこと，類縁化合物の活性も確認することでヒット骨格と同定できる

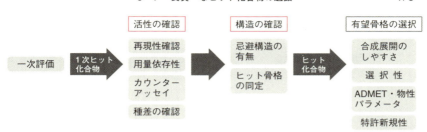

図6・8 ヒット化合物選抜の流れ

(構造の確認).これらの確認はヒット化合物選抜に必須な項目であり,ヒット化合物としての最低限の要件である.さらに,合成展開のしやすさ,選択性,ADMET・物性パラメータ,特許新規性の4項目を考慮して有望な骨格を選択していく.

6・4・3 活性の確認

一次評価では効率を上げるために,1化合物につき1濃度で1ウェルまたは2ウェル程度で行う.Z'ファクターの大きい(ばらつきの小さい)アッセイ系であっても,人為的ミスやプレートの汚染などによる測定誤差が生じうる.そこで得られた化合物について,まず活性の確認を行う.実際には活性がないにもかかわらず活性があるように見えることを**偽陽性**(フォールスポジティブ)という.できるだけ多くの1次ヒット化合物を見いだしたいがために,少しでも多くの化合物を高い化合物濃度で試験することがしばしばあり,それが1次ヒット化合物に偽陽性化合物が多く含まれる要因の一つとなっている.偽陽性化合物は,再現性確認やカウンターアッセイにより排除することができる.逆に活性があるのに活性がないように見えることを,**偽陰性**(フォールスネガティブ)という.単発の人為的ミスによる偽陰性を検出するのは難しいが,プレートごとのミスであれば,ポジティブコントロールの値などから検出できるため,その場合は再試験を行うべきである.また,一次評価にはヒト由来の細胞やタンパク質を使用するが,その後の薬効評価には齧歯類などの動物が使用されるため,最適化段階で使用する動物種での活性も確認しておく.

a. 再現性確認 再現性試験には,純度の高い化合物を用いなければならない.一次評価で用いた試料に不純物が含まれていて,その不純物が活性本体であった場合には,その化合物をヒット化合物として選抜することはできない.調液されたライブラリー化合物を使用している場合は特に注意が必要で,長期保存中の分解なども考えられる.構造,純度が確認されている粉体から再調液した試料での再現性測定を行うことが必須である.

b. 用量依存性評価　1次ヒット化合物を低濃度から高濃度まで一定間隔で変化させながらアッセイし，その活性値の変化をみることを用量依存性評価という．この評価により，最大活性（濃度，％活性値）や50％活性濃度（IC_{50}やEC_{50}など）を算出する．また，その用量依存性曲線の形状から，非特異的な作用があるかを判断できる．縦軸を％活性値，横軸を対数変換した化合物濃度として，複数用量で測定したアッセイ結果をプロットすると，シグモイド曲線が描かれる（図6・9）．

典型的なシグモイド曲線は50％活性濃度を挟んで高濃度と低濃度側に10倍濃度を変化させると，％活性値が90％から10％に変化する．シグモイド曲線の傾きが急峻であったり緩徐であったりする場合には，標的分子と化合物の結合が1対1でないことや標的分子と化合物が非特異的に結合していることが考えられる．

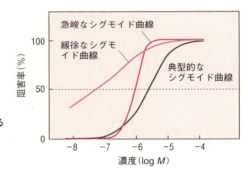

図6・9　阻害剤の評価における　シグモイド曲線

c. カウンターアッセイ　一次評価に用いたアッセイ系に特異的な偽陽性化合物は，再現性試験による排除は難しい．標的分子に作用していることを別のアッセイ系で確認する必要があり，そのアッセイ系のことをカウンターアッセイとよぶ．等温滴定型熱量測定法やSPR法は化合物-標的分子間の結合を直接検出できる優れた手法である．NMRやX線による化合物-標的分子間の結合の確認も有効な手段である．アッセイ系に特異的な偽陽性の原因には以下のような例があり，これらは特有のカウンターアッセイで偽陽性化合物を排除できる．

ⅰ）光学的性質

化合物にはそれぞれ特有の吸光波長や蛍光波長がある．それがアッセイの反応検出に使う波長と近い場合には，正確に測定できていない可能性がある．化合物の部分構造に由来することが多いので，類似化合物の多くが強い活性を示す場合には注意すべきである．その場合には，別の標的分子に対して同じ光学的特性を検出するアッセイを行うことにより，化合物のアッセイへの影響を確認できる．また，別の波長でのアッセイ系を構築できるならば，化合物の光学的特性の影響なく活性を測

定できる.

ⅱ) 化合物凝集

化合物には高濃度になると溶液中で自己会合(アグリゲーション)するものがある.会合した凝集体は,その表面が脂溶性であり,脂溶性を示す酵素は非特異的に吸着しやすい.吸着した酵素は変性してしまい,失活する(図6・10).

凝集はある一定濃度から始まり,凝集が始まる濃度から図6・9に示すような急峻なシグモイド曲線が描かれるのが一般的である.トリトンX-100のような非イオン性界面活性剤をアッセイ系に添加することにより,化合物の凝集を防ぐことができる.

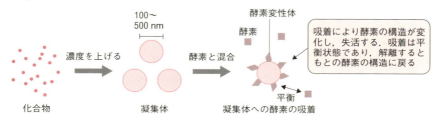

図6・10 化合物凝集化と酵素の吸着

ⅲ) アッセイ系への影響

レポーター遺伝子法のようにアッセイ系に酵素を使用する場合には,その酵素を化合物が阻害すると,標的分子に作用していなくても活性があるようにみえることがある.このようなアッセイを使用する場合には,その精製酵素を用いた酵素阻害試験で化合物の酵素阻害能を確認する.また,別の酵素を用いたレポーターアッセイ系を構築できるならば,化合物を正しく評価できる可能性が出てくる.

ⅳ) 細胞毒性

一次評価が細胞を用いたアッセイ系である場合,化合物の細胞毒性を考慮しなくてはならない.細胞系の評価で活性があった場合には,その化合物の細胞毒性も評価しておく.一次評価で使用した細胞での毒性試験を行うのが最もよいが,高価である場合などは,汎用性のある別の細胞での試験で代用できる.ライブラリー化合物の毒性データを蓄積しておくと,過去の細胞毒性データから判断することもできる.

d. 種差の確認　in vivo薬効の確認にはマウスやラットなどの齧歯類やイヌやサルのような大動物が使用される.そのため,ヒット化合物はin vivo試験で使用する動物種に対する薬理活性をもつものしか得られない.薬理活性に種差がある化合物では,動物での薬効からヒトでの薬効を外挿しにくいため,種差は最小限にできることが望ましい.ヒット化合物での種差は合成展開をしていく間も改善がで

きないことも多く，標的分子の異種間での相同性が低い場合には特に注意しなければならない．

6・4・4 構造の確認

a. 忌避構造　スクリーニングには化合物ライブラリーが用いられることが多いが，化合物ごとに過去のアッセイでの活性強度を解析すると，多くのアッセイ系で活性を示す化合物が見つかり，その構造には特徴があることがわかっている．このようにアッセイ系で非特異的にヒットする化合物はPan Assay Interference Compounds（**PAINS**　バインズ）とよばれ，注意すべき化合物群である．PAINSに共通する構造の一部を図6・11に示す．ハロゲン化アルキル，アルデヒド，マイケル付加反応の受容体（マイケルアクセプター）のような高反応性の置換基や骨格を有する化合物や，容易に酸化反応を受けて高反応性を示すキノン様骨格など高反応性の置換基や骨格をもつ化合物が含まれている．

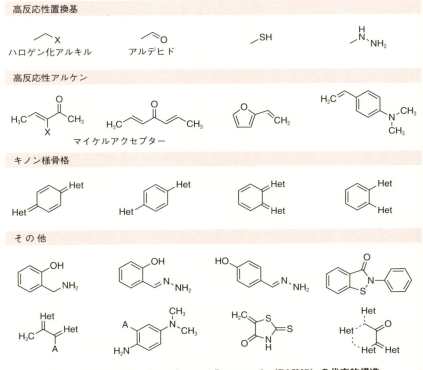

図6・11　Pan Assay Interference Compounds（PAINS）の代表的構造

b. ヒット骨格の同定 次に，1次ヒット化合物の類似化合物にも活性があることを確認する（図6・12）．まず，1次ヒット化合物の構造情報をもとに類似化合物ごとに分類するクラスタリング作業を行う．1次ヒット化合物の中心となる骨格（**コア構造**という）を定め，その類似性を基準に分類するとよい．その後，クラスタリングされた骨格ごとに類似化合物を所有ライブラリーや市販化合物からピックアップし，活性評価を行う．一次評価の結果だけでは情報が少なく，1次ヒット化合物のどの部分がコア構造にあたるかを判定するのが難しい場合もあるので，コア構造を一つに定めずに複数のコア構造を設定し，それぞれの部分構造検索を行うとよい．類似化合物のアッセイ結果（図6・12③）からその骨格の初期構造活性相関（初期SAR）がとれることが最善であり，合成展開を行うことを考慮に入れ，置換基や側鎖だけが違う類似化合物も選択するとよい．所有ライブラリーや市販化合物に適当な化合物が少ないときは，類似化合物を合成してそろえておく．

1次ヒット化合物の周辺化合物が活性を示さなかった場合には，その骨格の1次ヒット化合物は単独でしか活性を示さず，そこから合成展開を行っても活性向上は見込めない可能性が高く，ヒット化合物として認定するべきではない．一方，複数の活性化合物が見いだされた骨格は**ヒット骨格**とみなすことができる．ただし，複数の活性化合物が見つかるが，その化合物群には構造活性相関がなく，類似化合物すべてが中程度の活性を示す場合がある．そのような骨格は非特異的な結合をしている可能性があり注意が必要である．つまり，構造と活性に相関が見えることが重要である．さらに，ここで周辺化合物から得られる初期構造活性相関は，のちの合成展開に有用な情報となる．

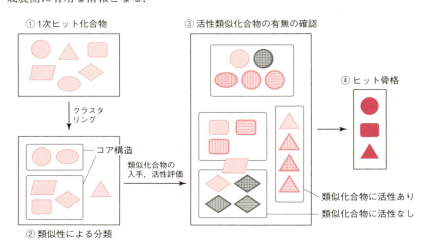

図6・12 ヒット骨格同定方法のイメージ

6・4・5 有望骨格の選択

a. 合成展開のしやすさ　ヒット化合物からリード化合物や開発化合物へと合成展開を行うと，一般に分子量や脂溶性が増加することが知られている．特に分子量は，ヒット化合物からリード化合物への最適化により 50〜100 Da も増大し，開発化合物ではさらに増大する．ヒット化合物の段階で分子量が大きい化合物や脂溶性の高い化合物を選択すると，合成展開を行える幅が小さくなってしまい，理想的な化合物へ導くのが難しい（図 6・13）．

経口医薬品の指標であるルールオブ 5 よりも上限値を小さくしたリードライクネス指標（表 6・2）が T. I. Oprea（オプレア）により提唱されており，各研究室や企業ごとに上限をさらに下げたクライテリアを設定し，ヒット化合物の選抜に使用している．

ヒット骨格の同定時に得られている初期構造活性相関情報は展開性を評価するために有用である．たとえば，ヒット骨格の合成展開可能な部位が特定できていると，その後の最適化を円滑に進められる．また，誘導体化しやすい官能基の導入が可能な骨格を選ぶことも重要である．ヒット骨格が複数見いだされている際には，より誘導体合成をしやすい骨格を選択することで，合成展開の効率を上げることができる．

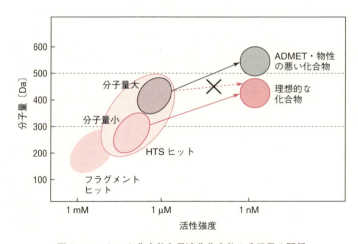

図 6・13　ヒット化合物と最適化化合物の分子量の関係

b. 選択性の確認　化合物が標的分子にどのくらい特異的に結合するかを**選択性**という．標的分子以外のタンパク質に結合するような選択性が悪い化合物は，毒性につながる副作用を示す可能性がある．標的分子にはサブタイプがあるものや

類縁のタンパク質があるものも多い．それらのタンパク質は相同性が高いことも多く，標的分子に作用する化合物は類縁のタンパク質にも作用してしまうことがあるので，ヒット化合物の合成展開を始める前に類縁タンパク質への作用の有無を確認しておくべきである．類縁タンパク質に作用することで薬効への影響や毒性の発現が予測される場合には，特に注意しなければならない．

もちろん選択性はその後の合成展開で改善しうるので，選択性が悪いというだけで候補から外す必要はない．

c. ADMET・物性パラメータ　大きな分子や脂溶性の高い化合物は，比較的高い活性を示す場合が多い．しかし，このような化合物はえてしてADMET・物性パラメータが悪く，経口医薬品を目標とするヒット化合物として適さない．*in silico*の物性計算値から各種ADMET・物性パラメータの予測が可能であり，まずヒット化合物や周辺化合物の物性予測を行うとよい．活性値と脂溶性，極性表面積，塩基性などの計算値の解析を行い，活性値と物性計算値のバランスのよい骨格からヒット化合物を選抜する．また，予測値から有望とされたヒット化合物はADMET・物性パラメータを測定し，ADMET・物性パラメータに問題点がある場合には，類縁化合物についてもその項目のアッセイを行い，ヒット骨格に共通する問題点でないことを明らかにしておく．骨格が共通に有する問題点はその後の合成展開でも改善できないことが多い．

d. 周辺化合物の新規性の確認　特許出願の主要件は新規性と進歩性であり（第8章参照），ヒット化合物以降の合成展開では新規性を考慮した戦略を立てる必要がある．ヒット化合物の活性向上や各種パラメータの改善のためには，さまざまな合成展開が実施できることが望ましい．公知化合物でなければ新規性は確保できるため，ヒット化合物の周辺化合物がより公知化されていないほうが，合成展開できる幅が広がることになる．そのため，ヒット化合物の周辺化合物がどの程度公知化されているかをこの段階でしっかり調査しなければならない．周辺化合物の多くが公知化されている場合には，そのヒット化合物の合成展開性は低いといえる．ただし，ヒット化合物選抜手法として既知化合物の改良法（§6・3・2c）を選択した場合は，ピンポイントでの合成展開も可能であり，合成展開空間が狭くても問題はない．

ヒット化合物探索が終了し，ヒット化合物が見いだされた段階でターゲットプロダクトプロファイル（TPP）の更新を行い，ヒット化合物をTPPの内容と照らし合わせてみるとよい．この後，実施される最適化研究で目指す化合物像に対し，ヒット化合物がどのあたりにあるのか，どこを改善していかなければならないのかなどを整理することができ，論理的な合成展開案が作成できる．

第7章 創薬の実践的手法(2)
―ヒット化合物からの合成展開―

　標的分子の選定を行い，適切な評価系（スクリーニング系）を構築し，ヒット化合物を取得したのちは，良質な開発候補化合物の創出を目的にヒット化合物の化学構造の変換を行う．この開発候補化合物の創出過程では，医薬品として求められる薬理活性，物性，体内動態，安全性に関するさまざまな評価を実施し，問題点を解決していかなければならない．したがって，ヒット化合物からの合成展開は，多くの課題を継続的に改善し，化合物を磨き上げていく作業となる．
　本章では，低分子経口薬に焦点をしぼり，その実践的手法について概説する．

7・1　リード化合物の探索と最適化

　ヒット化合物から開発候補化合物の取得までの研究は，大きく分けると二つの段階から構成される．第一段階は，標的分子の妥当性の検証を第一優先課題とした"リード化合物の探索"であり，第二段階は，経口医薬品としての仕上げを目的とした"リード化合物の最適化"である（図7・1）．以下，この二つの段階における研究について，実施内容の違いを中心に述べる．

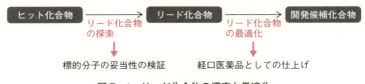

図7・1　リード化合物の探索と最適化

7・1・1　創薬サイクル

　開発候補化合物の創出を目指して化合物を改善していく過程では，化合物の設計を行い，実際に合成し，評価することによって情報を取得する作業を繰返し行う（図7・2）．そして，そのなかで得られた情報をもとに，仮説を立て，検証を行いながら，論理的に化学構造の変換を行う．この一連の過程を"創薬サイクル"とよぶ．サイクルのなかで行われる評価は，薬理活性の関連項目にとどまらず，物性，体内動態，安全性に関するさまざまな項目も含まれる．研究テーマの状況や化合物の課題に応じて，必要な項目が適切なかたちで創薬サイクルに組込まれる．この多

面的な情報の積み重ねにより，化合物は徐々に磨き上げられていくため，創薬サイクルの回転速度は研究スピードの基盤となる．

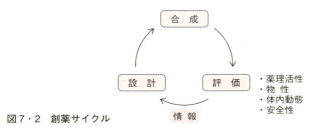

図7・2　創薬サイクル

7・1・2　各段階における合成展開

"リード化合物探索"時の合成展開は，ヒット化合物と同系統の化合物を合成するだけでなく，基本骨格の変換や部分構造の付加，削除などの大きな展開も組合わせながら，幅広い合成を行う．また，その手段も通常の合成以外に，コンビナトリアル合成を用いて，ある程度ランダムな化合物群の合成も一挙に行う．これは，大まかな構造活性相関（SAR）情報や何かしらの薬理活性に関する手掛かりを迅速に得るためであり，これにより，リード化合物の取得に向けた本格的な合成展開の早期開始が可能となる．

これに対し，"リード化合物最適化"時の合成展開は，リード化合物から構造的あるいは形状的に大きく離れることはなく，緻密な変換を中心に行う．すなわち，薬理活性が期待できる範囲のなかでの展開に注力してリード化合物の課題改善に努め，化合物の完成度を高めていく．

7・1・3　リード化合物の探索

リード化合物の探索段階では，望みの薬理活性を有する化合物の**薬効評価**（疾患モデル動物などを用いて薬効の有無や程度を確かめる試験）を行い，その有効性を検証することが最大の目的である．その結果を血中または組織中の化合物濃度（非結合型）などのデータと合わせて考察して，疾患に対する標的分子の妥当性（その分子を制御することで疾患を治療できるかどうか）を判断する．この判断を正確に行うためには，検証試験に用いる化合物は，相応の要件（薬理活性と体物動態のデータからは薬効が期待できることや，標的分子に選択的に作用することなど）を兼ね備えたものでなければならない（図7・3）．

ヒット化合物からの合成展開において最初に行うことは，合成方針の立案（合成展開の大まかな方向性を計画すること）である．この立案に際しては，ヒット化合物に関する情報に加え，標的分子の情報も確認しておく．ヒット化合物に関する情

報とは,周辺化合物の評価結果やヒット化合物選定にいたる過程,実施した試験の実験方法などである.なかでもヒット化合物周辺の公知化合物とその薬理作用情報は非常に重要であるため,確実に調査しておかなければならない.また,標的分子については,その三次元構造や内因性リガンドの構造,発現部位,種差の有無などが確認すべき情報としてあげられる.これらの情報を事前に把握しておくと,多様なドラッグデザインや各種考察を行ううえで役立つだけでなく,オフターゲット作用(標的分子以外への作用)への対応などを前もって準備することもできる.

以下に,リード化合物探索の評価項目と手順を述べる(図7・3).

① **薬理活性(一次評価)**: 合成展開の開始時は,薬理活性の向上が第一の課題である.薬理活性を向上させるためには,水素結合やファンデルワールス力などの非共有結合性の相互作用を用いて,化合物と標的分子の親和性を高める必要がある.その際は,化合物の分子サイズや脂溶性などの各種パラメータも考慮する(§7・3参照).

② **薬理活性(二次評価)など**: 合成展開により,化合物の薬理活性がある程度向上したら,一次評価に続き次の薬理評価を実施する.さらに溶解度や膜透過性,代謝安定性,CYP阻害などの薬理活性以外の *in vitro* 評価を行う.これにより,次の課題が明確になる.

③ **体内動態**: ここまでに実施した評価において大きな問題のない化合物群を得たあとは,体内動態(PK, pharmacokinetics)評価を行い,化合物の経口吸収性や血中濃度の持続性などを確認し,再び課題を抽出する.ついで,さらなる合成展開を実施し,課題を改善した化合物を見いだすことで,薬効評価が可能となる.また,この段階に入ると,知財面への対応として,化合物の新規性などの確認も行う.

④ **薬　効**: 化合物の薬理活性の強さや体内動態(PK)評価の結果から,投与量や投与回数などを設定して治療効果を評価する.また,"標的分子の妥当性"については,薬効評価の結果(薬効の有無や程度)だけでなく,薬効と血中または組

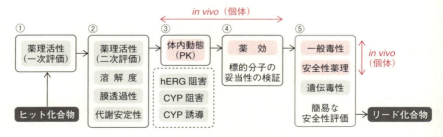

図7・3　リード化合物の探索

織中の化合物濃度（非結合型）の関係性についても考察を行ったうえで判断する（§5・2・2参照）．
⑤ **安 全 性**：疾患に対する標的分子として"妥当"と判断したら，その化合物の安全性に関する評価を行う．具体的には一般毒性試験（生死，症状，血液検査など）や安全性薬理試験（心血管系に対する評価など），遺伝毒性試験などを簡易なかたちで実施する．

以上のすべてのプロセスを経た化合物が，下記の二つの条件を満たすとき，その化合物は**リード化合物**となる．
  1) 開発候補化合物の創出に向けての課題とその解決方針が明確である
  2) 周辺化合物の合成により，開発候補化合物の取得が期待できる

7・1・4　リード化合物の最適化

リード化合物最適化時の評価項目は，リード化合物探索時と大きな違いはない．しかし，開発候補化合物になりうる化合物の要件は具体化されている（図7・4）．

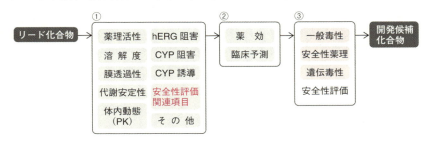

図7・4　リード化合物の最適化

① **薬理活性**など：簡易な安全性評価の結果をふまえて，スクリーニング系の再構築（安全性評価項目の組入れ）を行う．また，ほとんどの評価項目については，リード化合物の薬効評価に関するデータをもとに目標値や基準値を設定する．そのなかで，合成展開を実施して化合物を仕上げていく．
② **薬効，臨床予測**：開発候補化合物になりうる化合物を用いて薬効評価を行う．またヒトでの体内動態や薬効を示す用量などの臨床予測も行う（§5・5・1参照）．
③ **安 全 性**：安全性に関する判断を行うためには，**安全域**の算出が必要である（§5・4・6参照）．そのため，一般毒性試験や安全性薬理試験は，薬効評価の結果をふまえて実施する．

以上のようなプロセスを経て，ヒトでの有効性と安全性が期待できると判断された化合物を**開発候補化合物**として，非臨床試験でさらに有効性と安全性を精査する（§2・3・1参照）．

リード化合物の最適化段階は，安全性に対する課題の改善が中心となることが多い．しかし，化合物の仕上げとなるこの段階においては，安全性だけでなく，これまでに取組んできた薬理活性や物性，体内動態に関する項目についても一定の要件を満たす必要がある．加えて，化学構造の変換は，課題点だけでなく，すべての項目に対して何らかの影響を及ぼすため，解決すべき項目が増えるほど論理的な合成展開の実施は非常に難しくなる．つまりリード化合物の最適化は，以下のような矛盾点を含む数多くの個別目標があるなかで，バランスの極点を有する化合物をひねり出す作業である．

- 薬理活性を上げる：臨床用量を下げる，副作用を少なくする
- 標的分子に対する選択性を高める：副作用を少なくする
- hERG 阻害能を下げる：心毒性リスクを下げる
- CYP 阻害能を下げる：併用薬に与える影響を少なくする
- CYP 誘導能を下げる：併用薬に与える影響を少なくする
- 遺伝毒性をなくす：発がんリスクを下げる
- 代謝安定性を上げる：経口吸収性を上げる，持続性を上げる
- 水溶性を上げる：消化管液に溶けやすくする
- 脂溶性を上げる：消化管膜の透過性を上げる
- 分子サイズを大きくする：標的分子との親和性を上げる
- 分子サイズを小さくする：経口吸収性を上げる　　　など

7・2 基本的な構造変換

近年は，タンパク質構造解析にかかわる基盤技術の進歩によって，標的タンパク質と化合物の相互作用に関する詳細情報の取得が可能となり，またさまざまなタンパク質の三次元構造がデータベース化されて一般公開されている．これらの情報は *in silico* スクリーニングや計算化学を用いたドラッグデザインなどに利用され，創薬研究において大きな役割を果たしている．しかしながら，ヒット化合物からの合成展開では，必要とする情報の取得に要する時間や相互作用により生じるタンパク質の配座（コンホメーション）変化などの問題により，これらの技術と情報を効果的に活用できる機会は限られている．また，医薬品の創製においては，薬理活性以外の観点からのドラッグデザインも必要であるため，合成展開を適切なかたちで進めていくためには多面的な戦略が必要となる．それゆえ，創薬化学者は，標的分子に関する構造情報の有無にかかわらず，医薬品の創製を目的とした体系的な構造変換を行うために，効率的かつ効果的に構造活性相関を取得する方法を体得しておかなければならない．以下に，合成展開の実施において，基本となる構造変換とその意義について説明する．

7・2・1 環 構 造

環構造はおもに化合物の骨格を形成するものであり、配座の固定において中心的な役割を担っている。なかでも芳香環については、その平面性と合成展開における利便性も特長としてあげられる。このような構造を合成展開のなかで効果的に活用することは、医薬品の創製において重要なポイントとなる。

関連するおもな変換(環の形成、環の拡大と縮小、置換基の導入と変換、環の置き換え)について以下に説明する。

a. 環 の 形 成 新たな環構造の形成は、化合物の配座がより固定化されるため(図7・5)、薬理活性の向上や標的分子に対する選択性の改善などを目的として行われる。これは、標的分子との結合に適した形をあらかじめつくり上げておくことによる効果を期待したものである。

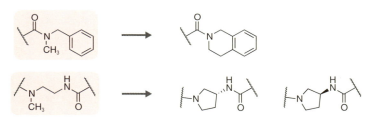

図7・5 環 の 形 成

b. 環の拡大と縮小 化合物が飽和の環構造を有する場合、環サイズなどの変換は検討すべき項目である。

i) 化合物の末端にある環構造

環サイズを中心とした変換により、その場所における立体的な許容性を確認することができる(図7・6)。また、ある程度の許容性がある場合は、ベンゼン環や複素環などへの変換についても検討する。

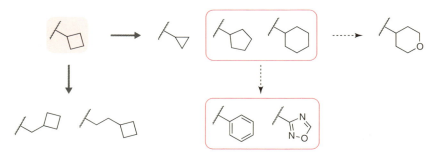

図7・6 末端にある環構造における拡大と縮小

ii）多置換の環構造

多置換体における環サイズなどの変換は，置換基の相対的な位置関係に影響を与える（図7・7）．そのため，分子全体の形状が変化し，薬理活性への影響が大きい．このような変換は探索的な要素が強いため，合成展開の早い段階で実施することが多い．

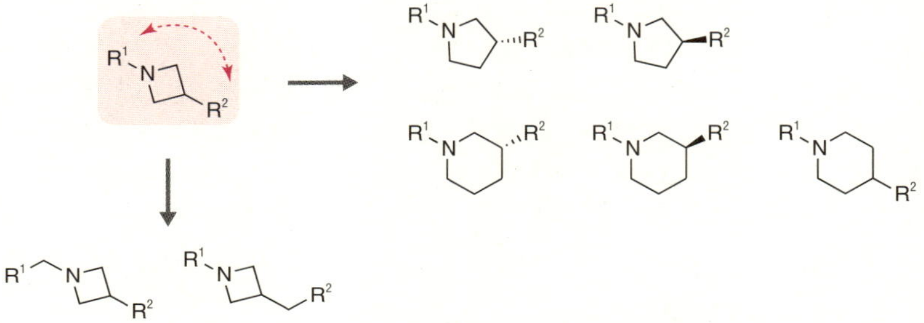

図7・7　多置換の環構造における拡大と縮小

c. 置換基の導入と変換　環構造への置換基の導入，および置換基の種類や位置の変換は，多くの場面で実施する基本的な変換の一つである．とりわけ，環構造がベンゼン環の場合は多様な試みが可能であり，構造活性相関（SAR）情報の取得において重要な役割を果たす．図7・8にその一例を示す．

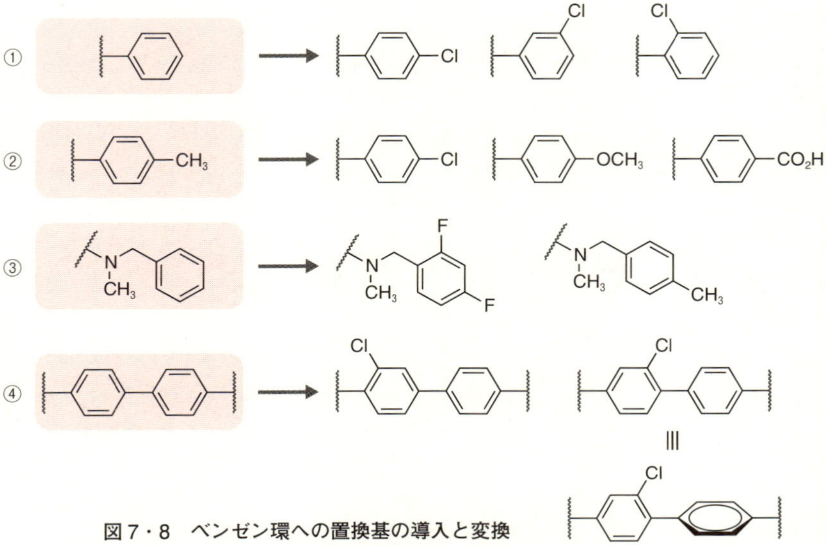

図7・8　ベンゼン環への置換基の導入と変換

図7・8の①は，異なる位置への置換基導入による立体的な許容性の確認であり，許容される位置が明らかになれば，その位置において置換基の種類を検討することが可能となる．②は，その置換基の種類の検討である．置換基は，大きさや疎水性，電子的性質などがそれぞれ異なるため，その検討によって結合部位の三次元的な広がりだけでなく，空間の性質も知ることができる．また③は，置換基導入によりアミン部の塩基性が変化するため，その薬理活性への影響を調べることができる．そして④では，置換基の導入位置の違いにより，二つのベンゼン環の二面角に大きな違いが生じるため，化合物の形状が薬理活性に与える影響を確認することができる．

このように，置換基の導入や変換はさまざまな用途で用いられる．

d. 環の置き換え　化学構造に芳香環が含まれている場合，別の異なる芳香環への置き換えや環を構成するヘテロ原子の位置の変換は，標的分子との新たな水素結合の獲得などが期待され，薬理活性や選択性が向上する可能性がある（図7・9）．また，これらの変換は，化合物の物理化学的性質を変化させるため，CYP阻害や代謝安定性などの改善目的にも用いられる．

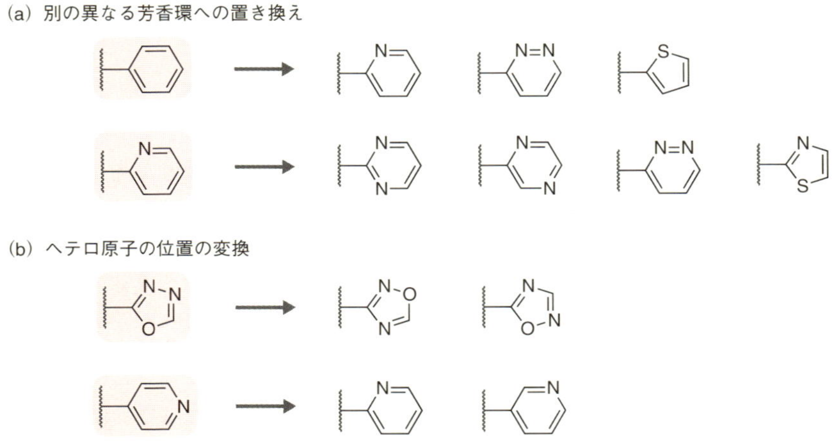

(a) 別の異なる芳香環への置き換え

(b) ヘテロ原子の位置の変換

図7・9　環の置き換え

7・2・2　鎖状構造（リンカー）

リンカーとは，二つの主要な部分構造をつなぐものである．リンカーの最も重要な役割は，二つの結合基を適切な場所に配置することであり，そのためにはリンカーの長さの調節が必要である．図7・10にはエチレン（1,2-エタンジイル基）を例にリンカーの変換を示した．メチレンなど炭素鎖を増減させた化合物の薬理活性

を確認することで（図7・10a），結合基間の適切な距離を知ることができる．また，合成の容易性や展開性を優先する場合は，エチレンをアミドやエーテルなどに変換したのち（図7・10b），長さを検討することも一つの手段である．このアミドやエーテルなどへの変換は，窒素原子および酸素原子の導入効果によって脂溶性が下がる．またアミドへの変換は，C−N結合の二重結合性により分子の柔軟性が抑制される．さらにこれらの変換は，水素結合性の相互作用により薬理活性が向上することも期待される．

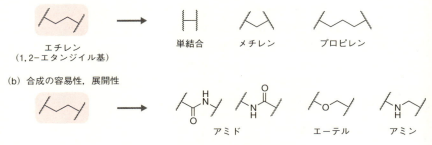

図7・10　リンカーの変換

7・2・3　等価体（バイオアイソスター）

等価体とは，ある置換基や部分構造に対して，物理的あるいは化学的な類似性をもち，置き換えを行っても同様の薬理活性を示す構造のことである．さまざまな等価体が知られているが，あらゆる場面で既知の等価体が適合するわけではないため，実際に合成して薬理活性を確認するまでその利用価値はわからない．しかしながら，既知の等価体への変換は，体内動態や安全性の課題に対する対応策の一つであり，過去に実績のある変換は積極的に試してみるとよい．図7・11に代表的な等価体を示す．

カルボキシ基については，経口吸収性の改善，あるいはグルクロン酸抱合に由来する薬物の血中消失速度や反応性代謝物の問題（図7・37参照）の解決を目的に，等価体への変換が検討されることが多い．このカルボキシ基の等価体は，カルボキシ基と同程度の酸性度を示すプロトンを有しており，置き換えによって，脂溶性の増加による膜透過性の向上やカルボキシ基がなくなることによるグルクロン酸抱合の回避などが期待できる．また，水素原子のフッ素原子への変換は，その大きさが同程度であることに加え，フッ素原子が代謝的に安定であることから利用されている．クロロ基からトリフルオロメチル基などへの変換や芳香環の構成原子の変換

も，その大きさと形から等価体として活用される．そして，ナフタレンから1,2-ジクロロベンゼンへの変換については，その脂溶性がほぼ等しいことから用いられる．

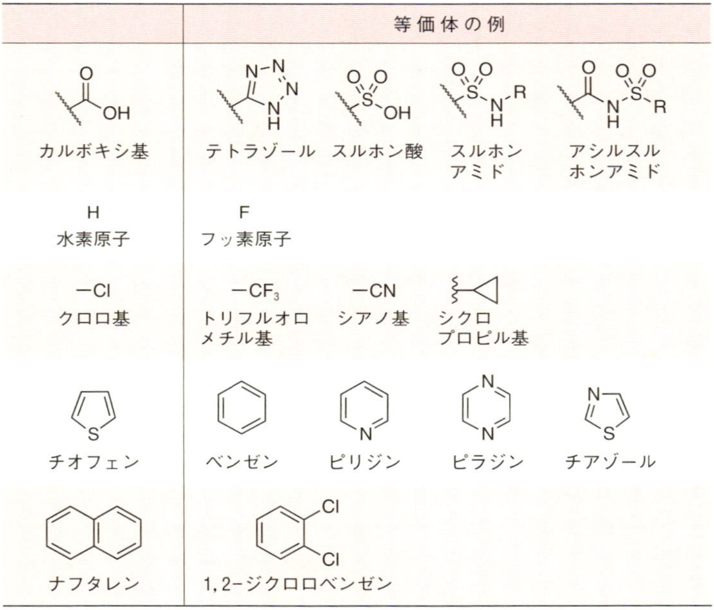

	等価体の例			
カルボキシ基	テトラゾール	スルホン酸	スルホンアミド	アシルスルホンアミド
H 水素原子	F フッ素原子			
−Cl クロロ基	−CF₃ トリフルオロメチル基	−CN シアノ基	シクロプロピル基	
チオフェン	ベンゼン	ピリジン	ピラジン	チアゾール
ナフタレン	1,2-ジクロロベンゼン			

図7・11　代表的な等価体

7・2・4　構造の単純化

　化学構造が複雑な化合物の合成展開においては，構造を単純化する試みも必要である．単純化した構造でも薬理活性が保持された場合，一連の化合物群の合成が容易になるため，構造活性相関（SAR）情報が得やすくなる．また単純な構造のほうが類似構造も多いため，合成展開の幅が広がる．しかし一方で，構造の単純化は，標的分子に対する選択性の低下や膜透過性の低下などの問題をまねく可能性がある．そのため，化合物の構造を大きく変換した場合は，薬理活性以外の評価も実施し，課題を改めて確認することが大切となる．

　複雑な部分構造の代表例としては，ビシクロ環や縮環構造があげられる（図7・12）．①においては，ビシクロ環が薬理活性に対する必須構造でなければ，多様な合成展開が考えられる．また，②や③では，環構造の減少だけでなく，不斉炭素がなくなることで，構造活性相関情報の取得に要する合成労力は大幅に軽減される．

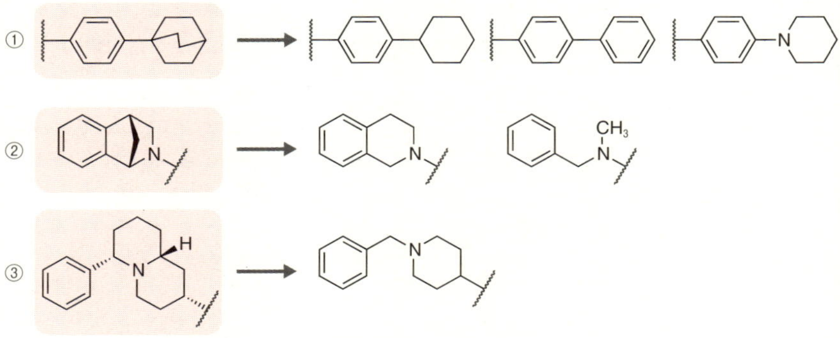

図7・12　構造の単純化

7・3　低分子創薬における指針と指標

§7・1で述べたように，低分子創薬では，薬理活性，物性，体内動態，安全性に関するすべての要件を満たす化合物の創出が求められる．これは，その創出過程で直面するほぼすべての課題を"化学構造の変換"だけで解決していくことを意味する．また課題の改善は，課題点だけに着目した対応では不十分であり，すべての項目とのバランスをとる必要がある．一つの評価結果に一喜一憂し，場当たり的な合成展開を行っていては効率が悪い．

これまでに，医薬品および開発化合物を中心としたデータの解析などから，ドラッグデザインの質を高めることを目的としたさまざまな指針や指標が提唱されている．これらは，実際に創薬研究の現場において，構造活性相関（SAR）情報の考察や化合物の選定，課題解決策の立案などに活用されている．したがって，基本的な指針や指標は知識として習得しておく必要があり，また化合物の合成展開を行う際は，その場面に合った適切なものを活用することで，より合理的な展開が可能になる．

7・3・1　ルールオブ5*

化合物の経口吸収性に関する指針であり，経口吸収されにくい化合物の特性を，以下の四つの条件でまとめた経験則である．基準として5あるいは5の倍数を含んでいることから"ルールオブ5（**Rule of 5**）"とよばれている．なお，これは受動

＊　参考文献: C. A. Lipinski, F. Lombardo, B. W. Dominy, P. J. Feeney, *Adv. Drug Delivery Rev.*, **23**, 3 (1997).

拡散によって吸収される低分子化合物を対象としており，天然物やトランスポーターの基質となる化合物などは当てはまらない．
1) 水素結合供与体（HBD）の数が5個を超える
2) 分子量が500を超える
3) $\log P$（脂溶性の指標）が5を超える
4) 水素結合受容体（HBA）の数が10個を超える

この経験則は，第Ⅱ相臨床試験以上に進んだ2245化合物[*1]をもとに導かれたもので，各条件に該当する化合物の割合は下記の通りである（表7・1）．

表7・1　各条件に該当する化合物の割合

条件	割合	条件	割合
1)	12%	1) および 2)	7%
2)	11%	1) および 4)	10%
3)	10%	2) および 3)	1%
4)	8%	2) および 4)	4%

表7・1に示したように，化合物が条件 2) と 3) の両方に該当すると，経口医薬品になる可能性が非常に低くなることが示唆されており，低分子創薬においては化合物の分子量と脂溶性に対する注意が特に必要であることが理解できる．

7・3・2　リガンド効率[*2]

一般に，ヒット化合物からの合成展開では，化合物の分子サイズは徐々に大きくなっていく傾向にある．これは，分子サイズの大きな化合物ほど，標的分子との相互作用に関与する部分が増加するため，薬理活性面においては有利になるからである．しかしながら，分子サイズが大きくなりすぎると経口吸収性が悪くなり，化合物を経口医薬品として仕上げることが非常に難しくなる．前述したように低分子創薬ではさまざまな項目のバランスが大切であるため，薬理活性だけに着目して分子サイズを安易に大きくしてはならない．

分子サイズを一定の大きさに抑えながら薬理活性の向上を実現するためには，標的分子との相互作用の質を高めていくことが不可欠となる．非特異的な作用（非効率な作用）を削減し，より効果的な作用を探索して化学構造に組入れていく．

[*1] 厳密には，米国一般名（USAN: United States Adopted Names）あるいは国際一般的名称（INN: International Nonproprietary Name）が定められた化合物．
[*2] 参考文献：A. L. Hopkins, C. R. Groom, A. Alex, *Drug Discovery Today*, **9**, 430（2004）．

(7・1)式で定義される**リガンド効率**(LE, ligand efficiency)は，この作業の指標として有用である．

$$\text{リガンド効率(LE)} = \frac{\text{自由エネルギー}}{\text{水素以外の原子数}} = \frac{\text{薬理活性}}{\text{水素以外の原子数}} \quad (7・1)$$

※薬理活性: pK_i, pK_d, pIC_{50} など

　式中にある"自由エネルギー"とは化合物と標的分子が結合することにより安定化するエネルギーのことで，薬理活性の強さを表している．また，化学構造に含まれる"水素以外の原子数"は分子サイズを表す項目として使用されている．ここで，自由エネルギーについては，阻害定数や解離定数，IC_{50}値などのより一般的で利便性の高い項目に置き換えることも可能である．

　リガンド効率については，さらに実用的な指標として，**パーセンテージ効率指数**(PEI, Percentage efficiency index)や**結合効率指数**(BEI, Binding efficiency index)，**表面結合効率指数**(SEI, Surface-binding efficiency index)が報告されている．これらは計算式が異なるが，概念自体はリガンド効率と同じであり，"薬理活性を分子サイズで除した値"である(7・2式〜7・4式)[*]．いずれにしても，効率的な相互作用に寄与する構造の選別を目的として，状況に合った指標を利用すればよい．

$$\text{パーセンテージ効率指数 (PEI)} = \frac{\%阻害/100}{MW} \quad (7・2)$$

例) 50%阻害，$MW = 0.333$ kDa の場合: PEI = 1.5

$$\text{結合効率指数 (BEI)} = \frac{pK_i, pK_d, pIC_{50}}{MW} \quad (7・3)$$

例) $IC_{50} = 1$ nM，$MW = 0.333$ kDa の場合: BEI = 27.0

$$\text{表面結合効率指数 (SEI)} = \frac{pK_i, pK_d, pIC_{50}}{PSA/100} \quad (7・4)$$

例) $IC_{50} = 1$ nM，$PSA = 50$ Å^2 の場合: SEI = 18.0

※ MW: 分子量〔kDa〕，PSA: 極性表面積〔Å^2〕

---

[*] 参考文献: C. Abad-Zapatero, J. T. Metz, *Drug Discovery Today*, **10**, 464 (2005).

7・3・3 脂溶性効率[*1]

化合物の合成展開においては，分子サイズだけでなく，脂溶性も増大する傾向にある．脂溶性の過度な増加は，以下のような問題に直結するため，つねに留意する必要がある．
1) 物 性: 溶解度の低下
2) 体内動態: 代謝安定性の低下
3) 安全性: 標的分子以外への作用の増加

脂溶性効率（LLE, Lipophilic ligand efficiency）は (7・5)式で表され，薬理活性と脂溶性の両方が関与する指標である．薬理活性の向上が脂溶性の増加分を上回らなければ，その数値は改善しない．そのため，脂溶性を抑制し，薬理活性を向上させていく過程に適した指標である．

$$\text{脂溶性効率(LLE)} = \underset{\text{薬理活性の指標}}{\text{pIC}_{50}} - \underset{\text{脂溶性の指標}}{\text{clog}P} \quad (7\cdot 5)$$

$$\begin{pmatrix} \text{または} & \text{p}K_i \\ & \text{p}K_d \\ & \text{pEC}_{50} \end{pmatrix} \quad \begin{pmatrix} \text{または} & \log P \\ & \text{clog}D \\ & \log D \end{pmatrix}$$

（例）$IC_{50} = 1$ nM, $\text{clog}P = 3$ の場合：LLE = 6

脂溶性効率はリード化合物選定の目安などに用いられることもあるが，薬理評価系や標的分子，適応疾患，化合物の性質などの違いによって，薬理活性の値がもつ意味や化合物の適切な脂溶性が異なるため，ある値をすべてのテーマや化合物に対する共通の目安として用いることはできない．基本的には，同じ研究テーマのなか，あるいは同系統の化合物群のなかでの化合物の優先順位付けや考察のために用いる値である．一方，脂溶性の指標である $\text{clog}P$（$\log P$の計算値）については，経口医薬品の一般的な目安は 2～3 とされている．

7・3・4 芳香環の数[*2]

芳香環は，その"平面性"と"剛直性"が構造的特徴であり，標的分子に対する親和性を向上させる際に役立つことが多い．また，さまざまな置換基を有する芳香環が市販されており，合成展開における利便性の面でも非常に有用な部分構造である．そのなかでも，不斉炭素を用いることなく化合物の配座を固定できることは実用的であり価値が高い．しかし，化合物への芳香環の導入は，その構造的特徴から

[*1] 参考文献: P. D. Leeson, B. Springthorpe, *Nature Rev. Drug Discovery*, **6**, 881 (2007).
[*2] 参考文献: T. J. Ritchie, S. F. J. Macdonald, *Drug Discovery Today*, **14**, 1011 (2009).

結晶性が高くなり，物性面を中心に悪影響を及ぼすことがある．特に芳香族炭化水素は脂溶性も大幅に増加するため，悪影響が大きくなる．芳香環の過剰な導入は回避すべきであり，その適正使用に関する経験則が**芳香環の数**（**NAR**, number of aromatic rings）である．

NAR は，化学構造に含まれる芳香環の数を下記の決まりに従って数えるものであり（表7・2），開発候補化合物は目安として3以下が望ましいとされている．

表7・2　芳香環の数え方

芳　香　環	数
単　環（ベンゼン，ピリジンなど）	1
二環系（ナフタレン，インドールなど）	2
三環系（アントラセンなど）	3

またデータ解析の結果より，芳香環の数の増加に伴って ① 溶解度の低下，② 脂溶性の増加，③ CYP3A4 阻害の増強，④ hERG 阻害の増強，といった悪影響が化合物に生じることが示唆されている．

芳香環の数への意識は大切であり，数の増加とともにドラッグデザインに対する工夫がより必要となることを理解しておかなければならない．

7・3・5　sp^3 炭素の割合*

sp^3 炭素の割合（**Fsp^3**, Fraction of sp^3 carbons）は，化合物中の sp^3 炭素の数をすべての炭素の数で除した値であり，化合物の三次元的な広がりを表す指標である（図7・13）．Fsp^3 の低下は，sp^2 あるいは sp 炭素の割合の増加を意味する．すなわち，化合物の平面性が高くなったことになる．ちなみに，医薬品の Fsp^3 の平均値は 0.45 前後である．

例）

$$Fsp^3 = \frac{sp^3 炭素の数}{すべての炭素の数}$$

構造式	sp^3 炭素の割合（Fsp^3）
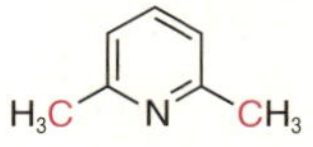 H$_3$C-(ピリジン)-CH$_3$	0.29 （sp^3 炭素の数=2／すべての炭素の数=7）
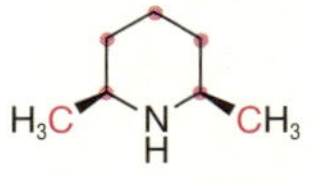 H$_3$C-(テトラヒドロピラン/モルホリン環)-CH$_3$	1.0 （sp^3 炭素の数=7／すべての炭素の数=7）

図7・13　sp^3 炭素の割合（Fsp^3）

---

*　参考文献: F. Lovering, J. Bikker, C. Humblet, *J. Med. Chem.*, **52**, 6752（2009）.
　　F. Lovering, *Med. Chem. Commun.*, **4**, 515（2013）.

Fsp³は，前述の指針や指標と異なり，分子量や脂溶性とはまったく関係がないことが特徴としてあげられる．そして，データ解析の結果からは，Fsp³が高くなるにつれて以下のような効果が現れることが示されている．
1）水に対する溶解度の向上
2）CYP阻害の減弱
3）標的分子に対する選択性の向上（非特異的な作用の低下）

また，化合物におけるFsp³の向上を標的分子との親和性の観点からみると，理論的には二つの利点が考えられる．一つは標的分子との結合時の補完性の向上（標的分子にきっちりはまる）であり，もう一つはドラッグデザインにおける緻密性の向上である．補完性については，化合物の三次元的な広がりによる表面積の増加が寄与している（図7・14a）．一方の緻密性については，化合物の異性体の数で考え

(a) 補完性の向上

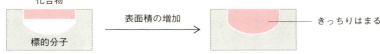

(b) 緻密性の向上

化合物名	異性体の数	Fsp³
ジメチルピリジン	6	0.29
ジメチルピペリジン	34	1.0

ジメチルピリジンの異性体

ジメチルピペリジンの異性体

など

図7・14　Fsp³を向上させる利点

るとわかりやすい（図7・14b）．平面性の高いジメチルピリジン（$Fsp^3 = 0.29$）は位置異性体が6個存在するだけであるが，ジメチルピペリジン（$Fsp^3 = 1.0$）では，鏡像異性体も含め34個の異性体が存在する．このことは，ジメチルピペリジンのほうが，より細かな対応を行うことが可能であることを意味し，薬理活性の向上だけでなく，標的分子に対する選択性も向上する可能性がある．

sp^3 炭素の割合を増やすことには，理論的には上記のような利点があるものの，現実には，不斉炭素の増加が化合物の合成難度を高め，研究効率を著しく低下させることもある．一つの指標にこだわりすぎず，状況に合ったドラッグデザインを行うことが大切である．

7・3・6　CNS MPO スコア[*1]

中枢神経系の医薬品の場合，薬物は血液脳関門を通過しなければならないため，必要となる物理化学的性質は他の医薬品とは異なる部分がある．**CNS MPO スコア**（CNS MPO, central nervous system multiparameter optimization）は，中枢神経系の医薬品に必要となる特性（高い膜透過性，低い P–gp 基質性など）に対する指標であり，以下の六つのパラメータを用いて算出する．

1) $\log P$ の計算値（clog P）
2) $\log D$ の計算値（clog D）
3) 位相幾何学的極性表面積（tPSA）
4) 分子量（MW）
5) 水素結合供与体（HBD）の数
6) 塩基性（pK_a）

表7・3　CNS MPO スコア

項目	値	スコア
clog P	3.1	0.95
clog D	1.7	1.00
tPSA	21.0	0.05
MW	39.2	0.77
HBD	1.0	0.83
pKa	9.2	0.40
CNS MPO		4.0

（総和）

計算方法は，上記6項目の各スコアの加算であり（表7・3），各スコアは図7・15に示すグラフから求められる[*2]．CNS MPO スコアは 0～6 で表され，スコアが高いほど好ましく，一般的には4以上が目安とされている．また，スコアの向上により，ADME および安全性に関する性質も改善されることがデータ解析の結果より示唆されている．

[*1]　参考文献: T. T. Wager, X. Hou, P. R. Verhoest, A. Villalobos, ACS Chem. Neurosci., 1, 435 (2010).

[*2]　オンライン論文中にある計算ツール "CNS MPO Calculator" を利用すれば，CNS MPO スコアは簡単に算出可能である．

7・3 低分子創薬における指針と指標

1) clog P のスコア

- clogP ≦ 3 の場合：1
- clogP > 5 の場合：0
- その他の場合：−0.5×clogP+2.5

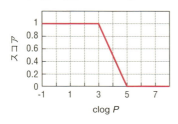

2) clog D のスコア

- clogD ≦ 2 の場合：1
- clogD > 1 の場合：0
- その他の場合：−0.5×clogD+2

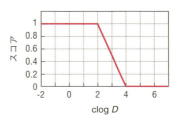

3) tPSA のスコア

- 40 < tPSA ≦ 90 の場合：1
- tPSA ≦ 20，tPSA > 120 の場合：0
- 20 < tPSA ≦ 40 の場合：0.05×tPSA−1
- 90 < tPSA ≦ 120 の場合：−0.0333×tPSA+4

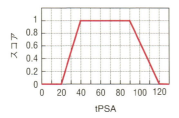

4) MW のスコア

- MW ≦ 360 の場合：1
- MW > 500 の場合：0
- その他の場合：−0.00714×MW+3.571

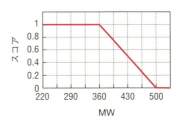

5) HBD のスコア

- HBD ≦ 0.5 の場合：1
- HBD > 3.5 の場合：0
- その他の場合：−0.333×HBD+1.166

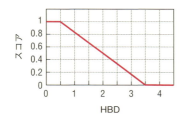

6) pK_a のスコア

- pK_a ≦ 8 の場合：1
- pK_a > 10 の場合：0
- その他の場合：−0.5×pK_a+5

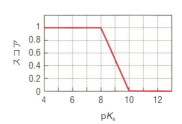

図 7・15　CNS MPO スコアの各スコアの算出方法

7・4 経口吸収性の改善を目的とした構造変換

　創薬研究における化合物の経口吸収性（経口投与後の循環血への移行性）は，実験動物を用いた体内動態（PK）試験により評価を行うが，事前に下記3項目に関する in vitro 評価を実施し，経口吸収性が期待できることを確認しておく．
　1）溶解度（§7・4・1）
　2）膜透過性（§7・4・2）
　3）代謝安定性（§7・4・3）
これらの in vitro 評価において問題があった場合は，まずその改善に向けた取組みを行わなければならない．

7・4・1 溶解度の改善

　経口投与により薬物が体内に取込まれるためには，まず消化管液に薬物が溶けなければならない．溶解が十分でないと，経口吸収率の低下やばらつき（個体間，個体内）が生じ，薬物の有効性や安全性に影響を及ぼすことになる．研究上も，溶解度が低いと，高用量での薬効評価が実施できない，あるいはばらつきが大きく評価結果の考察が難しいなどの問題が生じることになる．さらに一般毒性試験では，より高い暴露量が必要となるため，溶解度の重要性は一段と増す．すなわち，溶解度の低い化合物については，医薬品としての経口吸収性の問題はもとより，医薬品の創出過程における必要な試験の実施という観点からもその改善が不可欠である．ここでは，溶解度の具体的な改善手法について下記 a〜c で説明する．
　なお，溶解度に問題はないが溶解速度が遅い場合については，化学構造の変換ではなく，塩形成や微粒子化などの製剤工夫により，改善することが可能である．

　a. 極性置換基の導入　　極性置換基，つまり親水性の官能基を導入することで，化合物の溶解度を高めることができる．基本的には，薬理活性を示す化合物に対し，極性置換基を付加するかたちで導入するため，ドラッグデザインの観点からは比較的容易である（図7・16）．一般的に用いられる置換基としては，**カルボキシ基**，**アミノ基**などがあげられ，実際の導入においては，薬理活性を保持できる置換基の場所や種類などを，丁寧に探っていく必要がある．またこの手法では，水素結合供与体（HBD）および水素結合受容体（HBA）の増加や，化合物の性質変化（酸性，塩基性），分子量の増加などによって起こりうる問題に留意しなければならない．具体的には，膜透過性や hERG 阻害（塩基性の置換基を導入した場合）などに注意すべきである．

　b. 脂溶性部位の構造変換，削減　　極性置換基を付加するかたちではなく，化学構造の変換や脂溶性部位の削減により化合物の脂溶性を低減することは，溶解度

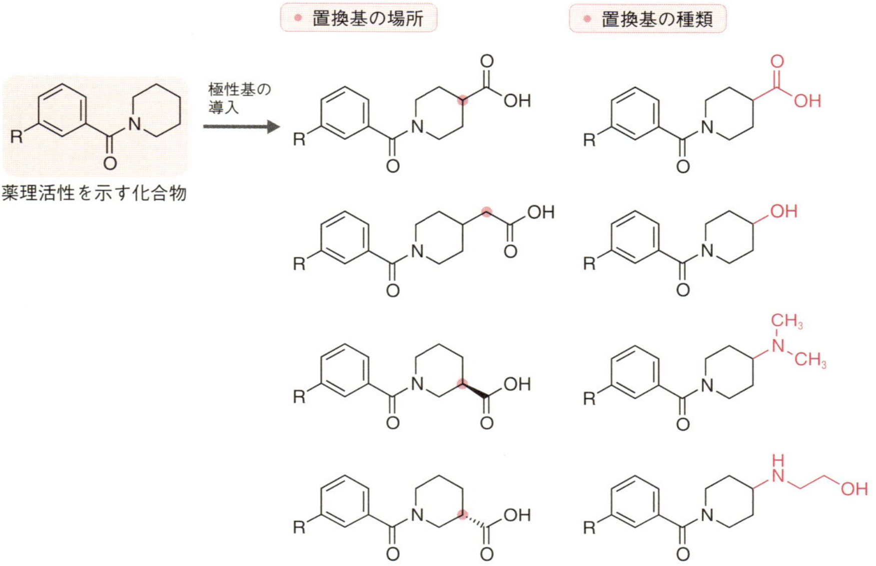

7・4 経口吸収性の改善を目的とした構造変換

図7・16 極性置換基の導入

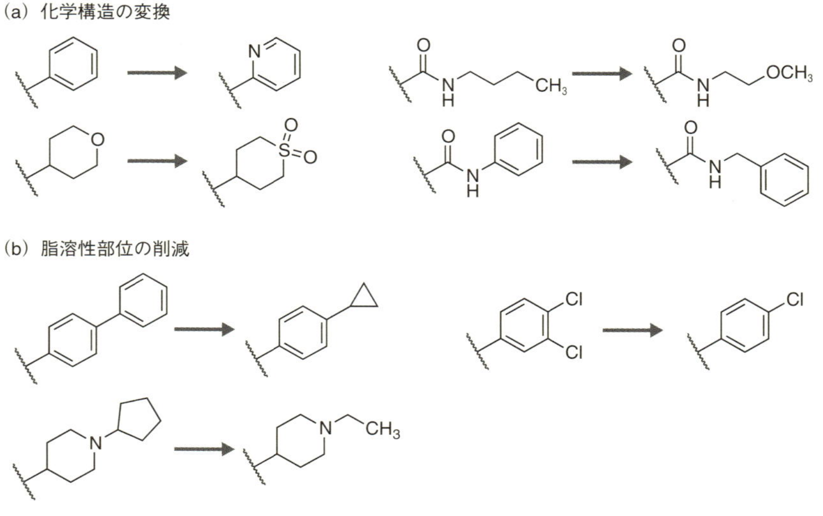

(a) 化学構造の変換

(b) 脂溶性部位の削減

図7・17 脂溶性の低減

改善における基礎的な手法である（図7・17）．また，分子量を増やさずに脂溶性を下げることは，低分子創薬における合成展開の基本でもあるため，優先的に実施すべき手法である．

c. 分子構造の非平面化，非対称化　　化合物の平面性や対称性を崩すことは，溶解度の改善に対して効果的な手段の一つである．非平面化は，芳香環の飽和化，ビフェニル構造のオルト位への置換基導入などにより行うことができる（図7・18a）．非対称化は，置換位置の変換や不斉炭素の導入などにより行う（図7・18b）．なお，これらの方法は前述の **a, b** とは異なり，脂溶性に関連した手法ではないので，膜透過性に影響を与えることはほとんどない．

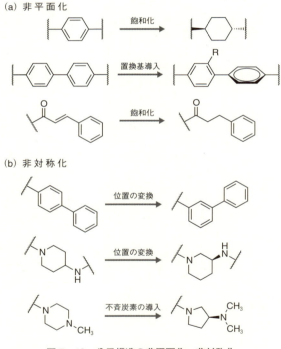

図7・18　分子構造の非平面化，非対称化

7・4・2　膜透過性の改善

消化管液に溶解した化合物が体内に吸収されるためには，多くの場合，受動拡散により消化管膜を通過する必要がある．基本的に，化合物の膜透過性は脂溶性の増加とともに向上するが，消化管液に溶けなければならないので，適度な脂溶性の範

7・4 経口吸収性の改善を目的とした構造変換

囲のなかで化合物の膜透過性を確保する必要がある．膜透過性が問題となった場合の代表的な改善策を下記 a~c に示す．

a. 極性の低減（tPSA の低減，HBA・HBD の削減）　化合物の表面が極性を帯びているほど，脂溶性の細胞膜を通過することが物理的に難しくなるため，位相幾何学的極性表面積（tPSA）は膜透過性の指標となり，一般的には 140 Å^2 以下が目安である．また，HBA・HBD については，"水素結合受容体(HBA)は 10 個以下，水素結合供与体(HBD)は 5 個以下"が一つの目安となるが（§7・3・1 参照），膜透過性を向上させるにはより数を減らす必要がある（図 7・19）．

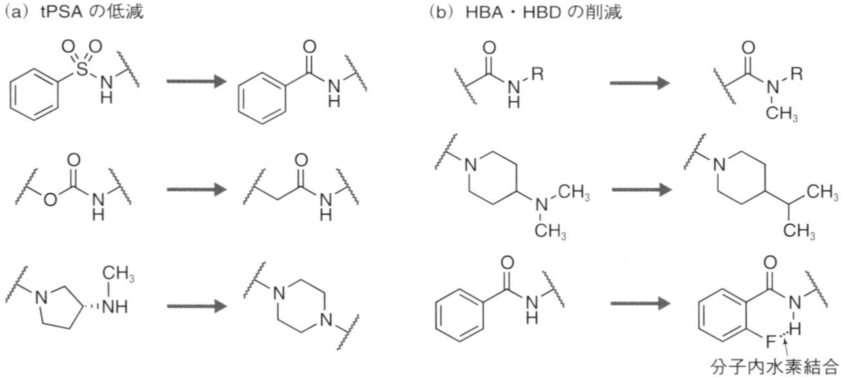

(a) tPSA の低減　　　　(b) HBA・HBD の削減

図 7・19　極性の低減

b. 塩基性の低減　塩基性化合物の場合，消化管溶液中では分子形とイオン形の両方の状態で存在し，分子形の化合物が細胞膜を通過して消化管吸収される．化合物の塩基性が強くなるとイオン形の割合が高くなるため，膜透過性は低下する．強塩基性の化合物では膜透過性に注意する必要があり，構造変換（窒素原子の近傍に電子求引基を導入するなど）による塩基性の調節は，膜透過性を改善する一つの手段となる．図 7・20 に示す構造変換は，いずれも窒素原子の電子密度を下げ

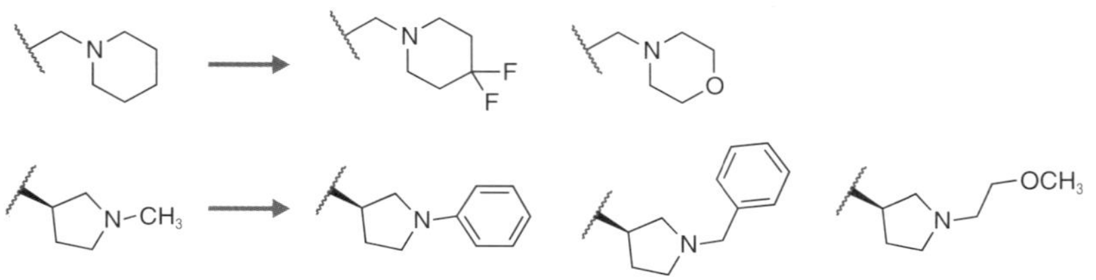

図 7・20　塩基性の低減

ることにより，塩基性を低減している．

c. P-gp 基質性の回避　小腸の上皮細胞には，排出トランスポーターとして働く P-糖タンパク質（P-gp）が存在する．化合物がこの排出トランスポーターの基質になると，消化管吸収された化合物が再び腸管腔内に戻される．そのため，化合物の P-gp 基質性に関する情報は，経口吸収性改善の糸口になることがある．"ルールオブ4（Rule of 4）*" はこの基質性に関する指針であり，合成展開時に参考となる．

・P-gp の基質になりやすい特性：$(N+O) \geq 8$，$MW > 400$，$pK_a > 4$
・P-gp の基質になりにくい特性：$(N+O) \leq 4$，$MW < 400$，共役酸の $pK_a < 8$
〔$(N+O)$ は分子構造に含まれる窒素および酸素原子の合計数〕

7・4・3　代謝安定性の改善

消化管膜を通り抜けて門脈血へ移行した薬物は，肝臓を通過したのち循環血に入る．肝臓では薬物の代謝が行われるが，その第1相反応（酸化）の大部分を**シトクロム P450（CYP）**が担っている（§5・2・9 参照）．この CYP による酸化代謝を受けやすいと，経口吸収性および血中薬物濃度の持続性に問題が生じる．以下に，代謝安定性の改善に向けた代表的な手法を下記 **a〜d** に示す．

これらの手法は，単独で改善効果を示す場合もあれば，他の手法との組合わせにより効果を示す場合もあるため，化合物ごとに適切な手法を選択することが大切である．また，代謝には種差があるため，ヒトおよび薬効評価に用いる動物種（マウス，ラットなど）の双方に対する安定性の確保が必要となる．

a. 脂溶性の低減　CYP による酸化代謝はそもそも薬物の体外への排泄を目的としているため，薬物は水溶性が増す方向に化学修飾される．それゆえ，極性基の導入や脂溶性部位の削減などの合成展開は，CYP 代謝と同じ水溶性が増す方向での化学修飾であるため，酸化代謝の軽減につながり本質的な改善策となる（具体的な方法については§7・4・1 a,b を参照）．なかでも，カルボキシ基やヒドロキシ基などの極性基の導入は改善効果が期待できるが，一方でグルクロン酸抱合などの第

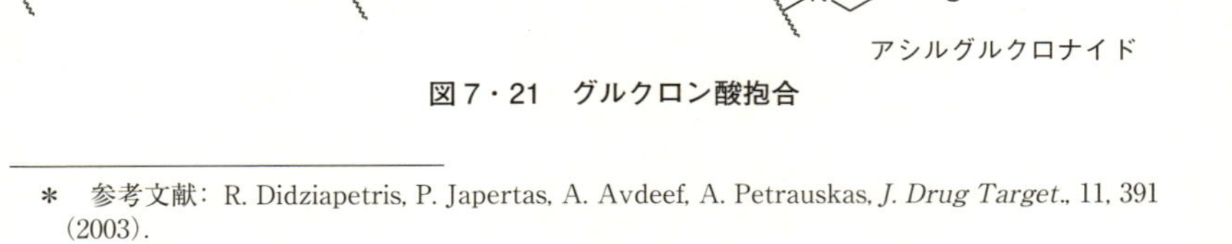

図7・21　グルクロン酸抱合

---

*　参考文献：R. Didziapetris, P. Japertas, A. Avdeef, A. Petrauskas, *J. Drug Target.*, 11, 391 (2003).

7・4 経口吸収性の改善を目的とした構造変換　205

2相反応を受ける可能性があるため，CYP以外の代謝にも注意を払う必要がある（図7・21）．

b. 電子密度の低減　CYPによる酸化反応は，化学構造のなかで電子密度の高い場所で起こりやすい．このため，そのような部分構造の電子密度を下げることで，代謝安定性が改善する可能性がある．芳香環への電子求引性基の導入は定法として使用される（図7・22）．

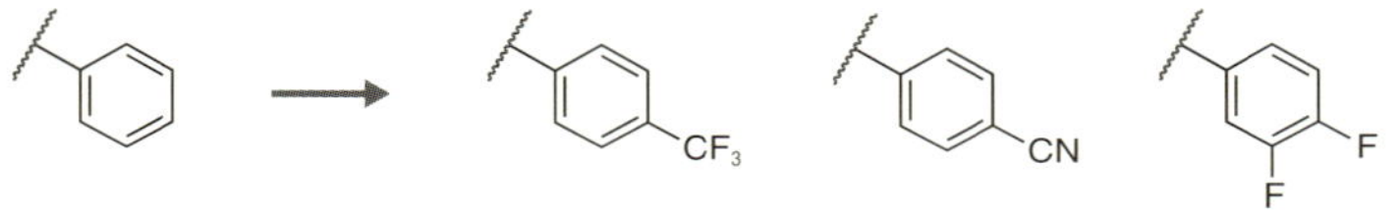

図7・22　電子密度の低減

c. 代謝部位の変換（ブロック・除去）　代謝部位（CYPが酸化する部位）自体の変換，すなわち代謝部位への置換基導入や代謝部位を含む部分構造の除去なども改善策の一つとなる（図7・23）．なかでも代謝部位へのフッ素の導入は化合物

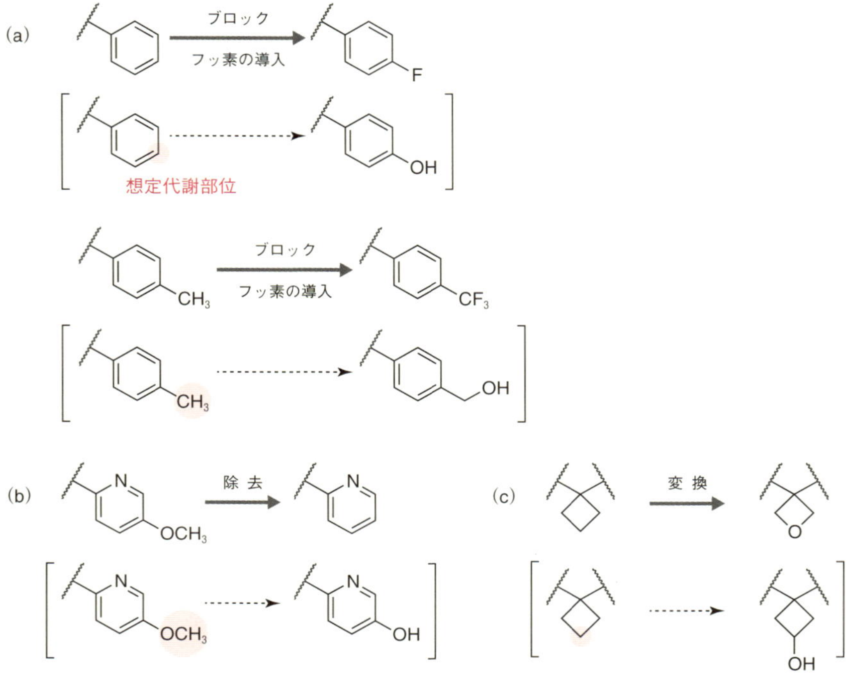

図7・23　代謝部位の変換

の形状および性質にほとんど影響を与えず，薬理活性は保持される場合が多いため，よく用いられる手法である．化合物の想定代謝部位については，CYPによる酸化反応に関する知識と化合物の化学構造からある程度予測できるが，別途，代謝物検索試験を実施することで，より確かな情報を得ることもできる．

d. 代謝部位近傍への立体障害の導入 代謝部位の近傍に置換基を導入することは，その立体的な効果によりCYPの接近を阻害し，代謝を抑制できる場合がある（図7・24）．

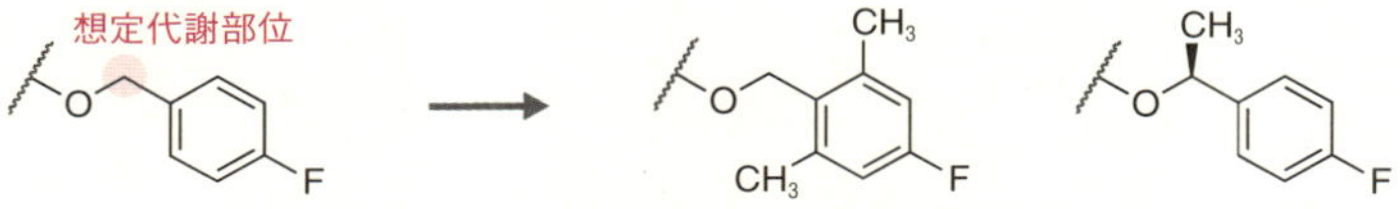

図7・24 代謝部位近傍への立体障害の導入

7・5 安全性向上への取組み[*1]

医薬品の副作用は，医薬品ごとに種類や程度，頻度などが異なり多種多様であるが，副作用発現の原因については大別すると，以下の三つに分類される．
1) 化合物の化学構造
2) オフターゲット作用（標的分子以外への作用）[*2]
3) オンターゲット作用（標的分子への作用）[*3]

創薬研究では，安全性に関する各種評価を実施して，重篤な副作用につながる作用を回避し，十分な安全域を確保することが必要となるが，本節では，合成展開の初期段階より取組むべき下記の課題について説明する．
・反応性代謝物：化合物の化学構造に起因する毒性の低減（§7・5・2）
・hERG阻害：オフターゲット作用の低減（§7・5・4）
・中枢移行性：オンターゲット作用による副作用の低減（§7・5・5）

7・5・1 反応性代謝物の生成（アラート構造とその代謝経路）

薬物による副作用は，薬物自体によって起こるだけでなく，体内での代謝により化学修飾されたもの（薬物とは化学構造が異なるもの）によっても起こる．

[*1] 参考文献：G. F. Smith, Prog. Med. Chem., **50**, 1 (2011).
U. A. Argikar, J. B. Mangold, S. P. Harriman, Curr. Top. Med. Chem., **11**, 419 (2011).
J. Blagg, Annu. Rep. Med. Chem., **41**, 353 (2006).
[*2] オフターゲット作用：薬物が標的分子とは異なる分子と結合することにより生じる薬理作用．
[*3] オンターゲット作用：薬物が標的分子と結合することにより生じる薬理作用．

反応性代謝物とは，体内に取込まれた薬物が代謝を受けることにより，生体成分との結合性が非常に高くなったもの（求電子化合物やフリーラジカルなど）である．この代謝物と生体成分（タンパク質や核酸など）の共有結合の形成は，肝障害，変異原性，免疫系由来の毒性などの原因になると考えられている（図7・25）．

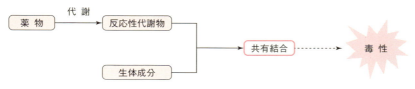

図7・25　反応性代謝物の毒性発現への関与

さまざまな研究により，反応性代謝物の生成が懸念される部分構造（これを**アラート構造**という）が数多く報告されており，代表的なアラート構造とその代謝経路は，合成展開を行ううえで必ず知っておかなければならない．以下 a~h に，その代表例を示す．

a. アニリン　アニリン構造は，広く知られているアラート構造の一つであ

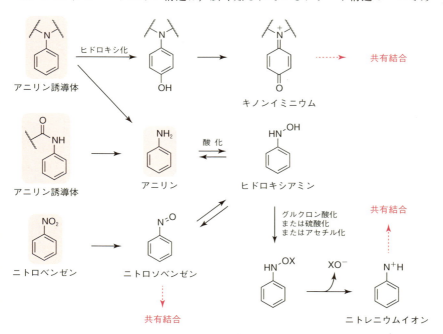

図7・26　アニリン類の代謝経路

り，変異原性やメトヘモグロビン血症などをひき起こす可能性がある．反応性代謝物を生成する経路はおもに二つ考えられている．一つはアニリン誘導体のベンゼン環がヒドロキシ化されたのちにキノンイミニウムが生成する経路であり，もう一つはアニリンの窒素原子が酸化を受け，その後ニトロソベンゼンおよびニトレニウムイオンが生成する経路である（図7・26）．また，芳香族アミンだけでなく，生体内で代謝を受けてアニリンとなるニトロベンゼンなども同様のリスクを有するアラート構造である．

b．チオフェン，フラン　チオフェンは，肝毒性や腎毒性，免疫毒性などを誘発する可能性がある．毒性発現の機構としては，硫黄原子の酸化，あるいはエポキシ化を受けたのち，生体成分が付加する経路が推測されている（図7・27）．また，フランも肝毒性などとの関連が知られている．

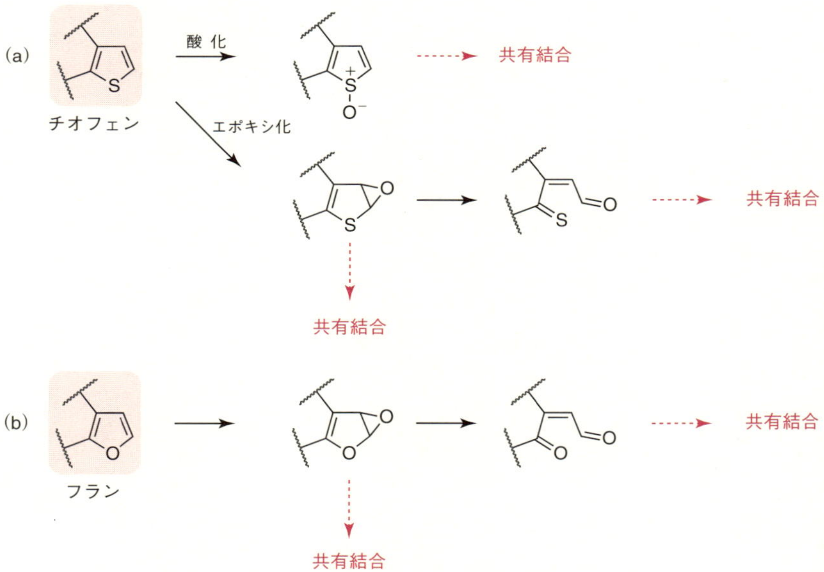

図7・27　チオフェン，フランの代謝経路

c．アルキン，アルケン　アルキンは，CYP阻害に関与する部分構造として知られており，代謝によるケテンやオキシレンなどの生成が毒性の発現につながると考えられている（図7・28）．アルケンについては，エポキシド（オキシラン）

へと代謝されることで生体成分との反応性が高まる.

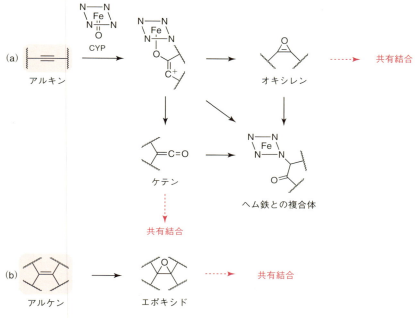

図7・28 アルキン,アルケンの代謝経路

d. チオウレア,チオアミド チオウレアとチオアミドは,肝毒性や肺毒性などとの関連が示唆されている部分構造である.硫黄原子が酸化を受け,脱離能が高まることで,生体成分の付加反応が起こりやすくなる(図7・29).

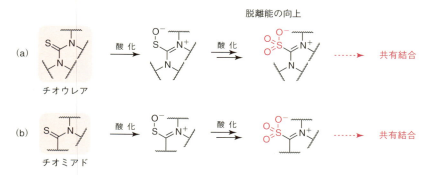

図7・29 チオウレア,チオアミドの代謝経路

e. チアゾール，アミノチアゾール チアゾールを有する化合物による毒性の発現は，酸化的な環の開裂によるチオアミドの生成の関与が推測されている（図7・30）．また，アミノチアゾールでは，同様の機構によってチオウレアが生成する．

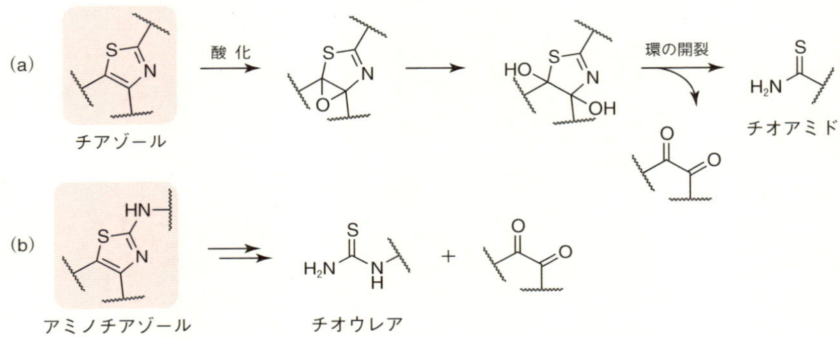

図7・30 チアゾール，アミノチアゾールの代謝経路

f. ベンゾジオキソラン ベンゾジオキソランによる不可逆的なCYP阻害は広く知られており，肝毒性を発現する化合物も確認されている．メチレン部が酸化を受けると，カルベンやカテコールが生成し，カテコールはさらにベンゾキノンへと変換される（図7・31）．カルベンはCYPのヘム鉄との不可逆的な結合が可能であり，ベンゾキノンはタンパク質やDNAのマイケル付加を受けやすい．

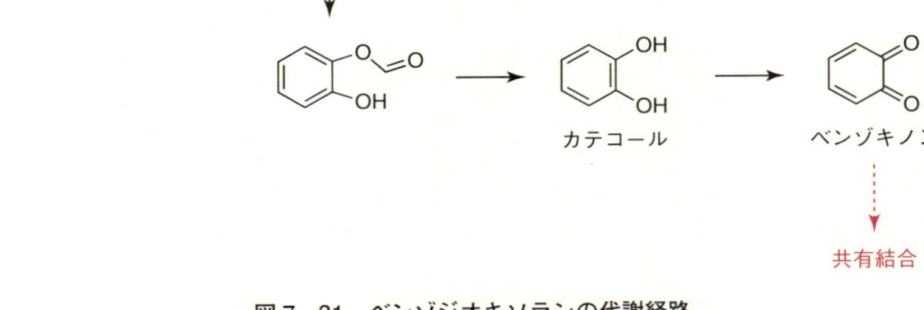

図7・31 ベンゾジオキソランの代謝経路

g. 3-アルキルインドール　3-アルキルインドールは，肺毒性や変異原性などをひき起こす可能性があり，酸化を受けて生成したイミンやエポキシドなどが，生体成分と共有結合を形成する機構が推測されている（図7・32）．

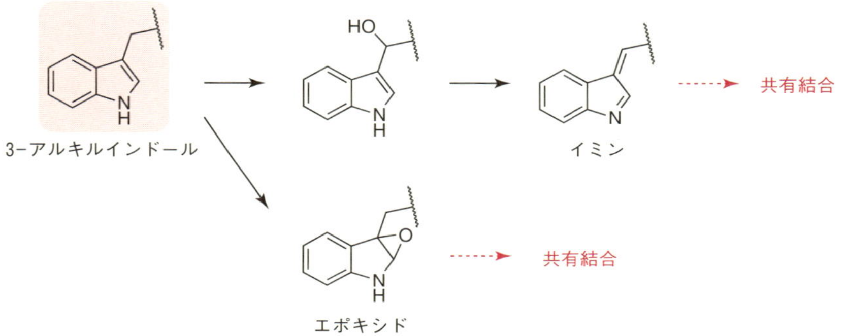

図7・32　3-アルキルインドールの代謝経路

h. ヒドラジン　ヒドラジンは，発がん物質として広く知られており，また肝毒性や神経毒性などとの関連も示唆されている．代謝により生成するラジカル，およびジアゾニウムイオンが，毒性発現の原因と推定されている（図7・33）．

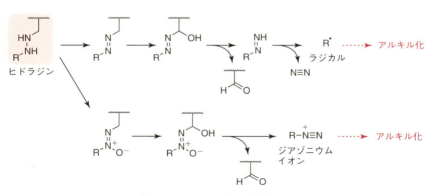

図7・33　ヒドラジンの代謝経路

7・5・2　反応性代謝物への対応

　反応性代謝物の生成は，安全面において非常に重要な課題である．以下のような多面的な化合物評価により化学構造上の問題点を抽出し，合成展開によって反応性

代謝物による毒性発現リスクを低減していかなければならない．創薬研究の初期段階では 1) と 2) による確認が中心となる．

1) 化学構造からの推察
2) CYP 阻害評価における不可逆的阻害
3) 代謝物検索試験
4) Ames 試験
5) トラッピング試験

まず，既知のアラート構造を有する化合物の合成展開については，そのリスクと反応性代謝物の生成機序を理解し，基本的には回避する方向で進める．アラート構造に対する対応策とその具体的な変換例を下記に示す．

① 別の異なる構造への変換（図 7・34，図 7・26 も参照）

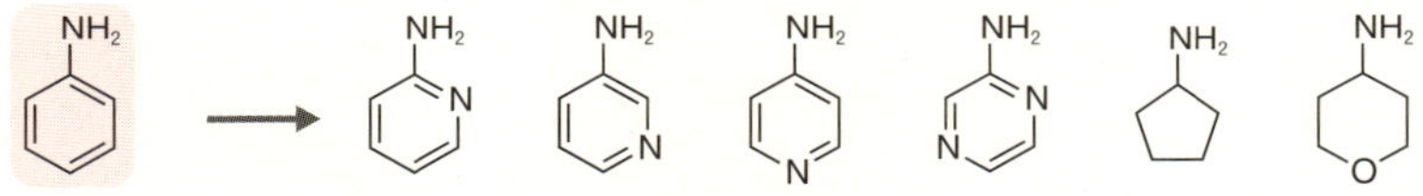

アニリン

図 7・34　等価体への変換

② 反応性代謝物の生成防止（図 7・35，図 7・31 も参照）

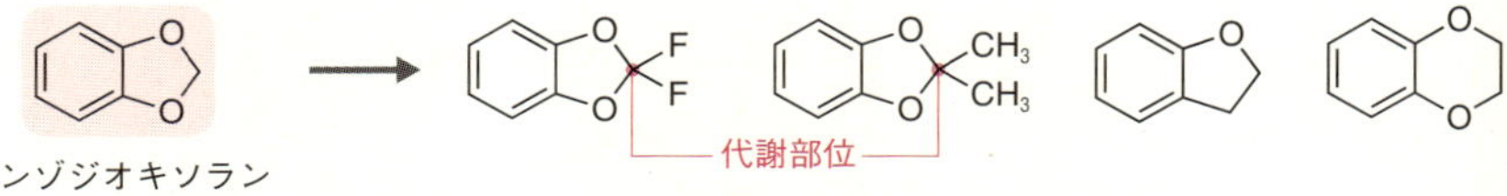

ベンゾジオキソラン

図 7・35　代謝部位のブロックなど

③ 反応性代謝物の生成量の低減（図 7・36，図 7・30 も参照）

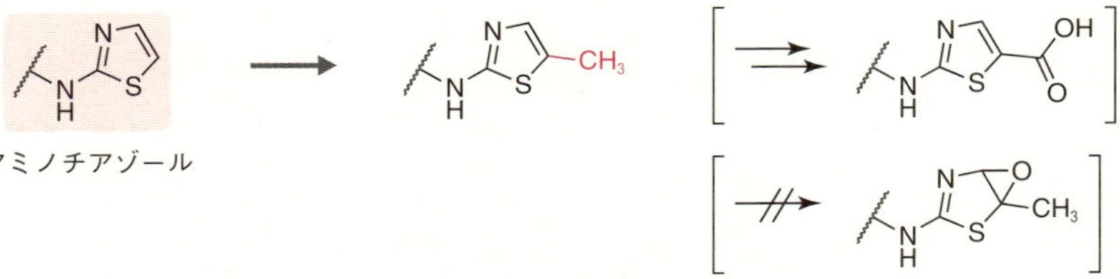

図 7・36　アラート構造よりも代謝されやすい部位の導入

また，反応性代謝物の生成自体を回避するのではなく，生成に起因する毒性発現リスクを低減する方法としては，薬理活性の向上や反応性代謝物の安定化などがあ

げられる．薬理活性が上がれば，臨床用量を減らすことができ，結果として反応性代謝物の生成量が減少し，毒性発現リスクを低減することになる．一方，反応性代謝物の安定化は，電子的あるいは立体的な要因によって生体成分との反応性が低下するような構造変換を行う方法である（図7・37）．

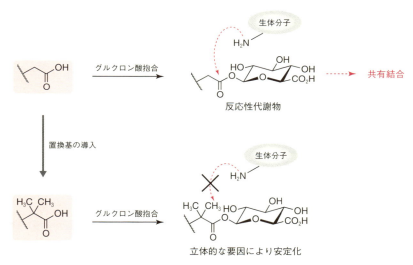

図7・37　反応性代謝物の安定化

7・5・3　その他の回避すべき部分構造

生体成分と共有結合を形成するリスクが非常に高い部分構造が存在する．エポキシドやハロゲン化アルキルのようなアルキル化剤はその代表例であり，アルデヒドやマイケル付加反応の受容体（α,β-不飽和カルボニル化合物など），脱離基を有するヘテロ環なども回避すべき部分構造に該当する（図7・38）．このような求電子

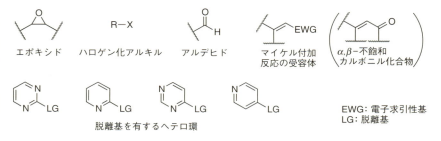

図7・38　反応性の高い部分構造

構造は，一部の例外（標的分子との特異的な共有結合を創薬コンセプトとした研究など）を除き，ドラッグデザインに用いるべきではない．

その他には，CYP のヘム鉄とのキレート形成リスクを有するイミダゾールや，DNA にインターカレートする可能性のある多環芳香族化合物なども，基本的に回避すべき構造である（図 7・39）．

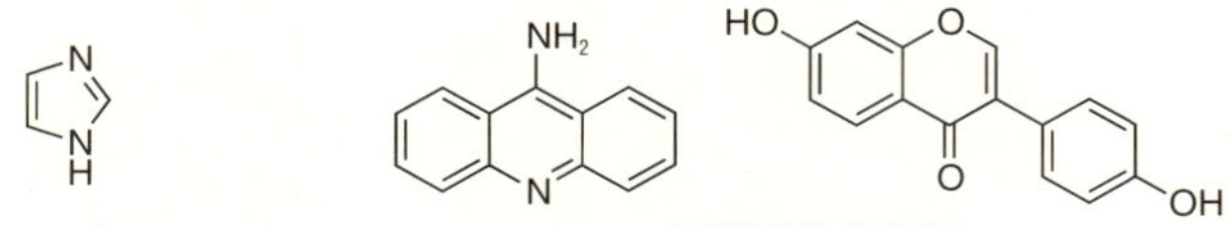

図 7・39　その他の回避すべき部分構造

7・5・4　hERG 阻害

hERG は化合物の安全性評価において最も重要なオフターゲットである（§5・4・3 参照）．化合物が hERG を強く阻害すると，QT 延長による不整脈が起こり，突然死をまねく可能性がある．そのため，hERG に関する *in vitro* 評価は，創薬研究の初期段階から行われる．

代表的な hERG 阻害剤のファーマコフォアモデルを図 7・40 に示す＊．基本的に，塩基性のアミンを有し，そのアミンに対して芳香環がある一定の距離に位置する化合物は hERG との親和性が高い．

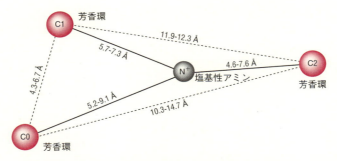

図 7・40　代表的な hERG 阻害剤のファーマコフォアモデル　数値（Å）は原子間の距離を表す．

＊　参考文献: A. Cavalli, E. Poluzzi, F. De Ponti, M. Recanatini, *J. Med. Chem.*, **45**, 3844（2002）.

以下に, hERG 阻害活性の低減を目的とした代表的な手法を示すが, これらはいずれも hERG 阻害に限った改善策ではなく, オフターゲット全般に対しても改善効果が期待できる手法である.
1) 塩基性の低減
2) 脂溶性の低減 (芳香環の除去など)
3) 酸性官能基の導入 (カルボキシ基の導入など)

7・5・5 中枢移行性

毒性発現の原因がオンターゲット作用であるとき, 体内動態 (体内分布) の改善により毒性を軽減できる場合がある. このとき, 下記二つの理由により, 中枢移行性が課題となることが多い.
1) 臨床試験における中枢神経系の副作用予測は難しい.
2) 中枢組織は他組織と異なる環境にある (§5・2・5 参照).

創薬研究の初期段階での中枢移行性に関する対応としては, 薬物を中枢組織に移行させたい場合は, 膜透過性の向上や P-gp 基質性の回避などがあげられる. 一方, 薬物を中枢組織に移行させたくない場合は, 極性置換基の導入や P-gp 基質性の利用などが低減策となる.

中枢移行性の低減によって, オンターゲット作用による副作用が軽減された例としては, ヒスタミン H_1 受容体拮抗薬 (アレルギー性疾患治療剤) であるフェキソフェナジンがある (図 7・41).

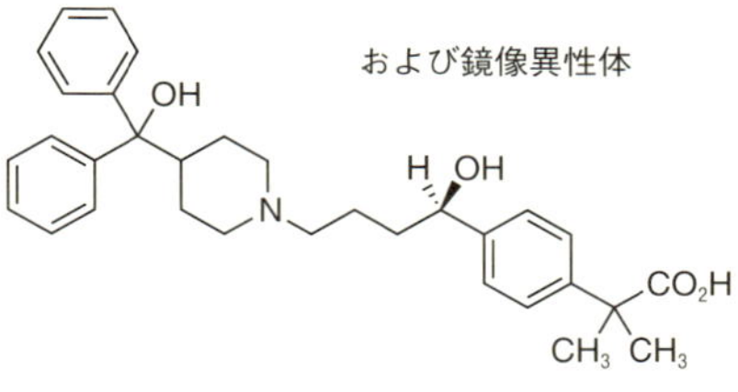

図 7・41 フェキソフェナジン

ヒスタミン H_1 受容体は全身に分布しており, 中枢において拮抗薬が作用すると眠気などの副作用が生じるが, フェキソフェナジンはカルボキシ基などの極性基を導入したことで (分子量も大きい), 中枢移行性が低く, 眠気などの副作用が軽減されている.

第8章　創薬研究の活用と権利化

　第3～7章では，創薬研究段階（図2・1）で必要な知識と方法論について解説してきた．この章では，これら創薬研究で得られた成果の実用化に焦点をあて，1) アカデミア単独では行うことが難しい臨床試験の実施方法，2) 研究成果を守るための注意点，3) 特許の取得，について説明する．

8・1　創薬研究の成果

　アカデミア（大学や各種研究機関）では，得られた成果を論文や学会で発表することがつねであり，それらの成果が他の研究者や企業の目に留まり共同研究や研究導出に進む可能性がある．特に創薬にとって有望な研究成果は，特許の出願により権利化することが可能であり，学会あるいは論文で公表する前に，権利化の必要性も含めて特許の専門組織に相談するとよい．権利化することにより，研究成果を守りながら実用化を進めることができる．

8・1・1　研究の実用化に向けて

　生命科学の基礎研究者が単独で医薬品開発を最後まで行うことは至難であり，特に臨床試験（治験）については専門組織の協力や資金援助が必要である．アカデミアが新薬の治験を行うには，① 治験を実施できる企業との共同研究，② 医師主導治験，の2種類の方法がとられる．

　a. 産学連携共同研究　　産学連携共同研究とは，産業界（企業）とアカデミアが共通の課題を研究していくことであり，おもに企業が研究経費を負担し，企業研究者とアカデミア研究者とが協力しながら研究を行う．

　近年では，企業が起草段階から自社内で研究を行うクローズドイノベーションだけでは研究テーマが枯渇しており，アカデミアのアイデアや知識を取入れたオープンイノベーションが増えている．この産学連携共同研究による企業治験を介した実用化の報告例も多くみられる．

　共同研究はたがいの不足している点を補うために行われることが多く（図8・1），アカデミアは研究資金や人員を求めており，企業はアイデアや新技術を求めている．アカデミアの基礎研究から見いだされた独創的な標的分子や薬理活性化合物が共同研究の対象となる．

以前は，研究成果を導入する集約型のオープンイノベーションが行われていたが，近年は，各企業が求める研究題材や疾患領域を公開し，そこに各研究機関が応募することで共同研究に進める公募型のオープンイノベーションも行われている．さらに，AMED（日本医療研究開発機構）などは魅力的と思われる基礎研究課題に対して研究費の補助などの支援を行い，研究を推進させることで，共同研究につなげている．また，大学や各種研究機関の研究成果などを集めた商談会も国内，海外ともにさかんに行われている．

一方，共同研究を行うことは自身の研究成果を開示することであるので，研究成果の権利をしっかりと守らなければならない．また，共同研究が開始された場合にも，実際の研究の割り振りやその後の成果がどちらの機関に属するのかなど問題になることが多いので，十分な注意が必要である．これらは，特許権の取得や適切な契約を結ぶことにより防ぐことができるので，このあとの項で紹介する．

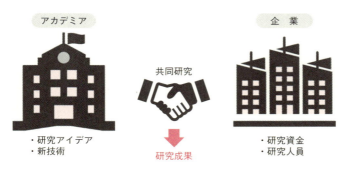

図8・1　アカデミアと企業の共同研究

b. 医師主導治験　2002年の薬事法*改正のあと，2003年7月の改正医薬品GCPが施行され，医師自身が治験を企画し，実施できるようになった．これを医師主導治験とよぶ．

大部分の新薬開発は製薬企業が行っているが，希少疾患など低い採算性などを理由として企業が実施してこなかった分野に対して，アカデミアの研究成果の実用化の手法として医師主導治験が行われる．また，日本では未承認の海外承認薬の治験や，臨床研究から見いだされた既存薬の新規治療効果など，医師が有する臨床情報からの既存薬の適応拡大の治験も医師主導で行われている．

アカデミアでの研究成果を医師主導治験で実用化するためには，医師や研究者自

---

*　現在の"医薬品，医療機器等の品質，有効性及び安全性の確保等に関する法律"にあたる．

らが，治験の準備を行う必要がある．最も大きな問題点は，その資金や人員である．医師主導治験が実施できるようになった当初は支援も少なかったが，現在ではAMEDによる支援や，医薬品開発受託機関（CRO, Contract Research Organization）を活用することで完全にアカデミアだけでの治験も行える環境が整っている．ただし海外承認薬や既存薬の適応拡大には，治験薬の供給，資金提供や承認申請など製薬企業の協力が必要で，共同での治験が行われることが多い．

医師主導治験は自らの研究成果を実用化することであり，治験を実施する前に特許を出願し，権利を守らなければならない．新規な薬理活性化合物での治験を目指すならば，最優先でその化合物を含む特許を出願する．一方，既存薬の適応拡大を目指すのであれば，その化合物の使用方法の特許を出願する．

8・1・2 研究成果（権利）を守る

研究者が研究成果を実用化するということは，その技術の一部を公開することになる．何の対策もなしに公開すると，その技術を模倣あるいは改良され，実用化できたとしても対価を十分に得ることができなくなる．研究成果を守る手段として，大きく分けて2通りの手段が利用されている．

a. 契約の締結（秘密保持契約，共同研究契約）　アカデミアの研究成果の論文や学会発表などによる公表，商談会や企業のオープンイノベーション活動がきっかけで，その研究成果や保有する技術を利用するために，共同研究に移ることがある．その場合，まずデータなどの詳細の開示が求められる．ここでは論文などで公開している情報以外の機密情報が求められるため，開示の前にデータを第三者に開示しないという契約である秘密保持契約（機密保持契約）を結ぶべきである．その後，データなどの情報を精査し，両者が研究を行うに値すると合意すると共同研究へと進む．

アカデミアの研究室が企業や他の研究機関との共同研究に移る際には，改めて共同研究契約を締結することになる．共同研究契約では，以下の事項の取扱いに注意する．

① 共同研究内容の明確化：両者はさまざまな研究を行っており，そのなかでも契約の範囲内の研究がどれにあたるかを明記することで，共同研究での研究成果の範囲を明確化できる．

② 両者の研究の割り振り：その研究を共同で行うにあたり，両者がどのような研究（実験）を分担するのかも明記しておくべきである．

③ 研究成果の権利：実用化に向けた共同研究では最終的には特許を出願し権利化することになるが，その権利を誰にどのように配分するのかを明確化することで，権利化後のトラブルを避けることができる．

④ 研究成果の公開（発表）：共同研究契約では秘密保持契約と同様に，第三者へのデータの公開は制限される．これは学内での発表であっても同様である．そのため，アカデミアにおいて学生が共同研究に従事するときは注意が必要で，学生に対して秘密保持の誓約書をとる場合や，契約のなかに学内の発表についてはその内容を協議するなどの条件を付ける場合がある．

　　公知な情報だけで共同研究を行いたい場合には，秘密保持契約を交わさずに直接共同研究契約に移ることもある．

これらの契約は，研究者の知識のみで締結するとのちのちトラブルになる可能性が高いため，各大学に設置されている技術移転機関（TLO）や産学連携に関する部署に協力を仰ぐとよい．

b. 特許出願　特許制度を利用することで，研究成果である物質や方法を独占的に使用する権利を得ることが可能である．特許とは，発明の利用による産業の発達，技術促進を目的とした制度であり，特許として認められた発明については，その発明者の独占的な使用権が守られる．特許法上の発明は，"自然法則を利用した技術的思想の創作のうち高度なものでなければならない"と定められている．企業治験や医師主導治験を行うような研究成果は，医薬品創製という技術的な創作であることから，発明と認定される．特許法では，アイデア（研究成果）を公開する代わりに，そのアイデアを独占的に20年間実施する権利を与えており，それが**特許権**である．特許を受けるには図8・2の要件をすべて満たしていなければならない．

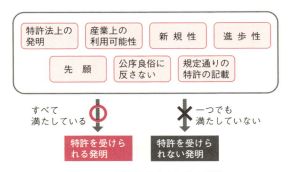

図8・2　特許を受けるための要件

要件のうち代表的なものを以下に説明する．
① **産業上の利用可能性**：研究成果を特許として出願するには，産業に利用できることが必要である．たとえば，強力な阻害剤や活性化剤を見いだしただけで

は，あくまで学術的・実験的な成果でしかないため，特許にはならない．しかし，それがある疾患の治療に利用できるなどの主張ができれば，産業上の利用可能性が出てくる．
② **新規性**：特許を受けられる発明は，今までにない新規なものでなければならない．特許出願前に，公然と知られている（公知），あるいは実施されているものは，新規性を有していない．テレビなどでの放映のほか，論文掲載，学会発表やインターネットでの公開などが公然への認知となる．
③ **進歩性**：既存の発明を少し改良しただけの容易に思いつく発明は特許を受けることができない．当業者（発明の技術分野における通常の知識を有する者）から見て，その発明にいたる考え方が容易かどうかで判断される．発明に対する先行技術から論理的にその発明が導き出せるかの検討が行われ，論理付けができない場合に進歩性があると判断される．
④ **先 願**：特許を受けるには先願である必要がある．類似の特許が先に出願されている場合には，先に出願されている特許に対して，後願の特許の新規性や進歩性の審査が行われる．
⑤ **公序良俗**：公共の秩序に反するような内容の発明は特許を受けることはできない．

特許を受けた発明は技術内容が公開されるため，出願するにはその具体的内容を明確に記載する必要がある．そのため，出願書類には明細書や特許請求の範囲など規定された記載内容があり，これに沿った記載が求められる．

特許を受けるための要件を満たすためには，特許取得を目指した戦略的な研究も必要となってくる．そのような研究の進め方を特許取得の流れとともに，次節にて紹介する．

8・2 特許取得の流れ

8・2・1 特許の記載事項

論文とは違い，特許取得にはその発明の産業上の利用可能性，新規性や進歩性の主張が必須であり，その記載事項も決められている（図8・3）．

特許の書式は，**要約書，特許請求の範囲，明細書，必要な図面**の四つから構成されている．特許請求の範囲には，明細書記載の具体例を包含する内容を権利がおよぶ範囲として記載する．明細書には，発明の詳細な説明として技術背景，発明概要，実施例を記載し，この内容から論理的に導き出される産業上の利用方法を記載することになる．実施例には新規性のある発明の具体例とその実施方法を記載し，

発明概要に進歩性を謳う根拠やそれを証明する手段を記載する．そのほか，これらの記載内容を理解するために必要な技術背景や図なども記載する．

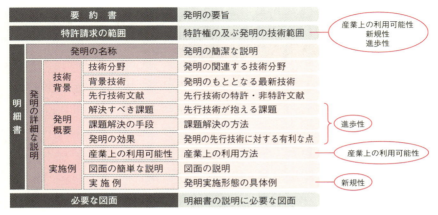

図8・3　特許の記載事項

8・2・2　特許の種類

　発明は，**物の発明**と**方法の発明**の大きく二つに分けられ，特許権の効力の及ぶ範囲が異なる．物の発明は，生産，使用や譲渡など，その物自体にかかわるすべての行為に権利が及ぶ．方法の発明は，さらに物の生産を伴うかどうかで分けられる．物を生産する方法の発明は，その方法で生産した物について，使用や譲渡などの行為に権利が及ぶ．物の生産を伴わない方法の発明では，その方法を使用する行為に権利が及ぶ．つまり，物の発明が最も強い権利であり，物の発明の権利を他者が有している場合には，その物を使用することになるいずれの方法の発明も実施できない．医薬品に関連する特許は4種類あり，図8・4のように分けられる．

　物質特許は，医薬用途のある薬理活性化合物自体やその使用方法の権利を守る特許であり，その化合物に関するすべてを守ることができる最も強力な特許である．医薬品開発では，物質特許で化合物の権利を取得したのち，開発を進めながら製法特許，製剤特許や用途特許を戦略的に出願していく．一方，ドラッグリポジショニング研究では物質特許の期限が切れた医薬品の新規な医薬用途を開発し，用途特許の取得を目指す．研究内容に合わせた特許を作成することをイメージし，戦略的に研究を進めていく必要がある．

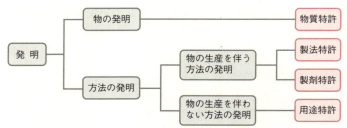

特許種類	権利範囲	特徴
物質特許	医薬用途のある新規物質そのものおよび，その使用，製造，譲渡など	・医薬品の有効成分の権利を守る ・低分子医薬品開発で最も重要な特許
製法特許	医薬用途のある物質の新規製造方法による製造	・有効成分の製造方法の権利を守る ・他法での製造は権利範囲外になる
製剤特許	医薬用途のある物質の新規剤形の使用	・有効成分の剤形，製剤方法の権利を守る ・他の製剤方法は権利範囲外になる
用途特許	物質の新規な医薬用途	・適応拡大やドラッグリポジショニング研究 ・当該医薬用途以外には使用できない

図8・4 医薬品関連特許の種類

8・2・3 先行技術調査

自身の基礎研究や他者の論文報告などの情報から，創薬研究につながる標的分子を見いだすことができたら，その標的分子についてどのような研究が行われているのかを創薬研究開始前に調査する（先行技術調査とよぶ）．その後の研究時にも追加情報を注視していく．先行技術の情報は文献や特許などから入手でき，調査項目として以下のものがあげられる．

① **標的分子の基礎研究**：標的分子の作用，機能や分布のほかに，化合物などにより標的分子を調節したときの表現型の情報がある．このような医学，生化学的な知見はおもに文献から集められ，産業上の利用可能性としての適応疾患を考察できる．自身の研究で対象としていない疾患とその標的分子の関係が研究されている場合にはデータを参考にできる．さらに，自身が研究対象としている疾患への適応の研究も始めているかもしれないので，注視していく必要がある．

② **標的分子に作用する化合物**：標的分子に関する検索のなかで，標的分子に作用する化合物が示されている論文や標的分子に関する物質特許から調査できる．作用する化合物の報告例がない場合には，作用する新規化合物を見いだせれば権利

化できる可能性が高いので問題ない．報告例がある場合には，その構造や特徴をまとめておく．第6章で紹介したヒット化合物選抜手法の選択の際に，その化合物情報が必要になる場合がある．また，ヒット化合物やその周辺化合物の新規性を確認する際にも有用な情報となる．

このような文献調査や特許調査はインターネットを利用して行うことができる．多くの論文の閲覧は有料だが，オープンジャーナルとして無料で内容を公開している論文もある．特許もインターネット上で閲覧やダウンロードできる（表8・1）．

表8・1 先行技術調査に使用される論文，特許の検索サイト

	検索サイト	特 徴
論文	PubMed	医学，生物学，薬学系の論文を検索できる．
	Google Scholar	学術全般の論文や出版物が検索できる．
	Web of Science	自然科学，社会科学，人文科学系の論文を検索できる．
	J-STAGE	科学技術振興機構の電子ジャーナルの公開システム
	学会・出版社 HP (ACS, Nature, Elsevier, Springer, Wiley など)	各学会，出版社 HP から論文を検索できる．
特許	PATENTSCOPE	世界知的所有権機関（WIPO）が無料で提供する特許情報データベース
	特許情報プラットフォーム（J-Platpat）	日本国内の特許・実用新案・意匠・商標の無料データベース
	Espacenet	欧州特許庁が無料で提供する世界中の特許を検索できるデータベース
	USPTO Patent Fulltext Database	米国特許を検索・閲覧できる無料データベース

PubMed, Google Scholar や Web of Science はキーワード検索が可能である．PubMed は医生薬系文献検索に特化しており，創薬研究の先行技術情報を調査しやすい．科学技術振興機構が運営する J-STAGE で検索すると多くの日本の文献を調査できる．J-STAGE は全文検索ができるので，もれなく調査できる．学会や出版社のホームページにも全文検索できるところがある．

特許の調査では，PATENTSCOPE や Espacenet で多くの国の特許も含めて網羅的に調査できる．USPTO と特許情報プラットフォームでは，それぞれ米国と日本の特許を検索できる．

8・2・4 特許出願を意識した研究推進

先行技術調査で情報を解析したのち，第6章で紹介したヒット化合物探索手法を活用し，標的分子に作用する化合物を探索する．ここで得られたヒット化合物に類似化合物の報告がないかを検索しなければならない．類似化合物がある場合には，ヒット化合物から合成展開する化合物に新規性がないこともありうるので，合成展開の方向性に合わせて重点的に検索を行う．すでに標的分子を制御する化合物が知られている場合には，それらの化合物との類似性も確認する．対象の標的分子が違う化合物でも，化学構造が類似している化合物がどれだけあるのかを把握しておかなければならない．ヒット化合物獲得までに，周辺化合物を集めて構造活性相関が取れていれば，中心となるコア構造がわかっているので，その構造を有している化合物の報告例がないか調査する．化学構造検索には大学や研究機関にある有料データベースを活用する．

ヒット化合物からの合成展開では第7章で紹介した方法により構造活性相関を取りながら合成展開を進めていくが，そのなかで得られる化合物の**新規性**の有無を把握しておく必要がある．報告例がなければ新規性のある化合物となる．構造活性相関を得るために新規性のない化合物を合成することもあるが，その化合物は特許の実施例に載せることはできない．また，そのような類似化合物が別の標的分子に対する薬理作用を有している場合は，その構造は複数の標的分子に作用する選択性のない化学構造の可能性がある．

合成展開を進めていくとその化合物群が有する特徴が把握できるので，その特徴が特許取得の要件の一つである**進歩性**の確保に活用できないか検討する．標的分子に作用する化合物が知られていない場合や知られていてもその化合物との類似性が

表8・2 進歩性の主張例

標的分子に作用する化合物		進歩性主張点	進歩性で得られる効果
知られていない		化合物が標的分子に作用する	新規薬効，治療効果
ある	類似性がない	化合物が標的分子に作用する	新規薬効，治療効果
	類似性がある	活性の大幅な向上	投与量の削減
		選択性の向上	副作用軽減，処方改善
		溶解度，代謝安定性の改善	投与回数の削減，投与量の削減，投与経路の変更
		hERG 阻害作用の改善	安全域の拡張による処方改善
		CYP 阻害作用の改善	併用薬への影響改善による処方改善

ない場合には，その標的分子に作用すること自体を進歩性として主張できる．一方，同じ標的分子に作用する類似化合物がある場合には，それら化合物に対して進歩性を主張できる効果も探しながら合成展開を行っていく．差別化点を明確にして合成展開を行っている場合にはその差別化点が進歩性となる．一例を表 8・2 にあげる．

活性の大幅な向上は投与量の削減につながり，選択性の改善は副作用の軽減などにつながる．ADMET・物性パラメータを大きく改善することで投与経路の変更や処方しやすくなるなど，産業上の利用可能性が広がれば進歩性を主張しやすい．

新規性，進歩性を考慮しながら構造活性相関を取得していくと，そのなかから有望な化合物も見えてくる．有望な化合物そのものに着目しがちだが，特許を取得し，その有望な化合物の権利を強固に守るためには，その周辺の化合物の情報も重要である．類似化合物の特許がある場合に，対象特許の実施例に対して，少し変更しただけでも新規性と進歩性を確保できれば権利が認められるが，明らかに模倣していると判断された場合には対象特許の範囲内に含まれると考える．この考え方が**均等論**とよばれており，権利化はできても対象特許の範囲内にあることから，その発明を実施するためには，その対象特許の特許権者に了解を得る必要がある．逆に，有望化合物を含む化合物群のできるだけ広い範囲の実施例をつくり，より広い

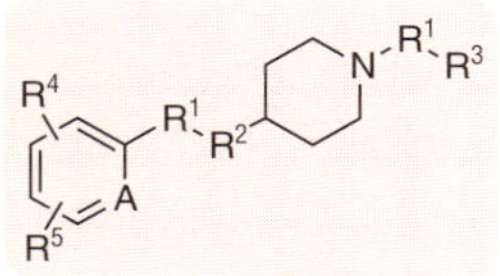

マーカッシュ形式の構造式

$R^1 = CO, SO_2, CH_2 \ldots$
$R^2 = -NR_6(CH_2)_nNR_7- \ldots$
$R^3 = R^4$ を置換基としてもつ芳香環
$R^4, R^5 = C_1-C_3$ アルキル，F, Cl …
$R^6, R^7 = H, C_1-C_3$ アルキル
$A = CH, N$
$n = 2-4$

実施例を網羅する置換基例をあげる

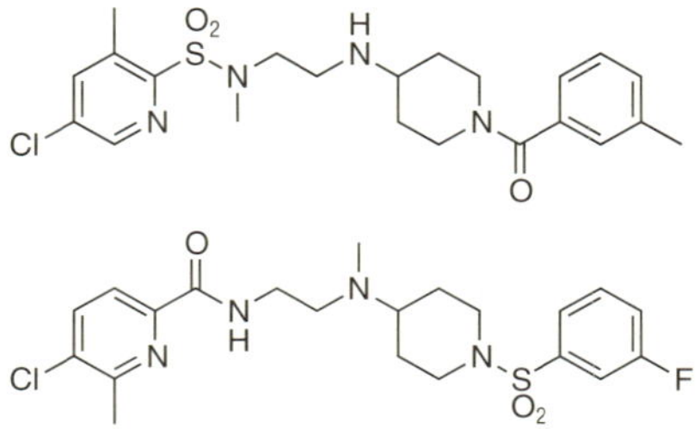

実施例

マーカッシュ形式の請求項作成の注意点
- マーカッシュ形式の構造式は実施例を包含する形で記載する
- 明細書の記載内容の範囲を越えてはいけない（サポート要件，§8・2・5 参照）
- 置換基例をあげるが，合成できない化合物があってはいけない
- 簡潔に書かなければいけない（不用意に選択肢を増やさない）

図 8・5　マーカッシュ形式の構造式

権利を主張できると，合成していない有望化合物の周辺化合物の他社による権利化と無断での実施を防ぐことができる．その範囲を表現するために，請求項には化学構造をまとめて記載できる**マーカッシュ形式**の構造式（**一般式**とよぶ）が使用される（図8・5）．

一般式が示す範囲は，骨格や各置換基の例をあげるかたちで記載され，実施例の範囲を包含するものとなる．多くを権利化しようと広すぎる一般式を書くと，特許として認められず拒絶される可能性が高い．実施例が多いほうが範囲の広い一般式を成立させることができ，特許として拒絶されにくくなる．一般式を成立させるための多種の置換基の導入や側鎖の長さの変更など，構造活性相関とは別の観点での戦略的な合成が必要になることもある．すべての組合わせを網羅的に合成するのではなく，一般式に記載する置換基を導入した実施例が一つでもあれば，その置換基を一般式に含めることを認められることが多い．

8・2・5 特許出願

研究が終盤に差し掛かり，特許出願の準備に入る前に，再度先行技術調査を行う．つねに情報収集を行って最新情報を把握することが望ましいが，それでも新たな先行技術が出ていることもあるため，再度調査を行っておく．また，特許の実施例に記載する予定の化合物については，その化合物が公知になっていないかを再度確認する．一般式で記載する化合物範囲に含まれる公知化合物がないかも調査し，ある場合にはその化合物が含まれない記載の仕方を検討する．

特許出願書類は図8・3にある記載事項に沿って記載していくが，その際に注意しておかなければならない要件が二つある．一つは**実施可能要件**である．明細書に記載する内容は，当業者がその発明を実施できる程度に明確かつ十分に記載しておかなければならない．新規薬理活性化合物の特許を例にあげると，図8・6のことが要件となる．

発明物が何か	化合物名や構造式を明示する．
発明物をつくれるか	化合物の合成方法と構造確認できる分析データを明示する．
発明物を使用できるか	産業上有用な用途を明示する．用途を裏付ける作用のメカニズムや実験例を記載する．

図8・6 実施可能要件 新規薬理活性化合物の特許出願を例に，記載すべき要件をあげた．

二つ目は**サポート要件**である．請求項に記載する内容は，明細書のなかの発明の詳細な説明に記載する範囲を越えていてはならない．請求項の記載内容の範囲が明

細書中の記載よりも広いと，発明の詳細な説明で公開していない内容にまで権利が及ぶため，このような記載は認められていない．

アカデミアでの研究成果の発表には論文投稿や学会発表があり，成果が出た場合にはいち早く発表したいところであるが，その成果を実用化するのであれば，その順番に注意する．特許出願前に研究成果を公表してしまった場合は，その成果に新規性がなくなり，特許を受けることができなくなる．なお，日本での特許化に関しては，新規性喪失の例外規定があり，公表から6カ月以内に手続きと出願を行えば，その新規性は認められる．米国と韓国でも同様の新規性喪失の例外規定があり，特許を出願することができる．一方で，欧州と中国では同様な規定自体はあるが，規定の条件が厳しく，特許を受けられない可能性が高い．したがって，世界各国での実用化を考えている場合には，特許出願と成果の公表の順番に十分留意する必要がある．

8・2・6 出願後の流れ

特許出願をしても，特許権をすぐに取得できるわけではない．日本での特許出願から設定登録，権利満了までの流れは図8・7の通りである．

出願日から通常1年6カ月後に出願内容が公開されるが，発明の公開による技術発展のための制度であり，ここでは特許権は発生していない．発明の特許権を得るためには，出願日から3年以内に**審査請求**を行わなければならない．3年以内に行わないと審査請求ができなくなり，その特許出願は取り下げたものとみなされる．審査請求された特許について，その発明が特許権の取得にふさわしいかの実体審査が行われる．ふさわしくないと判断された場合には，拒絶査定となり，拒絶理由通知が出願人に送られる．出願人はその通知に対し，意見書の提出により釈明することができる．また，特許記載内容を補正することにより，拒絶理由を解消させることもできる．ただし，補正では，新規事項の追加や技術的特徴の変更は認められて

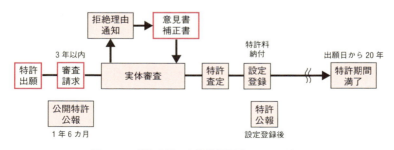

図8・7　特許出願から特許期間満了までの流れ

おらず，請求項の削除や請求範囲の減縮，誤記の訂正や明瞭でない記載の釈明のみが認められている．ふさわしいと判断された場合は特許査定となり，3年分の特許料を支払うことで設定登録され，特許権を得ることができる．その後，権利を維持するための特許料（維持年金）を支払い続けることで出願日から20年目まで特許権を維持することができる．ここまでの特許出願や審査請求にも費用がかかるため，特許権を取得，維持するには多くの費用が必要となる．

　物質特許の特許期間が満了すると，その特許に記載のある有効成分や用途の特許権が失効し，その有効成分を使用した医薬品によるその用途での使用は誰でも行えるようになるため，後発医薬品の販売ができるようになる．しかし，物質特許以外に，製法特許，製剤特許や用途特許を戦略的に出願することにより，独占的な製品としての寿命を延ばすことができる．たとえば，物質特許の権利満了後も，製法特許や製剤特許の権利を有している場合には，その製法での原薬の製造や製剤化は差し止めることができ，用途特許がある場合にはその用途での使用を差し止めることができるため，後発医薬品の開発を限定的なものにできる場合もある．

8・2・7　特許期間の延長

　特許権は特許出願から20年で満了となるが，その発明を実施するために法で定められた安全性の確保などにより実施できない期間がある場合には，最大で5年の特許期間の延長が認められている．医薬品の実用化には，治験からPMDAによる審査や承認まで，数年間発明を実施できない期間があるため，この延長制度が適用される（図8・8）．

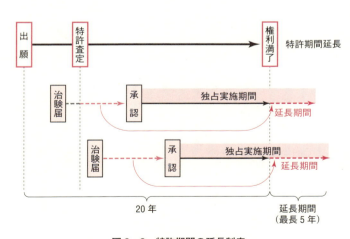

図8・8　特許期間の延長制度

実際には，"治験届日から承認日"または"特許査定（設定登録）から承認日"のどちらか短い期間により延長期間が決定され（図8・8の--→），最長で5年間となる．医薬品の販売開始から延長期間を含めた特許権利の満了まで，独占的に実施できることになる．

8・2・8 優先権制度

a. 優先権主張出願（国際出願）　日本で取得した特許権は外国ではその効力はない．他国でも特許権を得るには，その国で規定された特許制度に従い出願しなければならない．日本と他国に同時に出願するのは，外国語への翻訳や書類の準備などにより困難であり，準備をしている間に他者に先を越されると特許権が得られず不利益を被ることになる．これを解消するために**パリ条約に基づく優先権制度**が設けられた（図8・9）．

① **パリルート**：第一国で出願した特許（基礎出願）に対し，1年以内に優先権を主張して，第二国で同一性のある特許（本出願）を第二国が指定する書式，

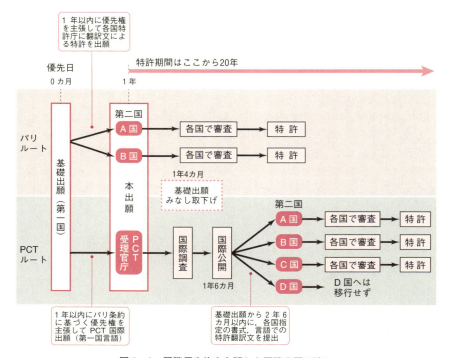

図8・9　国際優先権を主張した国際出願の流れ

言語の特許翻訳文で出願すると，第二国での出願時期は遅くなるのだが，第一国で出願した日（優先日）に遡って新規性や進歩性などの特許要件の審査を受けることができる（図8・9，パリルート）．この場合の特許期間は第二国での出願日を基準に計算される．また，本出願が提出された場合，基礎出願と本出願で二重特許の状態になるため，優先日から1年4カ月で基礎出願は"みなし取下げ"となる．

② **PCTルート**：優先権制度は特許協力条約（Patent Cooperation Treaty, PCT）での国際出願でも適用可能である．第一国で特許を出願したのち，1年以内にパリ条約に基づく優先権を主張して，PCT受理官庁（日本では特許庁）にPCT国際出願することで，PCTに加盟する各国で優先権制度を利用した審査が受けられるようになる（図8・9，PCTルート）．その後，国際調査機関による国際調査報告が出願人に届けられるため，これを参考に特許の補正や出願の取下げを判断する．優先日から1年6カ月で国際公開となり，2年6カ月までにPCT加盟国のどこを指定国として国内移行させるかを決定し，各国が指定する書式，言語での特許翻訳文を各国特許庁に提出することで，各国での審査が始まる．パリルートによる国際出願に比べ，指定国の決定や翻訳文などの準備の猶予がある分，支払う料金は高くなる．指定国が少なく，決定している場合にはパリルートでの国際出願のほうが有利である．

b. 優先権制度の活用　優先権制度は自国内においても使用可能であり，自国特許庁に対し国内での優先権を主張して本出願する方法と，PCT出願の第二国として自国を指定する方法がある．このように国内優先権を使用すると，本出願日から特許期間が始まるため，自国内の特許も優先日から考えて特許期間を延長できることになる．また，優先権制度を活用した特許の補正や強化も行われている．優先権制度では，基礎出願と本出願に同一性があれば，本出願は基礎出願が発展したかたちであることを認めている．つまり，特許出願した内容の変更は，原則として

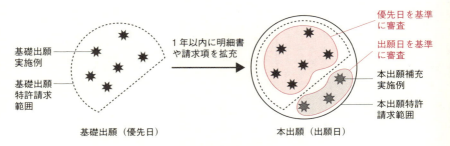

図8・10　実施例補充のイメージ図

認められていないが，優先権制度を利用することで，出願日から1年以内であれば変更できる．特許出願はするが，急いで出願したために実施例が不十分であったり，出願後にすぐに新たな知見が得られたりした場合など，先の出願に記載していない成果を加えた包括的な内容の特許として出願することができる．

この制度により，基礎出願から本出願までの1年間は実施例の補充（図8・10）や請求項の変更もできるため，物質特許であれば化合物例，用途特許であれば実験例などの実施例を増やして，出願内容を強化することができる．ただし，基礎出願時の内容は，基礎出願時に遡って特許要件が審査されるが，補充した事項に関しては本出願時の状況で審査されるので，基礎出願から本出願の間に類似の特許が出願された場合には，補充部分の一部の新規性や進歩性が失われる場合もある．競争の激しい分野の場合には注意しなければならない．

索　引

あ

IA（内活性）　51
IC_{50}　36
ICH ガイドライン　148
iPS 細胞　17, 70
iPS 細胞由来心筋細胞　71
アクセプター分子　98
アグリゲーション　177
アゴニスト　51
アシルスルホンアミド　191
アセチルコリン　47
N-アセチル-p-ベンゾキノンイミン　152
アセトアミノフェン　152
アセトアルデヒド　30
アッセイ　78
　——データばらつき　86
　——の材料　85
　——の評価指標　82
アッセイ条件　84
アッセイ法
　——の分類　79
　生化学測定法による——　88
　物理化学測定法による——　105
アデニル酸シクラーゼ　31, 47
ADME　120
ADMET　120
ADMET・物性パラメータ　181
ADME パラメータ　128
アドレナリン　8
アニリン　207
アフィニティークロマトグラフィー　73
アベルメクチン　8, 72
アポ酵素　28
アミノ基　200

アミノグリコシド系　64
アミノ酸ラセマーゼ　33
アミノチアゾール　210
γ-アミノ酪酸　47
アミラーゼ　31
D-Ala-D-Ala　44
アラート構造　206
アリピプラゾール　52
rRNA　64
RXR　49
3-アルキルインドール　211
アルキン　208
アルケン　208
アルコール脱水素酵素　28
rt-PA　29
アルデヒド脱水素酵素（ALDH）　30
アルデヒド脱水素酵素阻害薬　30
ALPHA 法　112
アルブミン　134
βアレスチン　56
アレルギー　54
アロステリック部位　38, 50, 57
アロステリックモジュレーター　57, 58
安全域　153
安全性　206
安全性試験　24
安全性評価　185
アンタゴニスト　50
アントラセン　196
アンプル入りかぜ薬　9

い，う

イオンチャネル　58, 62
イオンチャネル型グルタミン酸受容体　48

イオンチャネル結合型受容体　47, 61
EC_{50}　51
医師主導治験　217
EC 番号　29
異性化酵素　29, 33
一塩基多型（SNP）　16
1 次ヒット化合物　76, 166
　——の選択基準　173
一次評価　76
一般式　226
遺伝毒性　150
イベルメクチン　72
イマチニブ　43
E_{max}　51
イミダゾール　214
医薬品医療機器総合機構（PMDA）　25, 26
医薬品開発受託機関（CRO）　218
医薬品規制調和国際会議（ICH）　148
インクレチン　31
in silico スクリーニング　170, 171
インスリン　31
インスリン受容体　48
インスリン製剤　10
インテグリン αII a β_3 受容体　67
インドール　196
インバースアゴニスト　53, 54
V_d　156
Wöhler　5

え，お

Ames 試験　150

索引

AF-1　49
AF-2　49
AMED　217
ALK　42
ALDH　30
ALPHA法　112
SEI（表面結合効率指数）　194
SAR（構造活性相関）　71
S/N比　83
SLCトランスポーター　63
SGLT1　63
SGLT2　63
SGLT2阻害剤　63
STAT　31
sp^3炭素の割合（Fsp^3）　196
SBDD　170
S/B比　83
X線自由電子レーザー光施設　20
hERG　62, 149
── 阻害　62, 71, 214
── 阻害能の評価　149
── 阻害剤のファーマコフォアモデル　214
HTS　167
N-アセチル-p-ベンゾキノンイミン（NAPQI）　152
NAR（芳香環の数）　196
NAM　57
Na$^+$チャネル　59, 62
NAD$^+$　28
NAPQI　152
NMR　108
エピゲノミクス　15
ABCトランスポーター　63
FI（蛍光強度測定法）　93
FRET　98
Fsp^3（sp^3炭素の割合）　196
FP（蛍光偏光測定法）　96
f_p　134
FBDD　168
エーベルスパピルス　2
MDR1　63
MDCK II 細胞　136
MurA　44
AUC　127, 155
ELISA法　89, 101
エリスロマイシン　140
LE（リガンド効率）　193
LXR　49

LH（黄体形成ホルモン）　55
LLE（脂溶性効率）　195
LLC-PK1細胞　136
L型カルシウム拮抗薬　60
L-ドーパ　32
LBDD　171
A-loop　43
Ehrlich　6
黄体形成ホルモン（LH）　55
オクタノール-水分配係数（log$P$）　129
悪心　30
オーファン受容体　51
オフターゲット作用　206
オープンイノベーション　217
オミクス解析　14
オメプラゾール　144
オルソステリック部位　50, 57
オロパタジン　54
オンターゲット作用　206

か

開発候補化合物　21, 22, 75, 185
開発段階　21, 23
カウンターアッセイ　176
可逆阻害　35
核磁気共鳴法　108
核内受容体　48
化合物設計
　タンパク質立体構造情報に基づく ──　170
　リガンド構造情報に基づく ──　171
化合物ライブラリー　11, 164
加水分解酵素　29, 31
活性測定
　プロテアーゼの ──　98
　プロテインキナーゼの ──　95
　ペプチダーゼの ──　94
カップリング反応　85
カテコールO-メチル基転移酵素（COMT）　32
株化細胞　68, 88
過分極　48
Gerland　5

カリウムイオンチャネル　59, 62
K$^+$漏洩チャネル　48
カルシウムイオン
　── の濃度測定　116
カルシウムイオンチャネル　59, 62
カルシウム拮抗薬　60
カルバマゼピン　144
カルビドパ　32
カルボキシ基　190, 191, 200
Galenus　3
肝アベイラビリティー（F_h）　157
肝X受容体（LXR）　49
肝クリアランス（CL_h）　156
肝固有クリアランス（CL_{int}）　157
肝細胞増殖因子（HGF）受容体　48
肝初回通過効果　157
γ-アミノ酪酸　47

き

偽陰性　175
基質　28, 34
基質濃度　34
技術移転機関（TLO）　219
基底膜　136
キナーゼ（プロテインキナーゼ）　42
キナーゼドメイン　43
キニジン　140
機能的アンタゴニスト　54
キノホルム　9
キノロン系抗菌薬　33
忌避構造　178
機密保持契約　218
逆アゴニスト　53
GABA$_A$受容体　48, 61
吸光度法　88
吸収　120
QT延長　62, 149
求電子化合物　207
競合阻害　37
競合的アンタゴニスト　50
凝集　177

偽陽性　175
　　──の原因　176
共同研究　216
共同研究契約　218
共役転写活性化因子（コアクチベーター）　49
共役転写抑制因子（コリプレッサー）　49
極性細胞　136
極性置換基　200
筋固縮症　9
均等論　225
筋肉注射　9

く，け

組換え組織プラスミノーゲン活性化因子　29
クライオ電子顕微鏡　19
クラスタリング　179
クリアランス（CL）　121, 155
　肝──　156
　肝固有──　157
　全身──　155
グルタチオン（GSH）　152
グルタミン酸作動性Cl^-チャネル（GluCl チャネル）　72
クロロ基　191
クロロキン　9
クロロキン網膜症　9

K_i　36
蛍光　93
蛍光化合物　93
経口吸収性
　　──の改善　200
蛍光強度測定法（FI）　93
蛍光共鳴エネルギー移動測定法（FRET）　98
蛍光偏光測定法（FP）　96
蛍光法　93
K_m　34
血液脳関門（BBB）　33, 128, 198
血管内皮細胞増殖因子（VEGF）受容体　48
結合型（薬物）　126
結合効率指数　194
結晶構造解析　20

血栓溶解療法　29
血中タンパク結合率　134
血中濃度　125
　　──に影響するADMEパラメータ　129
　最高──　156
　初期──　155
血中濃度曲線下面積（AUC）　127, 155
血中非結合型分率（f_p）　134
ケトコナゾール　140
ゲノム解読　14
K_p 値　128
K^+ チャネル　59, 62
ケミカルスペース　164
ケミカルプロテオミクス　68, 73

こ

コアクチベーター　49
コア構造　179
光学センサー検出法　107
抗菌薬　27, 44
恒常活性　53, 54
甲状腺ホルモン受容体　49
合成展開　182
　　──のしやすさ　180
抗生物質　7
酵素　27, 34
　　──と基質の解離定数　34
　　──と阻害剤の解離定数　36
　　──の系統名　29
　　──の常用名　29
構造活性相関（SAR）　71
構造変換　186
酵素-基質複合体　34
酵素共役型受容体　48
酵素前駆体　29
酵素阻害　35
酵素内蔵型受容体　48
酵素反応　34
　　──の阻害様式　35
酵素反応速度　34
抗ヒスタミン薬　54
国際出願　229
固有活性　51, 88
コラルジル事件　9
コリプレッサー　49

コルヒチン　66
Kolbe　5
混合型阻害　40

さ

再感作　54
再現性試験　175
最高血中濃度（C_{max}）　127, 156
最大効果（E_{max}）　51
最大反応速度（V_{max}）　34
サイトカイン受容体　48
細胞質受容体　48
細胞傷害アッセイ　90
細胞毒性　177
　　──の評価　117
細胞内受容体　48
細胞膜　45
サポート要件　226
サリチル酸　5
サリドマイド　73, 147
サリドマイド薬害事件　9, 147
サルバルサン　6
酸化還元酵素　29, 30
産学連携共同研究　216

し

GIP　31
シアナミド　30
シアノ基　191
CRO　218
GRK　54
G_α　46
$G_{\alpha 12/13}$　46
$G_{\alpha i/o}$　46
$G_{\alpha s}$　46
$G_{\alpha olf}$　46
$G_{\alpha q}$　46
$G_{\alpha gust}$　46
$G_{\alpha t}$　46
Caco-2 細胞　131
GSH　152
Ca^{2+} チャネル　59, 62
GnRH（性腺刺激ホルモン放出ホルモン）　55
CNS MPO スコア　198
CL_{int}　157

索引

CL_h　156
CL_t　155
GLP-1　31
GluClチャネル　72
COMT　32
時間分解蛍光共鳴エネルギー移動測定法　111
時間分解蛍光測定法（TRF）　99
シグナル伝達　45
ジクロフェナク　142
シクロプロピル基　191
1,2-ジクロロベンゼン　191
CCDイメージング技術　114
C_0　156
シタグリプチン　31
Gタンパク質　45, 57
Gタンパク質共役型受容体（GPCR）　45
実施可能要件　226
質量分析法　103
GDP　46
GTP　46
GTPアーゼ　46
自動パッチクランプ法　117
自動パッチ法　118
シトクロムP450（CYP）　30, 132, 137, 204
市販化合物　165
GPCR　45, 54
GPCRキナーゼ　54
ジヒドロピリジン系　60
CV値　82
ジフテリア予防接種禍事件　9
ジペプチジルペプチダーゼⅣ（DPP-4）　31
C_{max}　127, 156
シメチジン　140
JAK　30, 42
JAK阻害薬　31
周辺化合物　181
種　差　177
受容体　45
　　──の結合実験　102, 110
消化管吸収率（F_a）　158
脂溶性　129
脂溶性効率　195
承認申請　26
上皮成長因子（EGF）受容体　48
初期血中濃度（C_0）　155
初代培養細胞　68, 88

ジルチアゼム　60
clog$P$　130
CYP　30, 132, 204
CYP1A2　142
CYP2C19　142
CYP2C9　142
CYP2D6　142
CYP3A4　28, 142
CYP阻害　139
CYP阻害剤　140
CYP阻害能　139, 143
　　──の評価法　141
CYP誘導剤　144
CYP誘導能
　　──の評価法　145
侵害刺激受容チャネル　61
新規性　220, 224
人工基質　86
人工脂質膜（PAMPA）　131
人工多能性幹細胞（iPS細胞）　17
人工知能（AI）　17
審査請求　227
シンチレーションプロキシミティーアッセイ法（SPA）　110
シンテターゼ　33
心毒性　149
　　テルフェナジンによる──　147
神農本草経　2
進歩性　220, 224
親和性　51, 105

す～そ

水　素　191
水素結合供与体（HBD）　193
水素結合受容体（HBA）　193
スクリーニング　75
　　──を指向したアッセイ法　109
STAT　31
ストレプトマイシン　8
Streptomyces avermectinius　72
SPring-8　20
スモン事件　9
スルホニル尿素薬（SU薬）　10
スルホンアミド　191
スルホン酸　191

生活習慣病　10
製剤特許　222
生成物　34
性腺刺激ホルモン放出ホルモン（GnRH）　55
生物学的利用率　155
製法特許　222
セクレチン様受容体　45
Z'ファクター　84
セファロスポリン　44
Sertürner　4
セレブロン（CRBN）　73
先行技術調査　222, 226
染色体異常試験　151
全身クリアランス（CL_t）　155
選択性　180
選択毒性　6
創　薬　21
　　──の成功確率　161
創薬研究　21
　　──の権利化　216
　　──の歴史　2
創薬研究段階　21, 22
創薬サイクル　182
阻害剤　35
組織移行性　125
組織-血液間分配係数（K_p値）　128
組織内濃度　125
ソリブジン　137
ソリブジン薬害事件　137

た

第Ⅰ相試験　23, 25
第Ⅱ相試験　23, 25
第Ⅲ相試験　23, 25
第1相反応　132
第2相反応　132
代　謝　120
代謝安定性　132
　　──の改善　204
代謝安定性試験　132
代謝型グルタミン酸受容体　45
耐性菌　8
体内動態（評価）　184
ダイバーシティライブラリー　165

高峰譲吉　8
多環芳香族化合物　214
ターゲットプロダクトプロファイル（TPP）　162, 181
脱炭酸酵素　31
脱炭酸酵素阻害薬　32
脱分極　48
タンパク結合試験　135
タンパク質相補法　113
タンパク質-タンパク質相互作用（PPI）　63, 66, 112
タンパク質の構造解析　19
タンパク質分解機構　33

ち, つ

チアゾール　191, 210
チエニル酸　140
遅延整流性K$^+$チャネル　62
チオアミド　209
チオウレア　209
チオフェン　191, 208
治験　25, 216
治験審査委員会（IRB）　25
致死性不整脈　149
中枢移行性　215
チューブリン　63, 65
頂側膜　136
チロシンキナーゼ型受容体　48
チロフィバン　67

痛風　65

て

$t_{1/2}$　127, 156
D-Ala-D-Ala　44
TRF（時間分解蛍光測定法）　99
TR-FRET法　111
TRPチャネル　61
TRPV1チャネル　61
DNAジャイレース　33
DNAジャイレース阻害薬　33
DNAトポイソメラーゼ　33
DNAリガーゼ　33
Dioscorides　2
D$_2$受容体　52
TdP　149

DPP-4　31
DPP-4阻害薬　31
定量
　　IL-6の――　89, 101
　　GDPの――　96
デキストロメトルファン　142
テトラサイクリン系　64
テトラゾール　191
テルフェナジン　147
電位依存性イオンチャネル　59, 61
転移酵素　29, 30

と

等温滴定型熱量測定法　105
等価体　190
統合失調症　52
糖尿病治療薬　63
東北メディカルメガバンク　16
毒性　120, 146
特許　219
　　――の検索サイト　223
特許期間　228
特許協力条約（PCT）　230
特許権　219
特許出願　226
ドナー分子　98
L-ドーパ　32
ドーパ脱炭酸酵素　32
ドーパミン　32
ドーパミンD$_2$受容体　52
　　――アンタゴニスト　52
　　――パーシャルアゴニスト　52
トファシチニブ　31, 43
Domagk　6
ドラッグリポジショニング　15, 221
トラッピング試験　152
トランスオミクス　15
トランスクリプトミクス　15
トランスフェラーゼ（転移酵素）　30
トランスポーター　63
トリフルオロメチル基　191
トルサード・ド・ポワント（TdP）　149

な 行

内因性リガンド　50
内活性　51, 88
内在化　54
ナトリウムイオンチャネル　59, 62
7回膜貫通型受容体　45
ナフタレン　191, 196
ニコチンアミドアデニンジヌクレオチド　28
ニコチン性アセチルコリン受容体　48, 61
ニフェジピン　60
日本医療研究開発機構（AMED）　217
ネガティブアロステリックモジュレーター（NAM）　57
脳梗塞　29
脳内移行性
　　――に影響するADMEパラメータ　129

は

バイアス型アゴニスト　57
バイアス型リガンド　57
バイオアイソスター　190
バイオアベイラビリティー（BA）　155, 158
バイオバンク　15
ハイコンテントスクリーニング法　116
ハイスループットスクリーニング（HTS）　11, 167
排泄　120
パイロットスクリーニング　85
パーキンソン症候群　52
パーキンソン病治療薬　32
パクリタキセル　65
曝露　124
パーシャルアゴニスト　52
パーセンテージ効率指数　194
バーチャルライブラリー　165

索引

発光法　91
Paracelsus　3
パリ条約　229
パリルート　229
半減期（$t_{1/2}$）　127, 156
反応性代謝物　151, 206, 211

ひ

BEI（結合効率指数）　194
PEI（パーセンテージ効率指数）　194
PEPT1　63
BA　155, 158
PAINS　178
PAM　57
PAMPA　131
PMDA　25
非競合阻害　38
非競合的アンタゴニスト　50
ビグアナイド系薬（BG薬）　10
PK試験　154
PKパラメータ　154
PK評価　153, 184
非結合型（薬物）　126
非結合型濃度　126
非結合型分率　126
Bcr-Abl チロシンキナーゼ阻害剤　43
PCTルート　230
P-gp　128, 136
　──基質性　136
　──基質性試験　136
　──基質性の回避　204
微小管　63, 65
ヒスタミン H_1 受容体　54
ビタミン　28
ビタミンC　28
ビタミンB　28
P2X受容体　48, 61
ヒット化合物　21, 161
　──の選抜　174
ヒット骨格　179
ヒットジェネレーション　161
P糖タンパク質（P-gp）　63, 128, 136
ヒドラジン　211
PPI　63, 66
BBB　33, 128

Hippocrates　2
秘密保持契約　218
表現型　68
標的分子　27
　──の"確からしさ"　162
　──の妥当性　183
　──の同定　72
標的ベースアッセイ　68
表面結合効率指数　194
表面プラズモン共鳴　107
ピラジン　191
Piria　5
ピリジン　191, 196
ピリン系薬剤　9
非臨床試験　23, 24
ヒンジバインダー　42

ふ

フィブリノーゲン　67
V_{max}　34
フェキソフェナジン　54, 148, 215
フェナセチン　142
フェニトイン　144
フェニルアルキルアミン系　60
フェノタイプアッセイ　68
フォーカストライブラリー　165
フォトアフィニティーラベル法　72
フォールスネガティブ　175
フォールスポジティブ　175
不可逆阻害　35, 44
付加脱離酵素　29, 31
不競合阻害　40
副作用　137
復帰突然変異　150
復帰突然変異試験（Ames試験）　150
物質特許　221, 222
フッ素　191
部分アゴニスト　52
フラグメント創薬（FBDD）　168
フラグメントマージ法　170
フラグメントリンキング法　170
プラスミノーゲン　29

プラスミノーゲン活性化因子　29
プラスミン　29
フラフィリン　140
フラン　208
フリーラジカル　207
フルアゴニスト　51
5-フルオロウラシル（5-FU）　137
FRET　98
Fleming　7
ブロックバスター　11
プロテアソーム　33
プロテインキナーゼ　30, 42
　──の活性測定法　95
プロテインデータバンク　19
プロテオミクス　15
プロントジル　6
分子標的薬　12
分布　120
分布容積（V_d）　156

へ

平均寿命　1
βアレスチン　54, 57
βアレスチンリクルートメントアッセイ　114
β-ラクタム系抗菌薬　44, 65
ヘテロジニアスアッセイ法　80
ペニシリン　7, 44
ペニシリンショック　9
ペプチダーゼ　31
ペプチダーゼ活性測定　94
ペプチドグリカン合成酵素阻害剤　44
ヘム鉄　28
ベラパミル　60
Berthold　8
偏光度　96
ベンゼン　191, 196
ベンゾジオキソラン　210
ベンゾチアゼピン系　60
変動係数　82

ほ

補因子　28

芳香環の数(NAR) 196
放射光施設 19
放射性同位元素法 101
補欠分子族 28
補酵素 28
ポジティブアロステリックモ
　　ジュレーター(PAM) 57
ホスホエノールピルビン酸 44
ホスホマイシン 44
ホスホリパーゼC 47
ホモジニアスアッセイ法 80,
　　110
ホロ酵素 28

ま 行

マイクロプレート 82
マーカッシュ形式 225
膜電位 48
膜透過性 131
　　——の改善 202
膜透過速度 131
マクロライド系 64
マテリア・メディカ 2
マニュアルパッチクランプ法
　　118
マニュアルパッチ法 118

ミカエリス・メンテン式 34
ミカエリス・メンテン定数(K_m)
　　34
ミダゾラム 142
未分化リンパ腫キナーゼ(ALK)
　　42

メタボロミクス 15
メフェニトイン 142

モキシフロキサシン 33

モルヒネ 4

や 行

薬　害 9, 147
薬物間相互作用 137
　薬物動態学的な—— 139
　薬力学的な—— 139
薬物代謝 132
薬物動態 120
薬物動態学(PK) 153
薬物動態試験 24
薬理学的試験 24
薬剤評価 184
薬効評価 184
ヤヌスキナーゼ(JAK) 30
山中伸弥 17

優先権主張出願 229
優先権制度(特許の) 230
UDP-N-アセチルグルコサミン
　　エノールピルビン酸トランス
　　フェラーゼ 44
ユビキチン活性化酵素(E1) 33
ユビキチン結合酵素(E2) 33
ユビキチン-プロテアソーム系
　　33
ユビキチンリガーゼ(E3) 33, 73

溶解度 130
　　——の改善 200
溶解度試験 130
用途特許 222
用量依存性評価 176

ら～わ

ラインウィーバー・バークプ
　　ロット 35

ランソプラゾール 144
ランタノイド 99
ランダムスクリーニング 166

リアーゼ(付加脱離酵素) 31
リガーゼ 29, 33
リガンド 50
リガンド依存性イオンチャネル
　　59, 60
リガンド効率 169, 193
リサイクリング 54
リード化合物 21, 185
　　——の最適化 185
　　——の探索 183
リードジェネレーション 173
リードライクネススコア 164
リパーゼ 31
リピドミクス 15
リファンピシン 144
リボソーム 64
リボソーム RNA(rRNA) 63, 64
リュープロレリン 55
リンカー 189
臨床試験 23, 24
臨床予測 185

ルシフェラーゼ 91
ルシフェリン 92
ルールオブ3 164
ルールオブ5 163, 192

励起光 93
レチノイドX受容体(RXR) 49
レポーター遺伝子法 91
レボドパ 32

$\log P$ 129
ロドプシン様受容体 45

Waksman 8

長野 哲雄
1949年 東京都に生まれる
1972年 東京大学薬学部 卒
1977年 東京大学大学院薬学系研究科博士課程 修了
現 東京大学創薬機構 客員教授
東京大学名誉教授
専門 薬学, ケミカルバイオロジー
薬学博士

第1版 第1刷 2018年9月28日 発行

創 薬 化 学
メディシナルケミストへの道

Ⓒ 2 0 1 8

編 集 者　長　野　哲　雄
発 行 者　小　澤　美　奈　子
発　　行　株式会社 東京化学同人
東京都文京区千石3丁目36-7(〒112-0011)
電話(03)3946-5311・FAX(03)3946-5317
URL：http://www.tkd-pbl.com/

印刷・製本　日本ハイコム株式会社

ISBN978-4-8079-0948-3
Printed in Japan
無断転載および複製物（コピー，電子データなど）の無断配布，配信を禁じます．